今すぐ始めたい人の

在宅マッサージ入門

澤登 拓 著

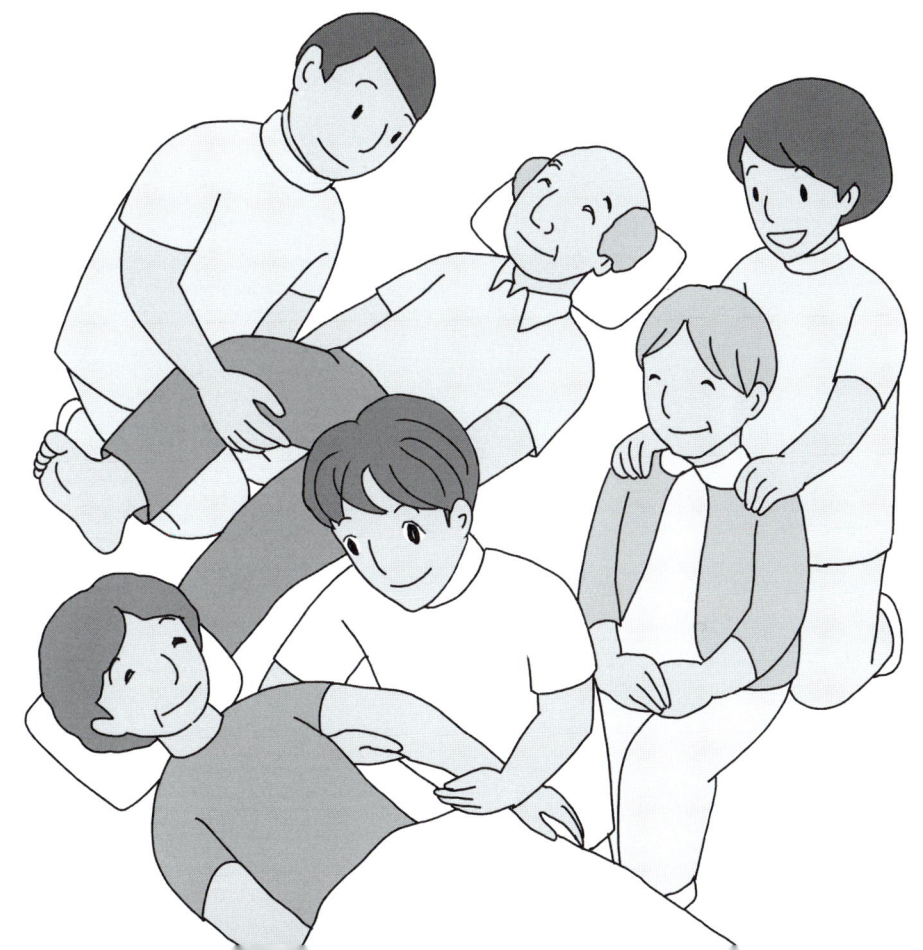

医道の日本社

推薦のことば

　マッサージは、痛いところに手を当てて擦ったり揉んだりしたことがその起源であるといわれています。「手当て」とはそこから生まれた言葉といわれ、マッサージは術者の手と心の温もりを伝えるコミュニケーションであり、"医療の原点"ともいえる技術なのです。

　近年、近代西洋医学と伝統医学とを融合させて患者中心の医療を目指す統合医療が世界的に注目されていますが、その中で鍼灸やマッサージ等の東洋療法には特に大きな期待が寄せられています。米国においては、統合医療を進めている病院の約7割でマッサージを治療に導入しており、その範囲も「ストレス緩和」「疼痛管理」「がん患者のサポート」「妊婦へのマッサージ」等、多岐にわたっています。こうした背景には、患者のQOLの向上、費用対効果に対する期待、より温かい医療に対するニーズの高まり等があるといわれています。

　一方、わが国では高齢化が加速し、腰痛・膝痛等の愁訴をもつ人や脳血管疾患の後遺症等から、要支援・要介護と認定される人の割合が年々増加しています。こうした中、自宅でマッサージや機能訓練を受けたいと希望する人が多く、そのニーズに応えようと在宅医療に貢献する鍼灸マッサージ師が増えつつあります。

　本書の著者である澤登拓氏は、まさにこの領域の先駆者であり開拓者ともいえる人物です。本校を卒業後、「ふれあい在宅マッサージ」を創業し、全国各地に事業所を展開、現在約300名の社員を擁する企業にまで発展させた立志伝中の人であります。

　本書はこれまでにない在宅マッサージの専門書として、マッサージや機能訓練の方法はもとより、医師や理学療法士とのコミュニケーションに必要な患者評価の方法、療養費取扱いの基礎知識から開業のノウハウに至るまで、イラストを豊富に用いてわかりやすく解説しています。

　一般にマッサージと聞くと、慰安やリラクゼーションというイメージを抱く人が少なくありませんが、本書は「マッサージは医療の原点」というスタンスのもとに書かれており、マッサージという仕事に対する誇りや生きがい等、いわゆるプロフェッショナリズムを感じさせる一冊となっています。

　わが国は今後ますます高齢化が進み、在宅医療のさらなる充実が求められることになります。この分野に興味を持つ学生諸君やこれから在宅医療を志す鍼灸マッサージ師の方々に、その知識・技能・態度を身につける上で本書を大いに役立ててもらえることを願い、ここに推薦いたします。

2011年2月

東海医療学園専門学校
校長　杉山　誠一

はじめに

　在宅マッサージを始めてから、気づいたら10年が経過していました。
　最初は自宅で弟と2人で開始した個人事業でしたが、今は北海道から沖縄まで広い範囲で活動させていただくようになりました。
　多くの方に施術を提供できる喜びと同時に、企業としての責任も感じております。
　日本は現在、世界でも経験したことのない高齢社会に突入していきます。さらにそれは加速し、2030年には75歳以上人口が2倍（2010年比）に推移するという見込みです。
　そうなると、これまでの社会の仕組みでは成り立たず、新しい構造を作り出す必要があります。それは、「AGING IN PLACE（地域で老いて地域で逝く）」という発想、つまり在宅療養を支えることであり、その仕組みを作り出すことであると思います。これらの理由から、この職種についての理解と認知が在宅医療の一環として市民権を得るような活動をしたい、と思うようになったのです。その1つの方法として、学生の方や在宅マッサージに興味のある業界の方々に私達の経験を紹介したいと思い、本書を出版する運びとなりました。
　在宅マッサージに関わって感じることは、患者様との距離の近さです。患者様の日常生活に触れることで、否が応でもその方の置かれている環境を目にします。そうなると様々な問題や課題が見えてきて、それらを解決するためにどのようなことが鍼灸マッサージ師にできるのかと、常々考えさせられます。私達は患者様の生活に深く入り込むことによって、本当に必要な施術ができると思いますし、それが在宅における施術の本質だと考えています。

　私がそう思うに到ったのは、ある患者様との出会いがあったからです。
　筋萎縮性側索硬化症の40代の主婦の方でした。私が初めて施術にうかがった時、その患者様は発症後2年を経過し、寝たきりの状態でした。家の雰囲気も暗く、ご本人も精神的に落ち込んだ様子でした。施術は、訪問時に全身の循環改善のためのマッサージ、四肢の関節可動域訓練とともに呼吸機能の維持のためのトレーニングを行いました。また、頸部から胸、背部にかけて誤嚥防止のためのマッサージをしました。この方は発声ができない状態だったので、眼球の動きによる「イエス、ノー」で意志の疎通をされていました。施術に慣れてくると、私の声かけに対しても目で合図を送ってくれるのがわかるようになりました。
　ある日、施術後に「どうでしたか？」と声をかけると、わずかに動く右足を動かしていました。何かを訴えたいようなので、ご家族を呼んで聞いてみると、右足で文字を書いているとのこと。ゆっくりと時間をかけて伝えてもらった言葉は「あ・り・が・と・う」でした。
　私は筋力や呼吸機能の低下を少しでも遅らせようと、その後も懸命に施術しました。でも、その患者様は数カ月後、呼吸機能低下のために入院されてしまいました。

このケースでは、限られた時間の中で精いっぱい関わらせてもらうことの重要性を教えてもらいました。この患者様に対する施術方針を考えた時、筋肉の萎縮に対するアプローチを優先するべきか、関節可動域確保を第一とするべきか、または呼吸機能の維持を重視するか等、とても悩みました。そのどれもが大切なのですが、最終的には身体面だけでなく、前向きに生活していただくために精神的なつながりといいますか、「心のふれあいが特に必要なんだ！」という結論に達し、訪問時には必ず「笑わせることで元気になってもらう」ことを自分のテーマとして盛り込みました。そして精神的に明るくなれるようにと声かけをし、少しでも笑顔になってもらえるように心がけました。入院に伴い施術は中止となりましたが、「訪問してもらって、よかった。来てもらうのが精神的にも大きな支えになった」と感謝の言葉をいただけたことは、今でも私の中で大きな意味を持っています。

　これはほんの一例ですが、何がその方の生活を豊かにしてくれるのか、これが私たちの最大のテーマなのです。それは疼痛の緩和なのか？　ADLを上げることなのか？　またはコミュニケーションを通じて精神的に満たされることなのか？

　在宅に関わり、その人の生活を深く理解していくと、様々なものが見えてきます。そして、その中から最適なサービスをいろいろと盛り込んで提供していく。これこそ、東洋医学の全人的な思想に基づいたサービスの真髄ではないかと感じています。さらに、それが実現できた時、治療家として大きな充実感を感じられるのではないでしょうか。

　在宅で療養されている方は、大変な困難を抱えています。激しい疼痛や浮腫、そしてADLの低下。でも、私達の力で改善できることがたくさんあります。それが、その人の生活の質を大きく向上させ、自尊心をもって生活することにつながっていくのだと信じています。

　時代は常に変化しています。今、まさに療養費取扱い推移は成長期にあり、戦後の鍼灸マッサージ業界において初めてといっていいチャンスではないかと感じています。ですが、それと同時に、取扱い上の問題も増えてきています。この本を読み、在宅マッサージを始める治療家の方には、ぜひ高い倫理観を持ち、正しい療養費の取扱いをしてほしい、そして保険者と患者様の信頼を得て、社会的にも高く評価される立場に立ってほしいと思うのです。

　今こそ、鍼灸マッサージ師が国家資格を存分に活かして、社会に貢献する時であると確信しています。私達鍼灸マッサージ師が高い技術で在宅療養生活を支えていくことが、日本の高齢社会を支える仕組みの一端を担うと共に、業界の発展につながっていくと思います。

　本書が、正しく療養費の運用をする手助けとなり、それが在宅療養されている方々に良質なサービスを提供する一助となれば心から嬉しく思います。

2011年2月

株式会社フレアス
代表取締役社長　澤登　拓

もくじ

推薦のことば iii
はじめに v
もくじ vii

序章　「私と在宅マッサージ」物語 …………………………………………………… 1

第1章　在宅マッサージって何？ ……………………………………………… 23
〔マンガ〕在宅マッサージって何？　24
1　医療の中で、在宅マッサージの未来は明るい ……………………… 26
2　「在宅マッサージ」とは、こんなマッサージ ……………………… 28
〔マンガ〕おさえておきたい「療養の給付」と「療養費」　29
3　在宅マッサージと「療養費」 …………………………………………… 31
〔マンガ〕公的医療保険で在宅マッサージを受けるための3つの条件　35
〔マンガ〕療養費の算出方法は？　37
4　マッサージ、はり、きゅうが療養費の支給対象になるには … 39
　これも重要！ 療養費 Q&A　41
5　療養費の支給に欠かせない医師の同意書 …………………………… 44
　これも重要！ 同意書 Q&A　46
6　在宅マッサージには欠かせない「往療料」の知識 ………………… 48
　これも重要！ 往療料の支給 Q&A　48
7　おさえておきたい施術録の記載事項と注意点 ……………………… 51

第2章　施術プログラムの組み立て方 ……………………………………… 59
〔マンガ〕施術プログラムを考える際のポイントは？　60
1　施術プログラムを作り、実践へ ………………………………………… 62
2　様々な評価の方法①　日常生活動作（ADL）の評価法 …………… 67
3　様々な評価の方法②　徒手筋力検査（MMT） ……………………… 71
4　様々な評価の方法③　関節可動域検査（ROM-T） ………………… 77
5　様々な評価の方法④　ブルンストロームのステージ ……………… 80

第3章 在宅マッサージに必要なテクニック ……… 85

〔マンガ〕在宅患者へのマッサージはここがポイント　86
1　在宅の患者を対象にするマッサージは、ここが違う！ ……… 88
〔マンガ〕関節拘縮を改善する関節運動　95
2　関節の拘縮をやわらげる関節運動 ……… 99
〔マンガ〕衰えた筋力を回復させる筋力増強運動とは？　110
3　衰えた筋力を回復させる筋力増強訓練 ……… 112
4　覚えておきたい基本動作訓練の基礎知識 ……… 118
〔マンガ〕在宅マッサージに欠かせないリスク管理の知識　124
5　リスク管理─事故の予測と予防、起こった時の対処法 …… 126
6　覚えておきたい救命処置 ……… 131

第4章 開業期・成長期のポイント ……… 139

〔マンガ〕開業期はここに注意！　140
1　開業期のポイント①
あん摩マツサージ指圧師、はり師、きゆう師等に関する法律を学ぶ ……… 142
2　開業期のポイント②　資金計画について勉強する ……… 145
3　開業期のポイント③
法令を順守し、信頼関係を築くことが求められる ……… 147
〔マンガ〕成長期の落とし穴に注意！　149
4　成長期のポイント①
患者数の動きを把握して経営を管理する ……… 151
5　成長期のポイント②　地域スタッフと連携する ……… 153

第5章　「患者様満足度」を高める　155

〔マンガ〕在宅マッサージのテーマはCS（患者様満足）　156
〔マンガ〕患者様宅を訪問する時のマナー　158
〔マンガ〕好印象度がアップする身だしなみのポイント　160
1　「患者様満足度」を高めるには　162
〔マンガ〕信頼感を高めるコミュニケーションのポイント　166
2　「聴くスキル」を身につけてコミュニケーション能力を育てよう　168
3　敬語をマスターして信頼関係を深める　175
〔マンガ〕在宅マッサージ師に不可欠な運転マナー　182
4　運転マナー：往療時の移動手段について　184

おわりに　187

企画構成、施術（p.100〜117）：有賀広（株式会社フレアス）

カバー・本文イラスト、マンガ：山脇善
写真：岡村智明
表紙・本文デザイン：株式会社フレア

序章――「私と在宅マッサージ」物語

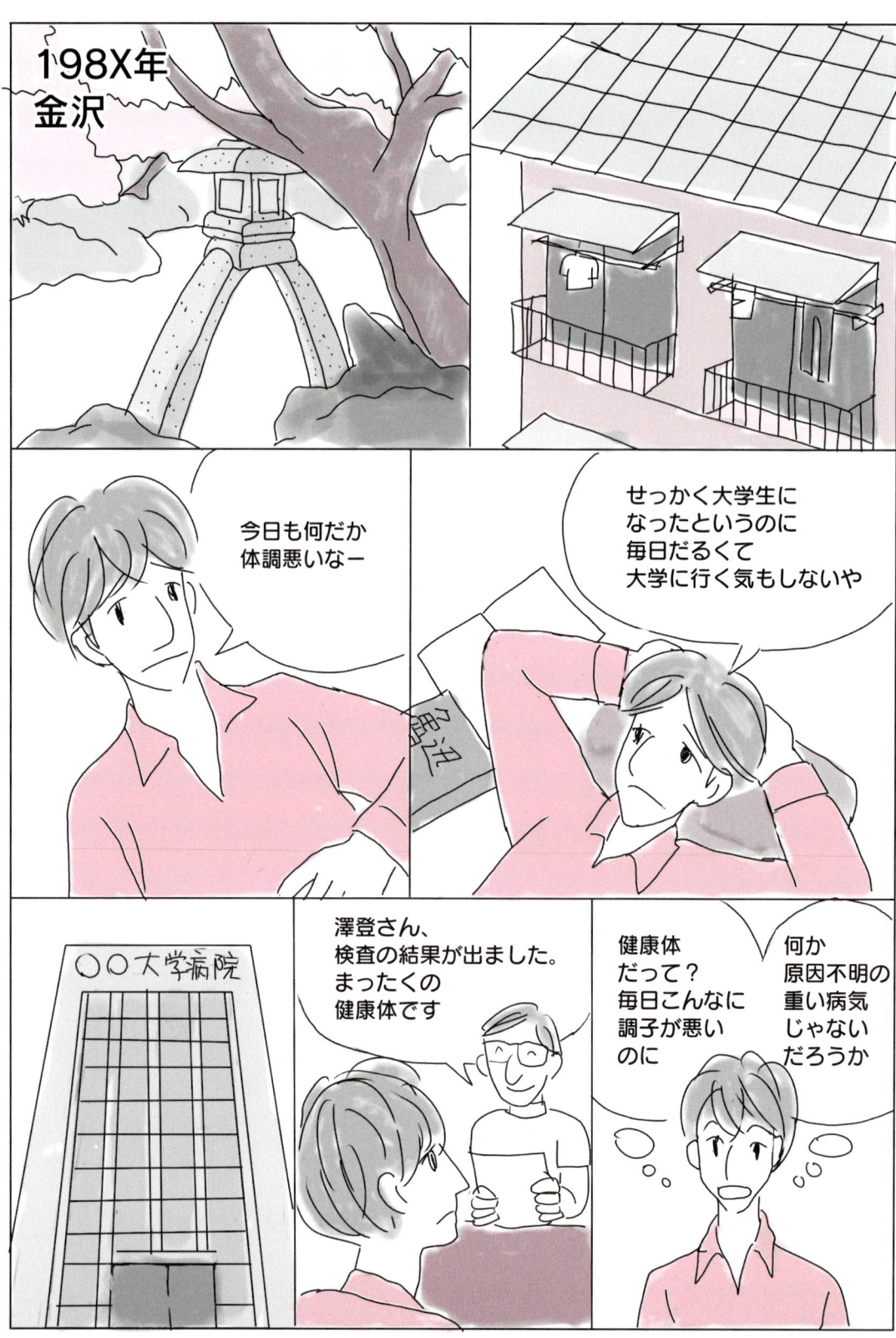

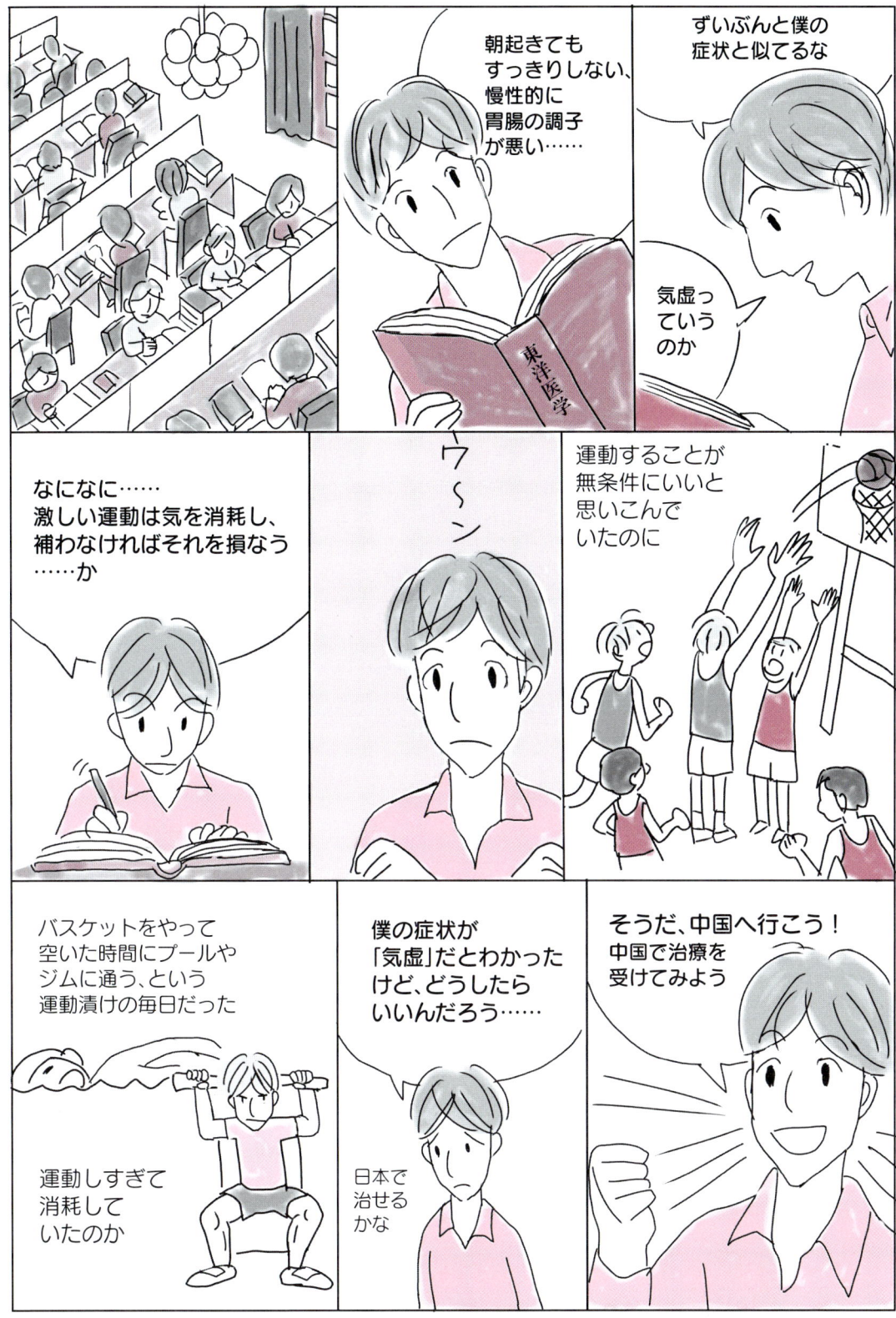

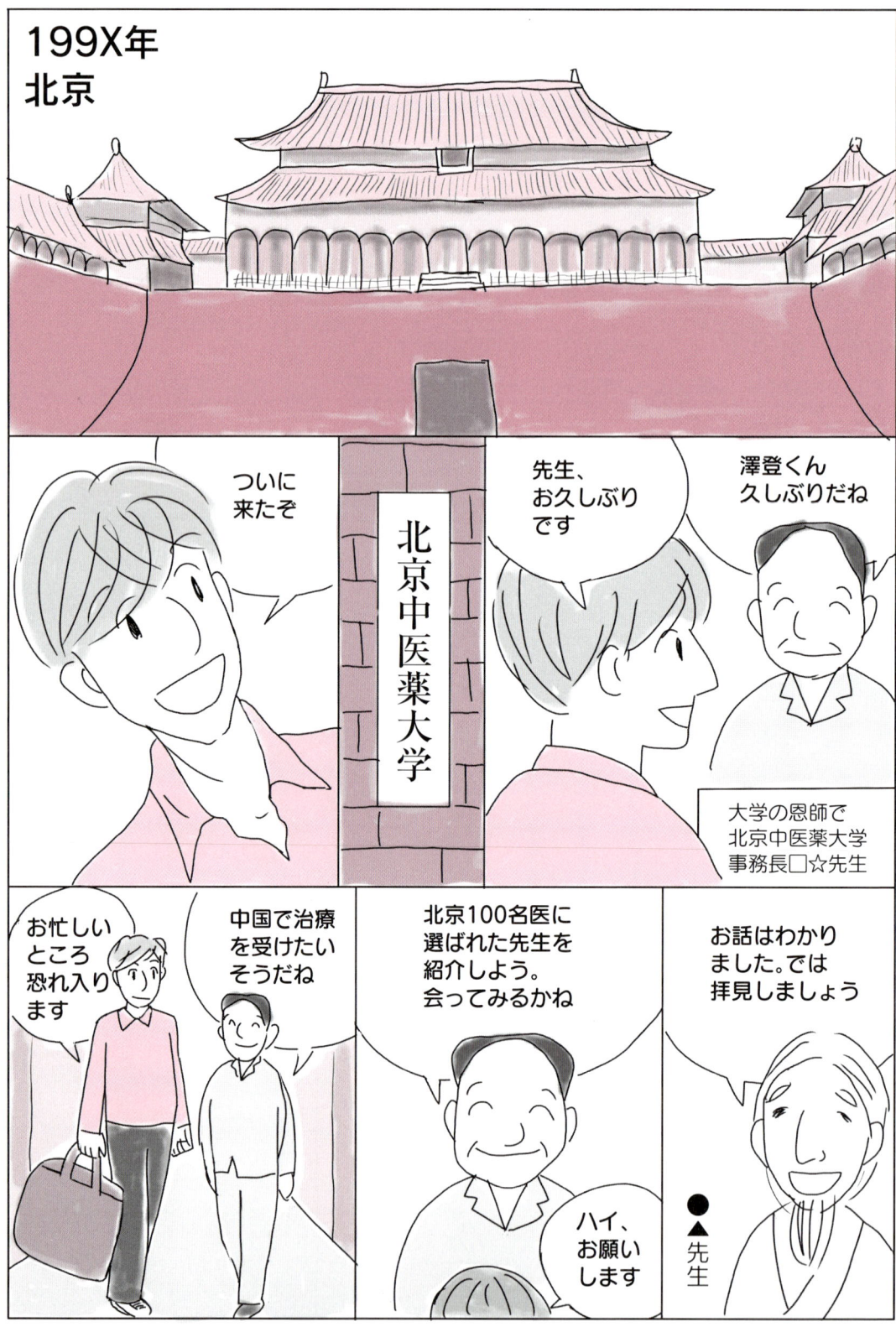

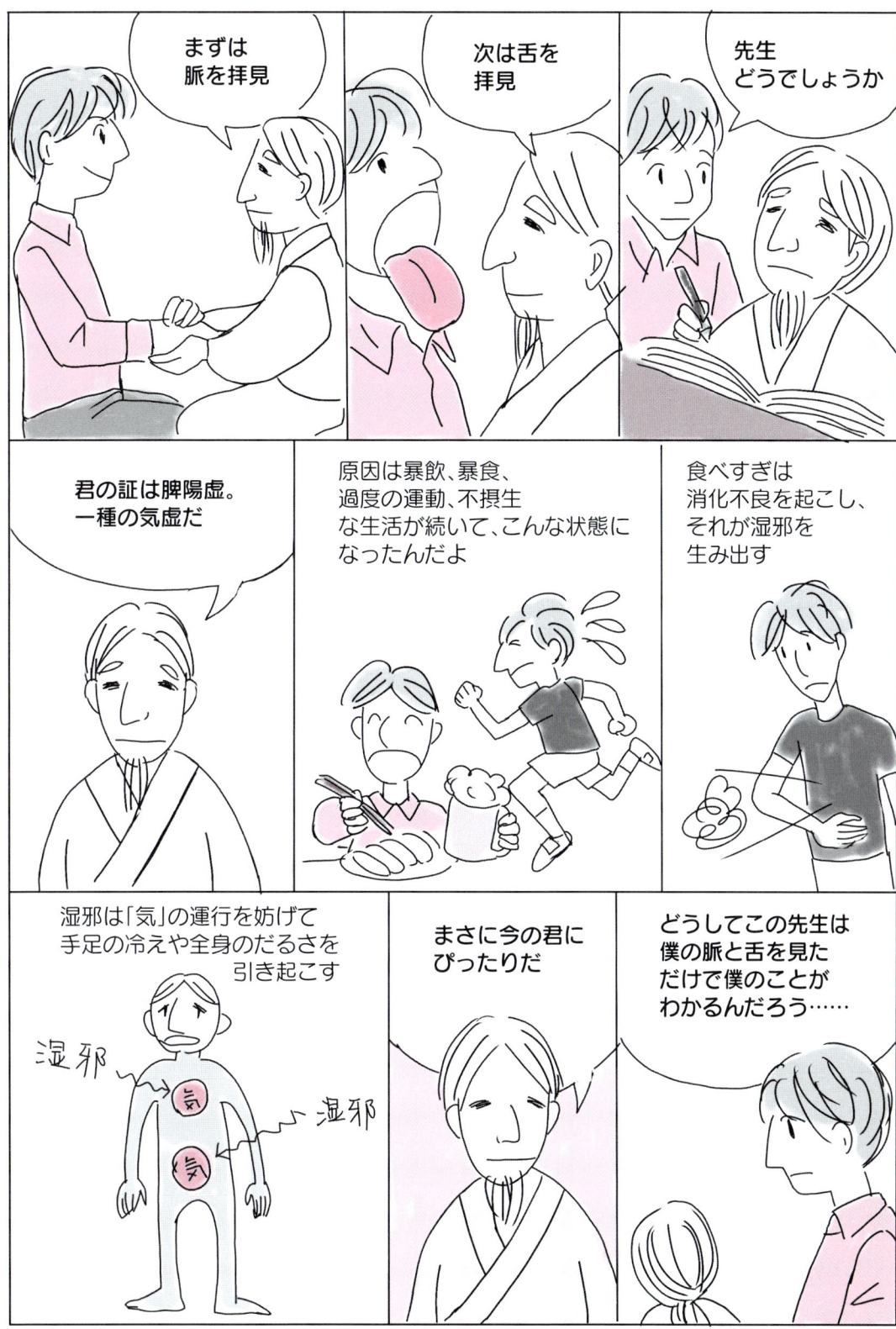

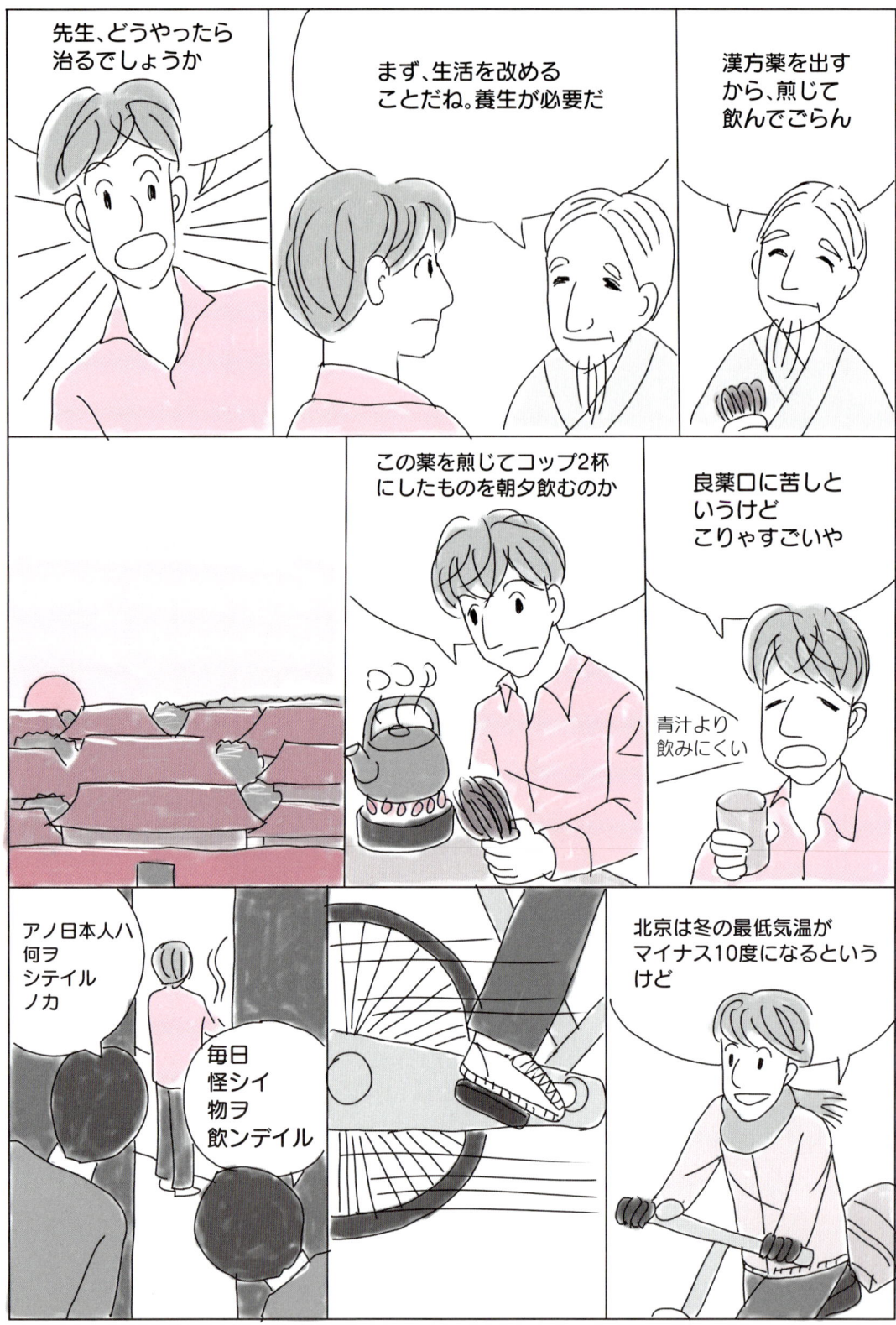

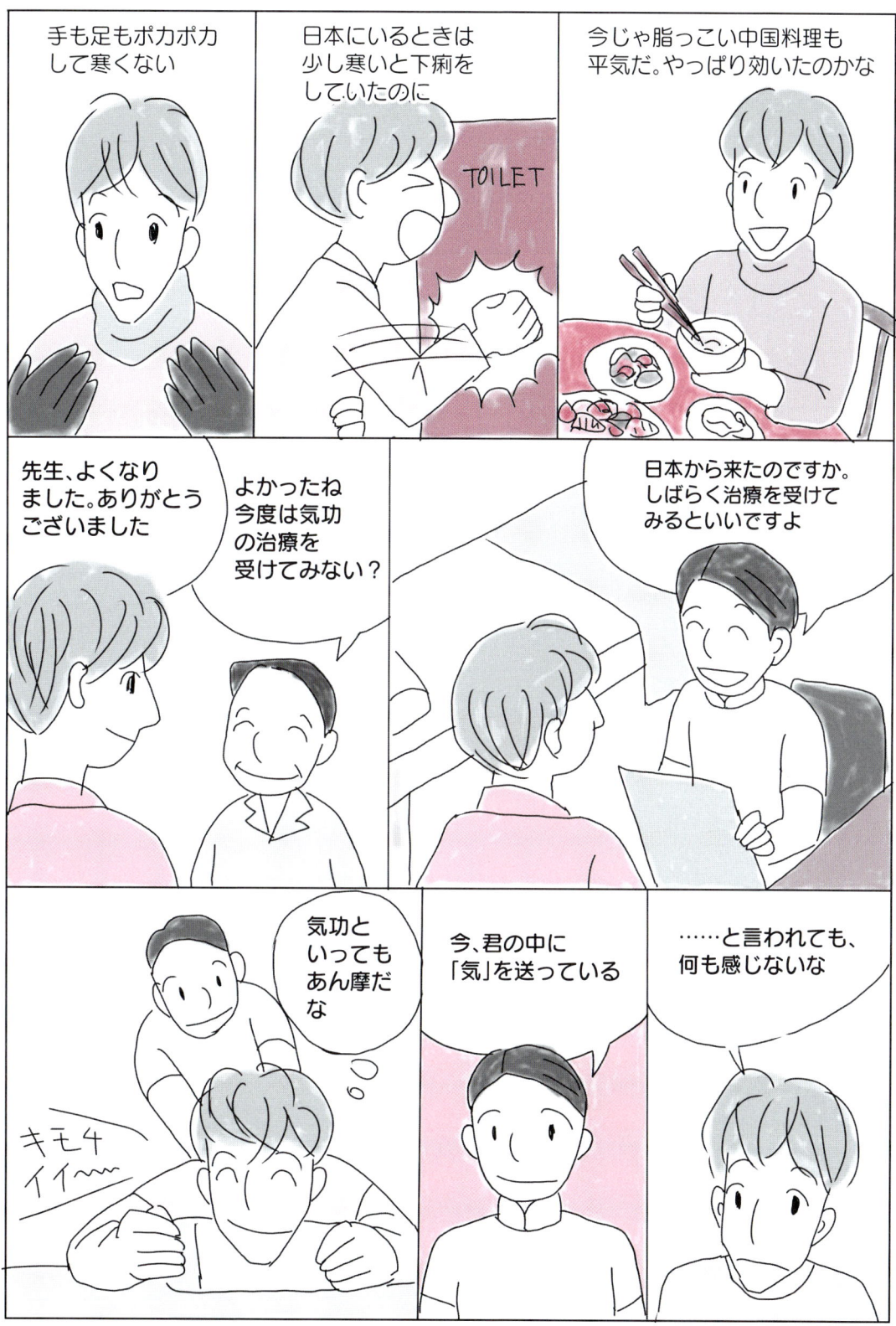

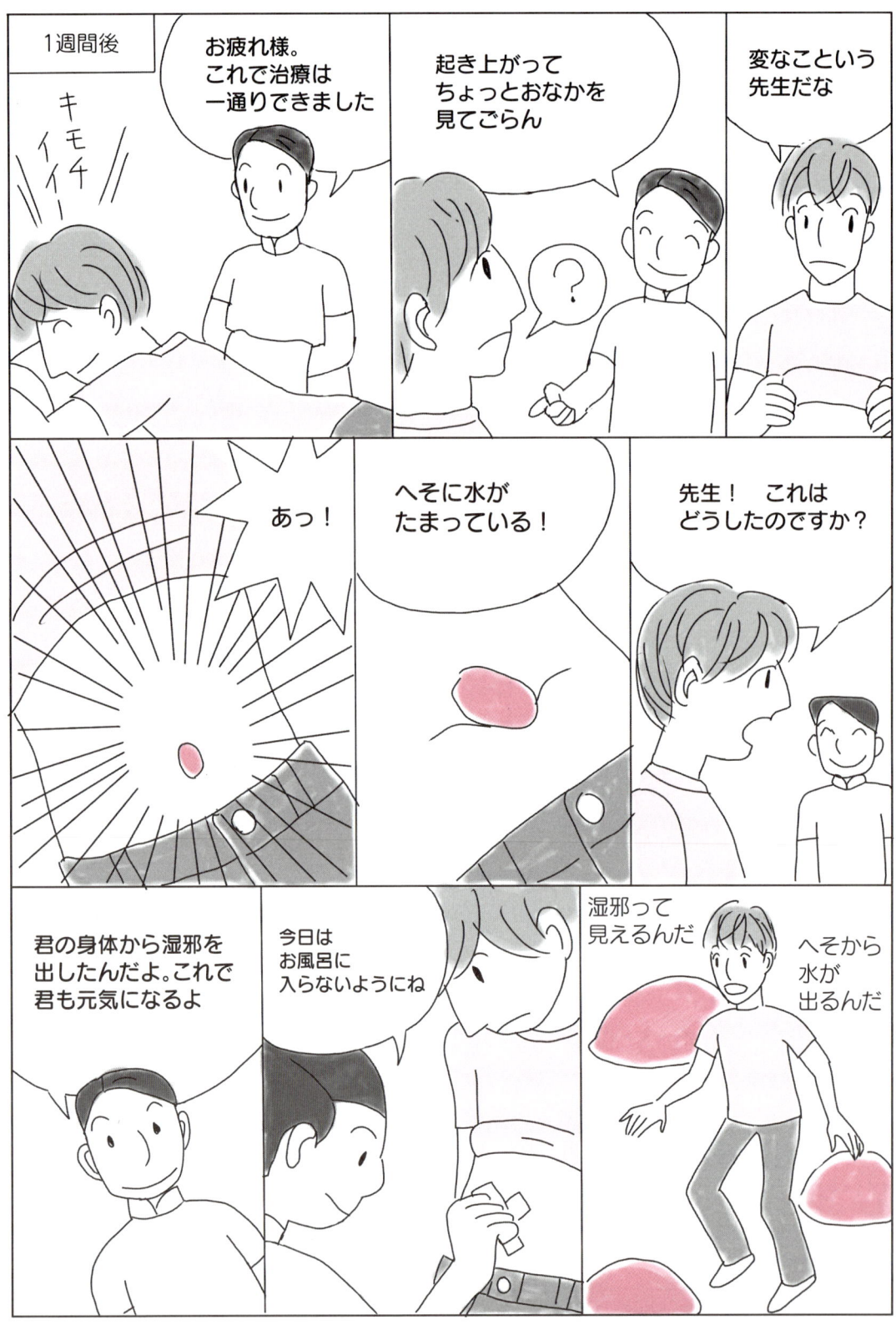

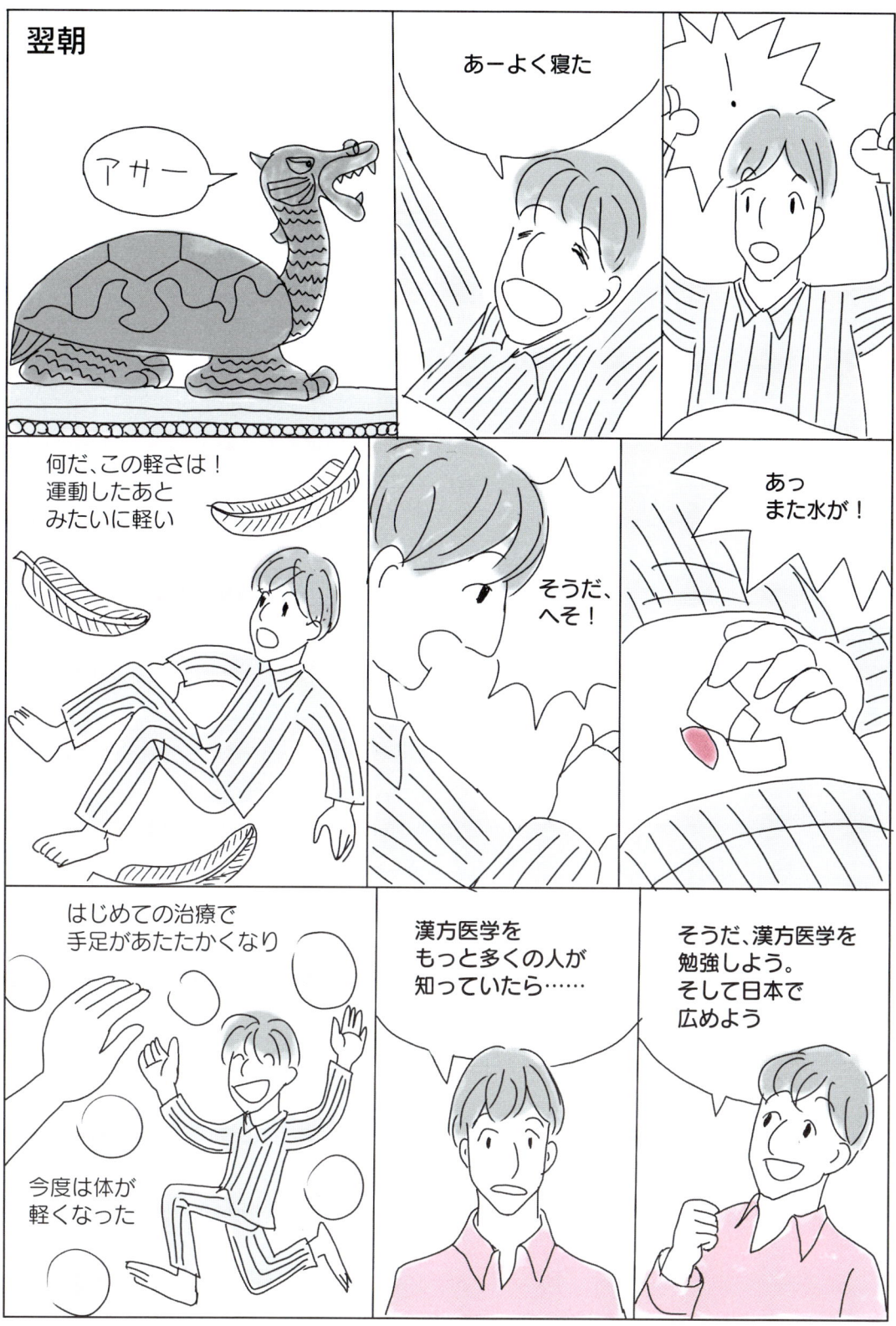

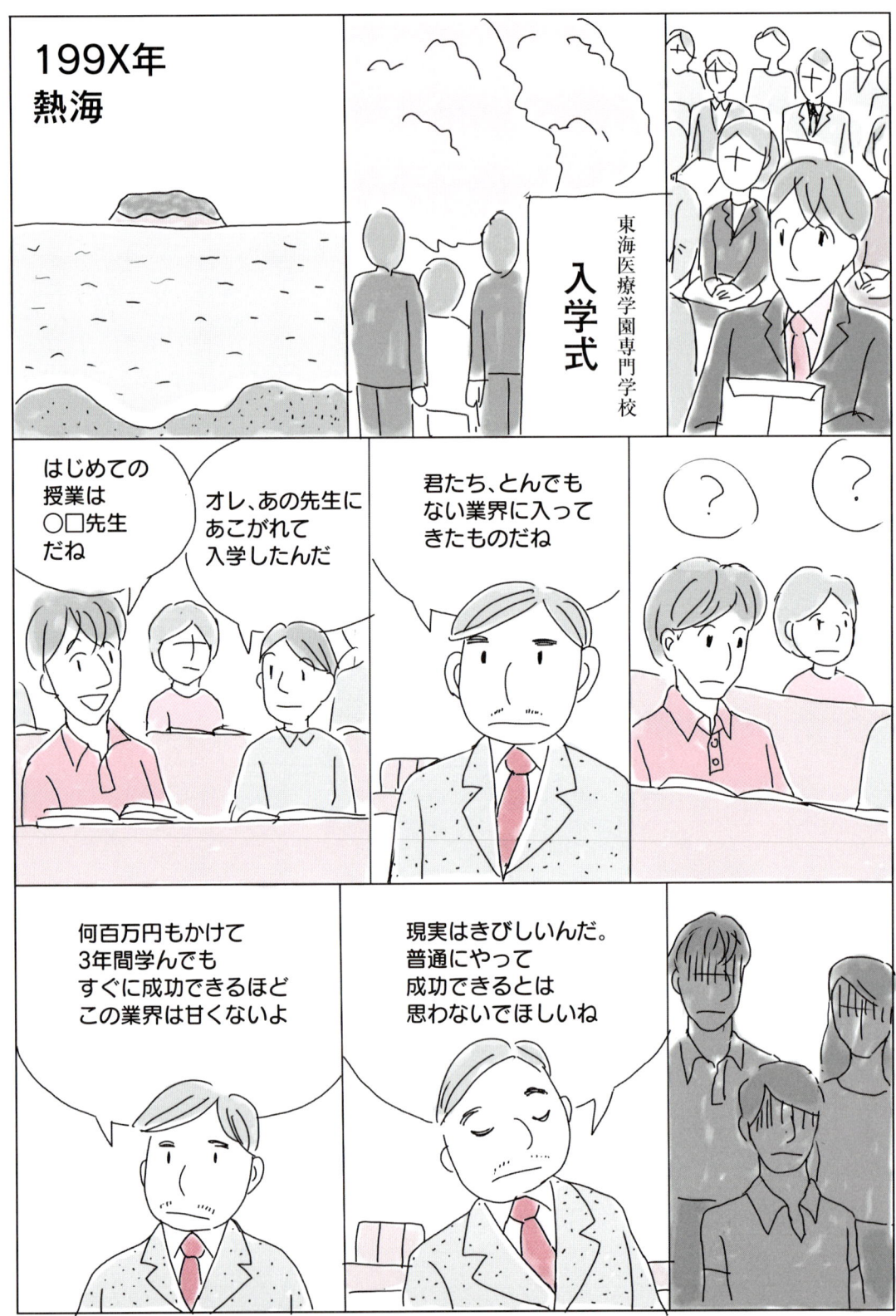

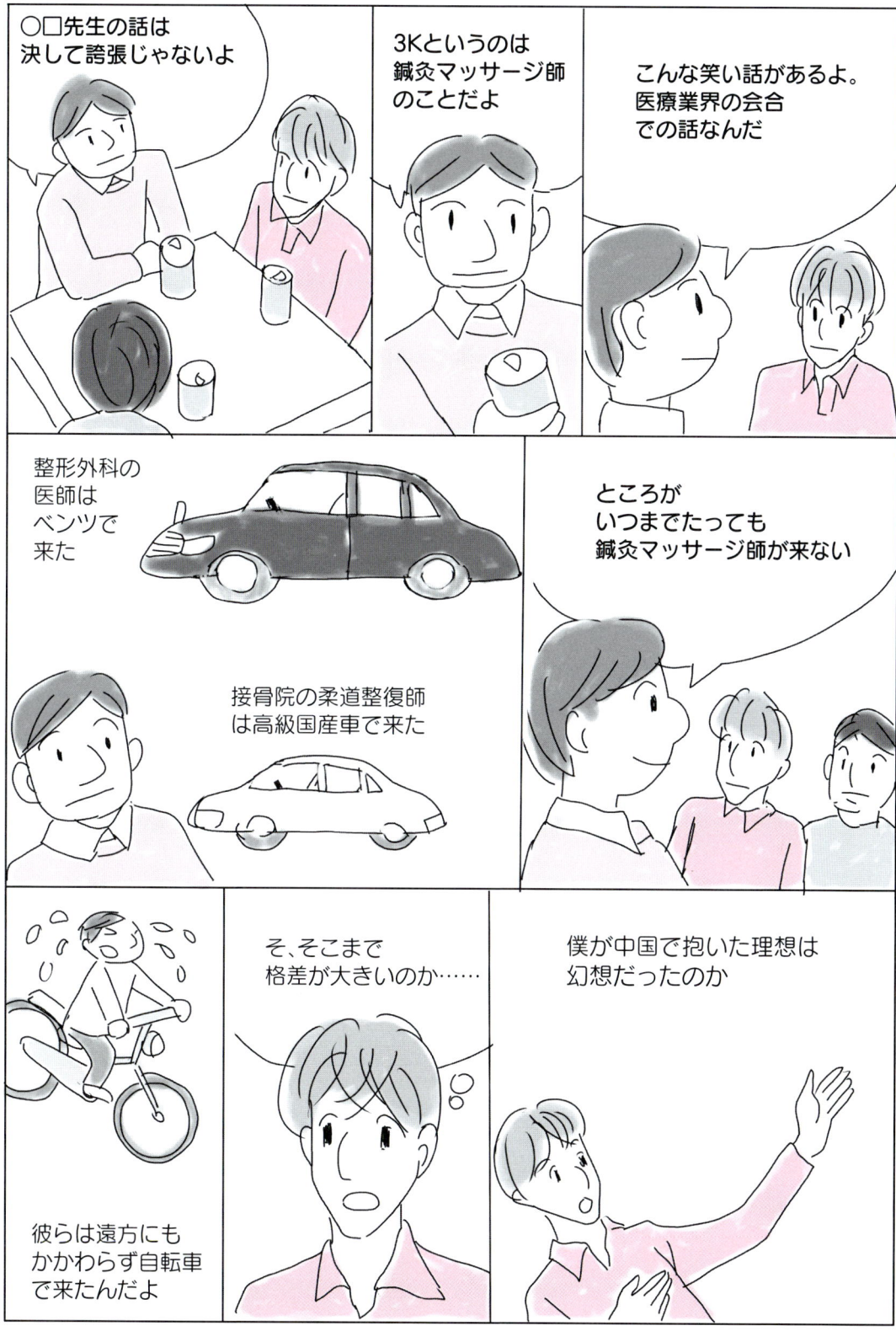

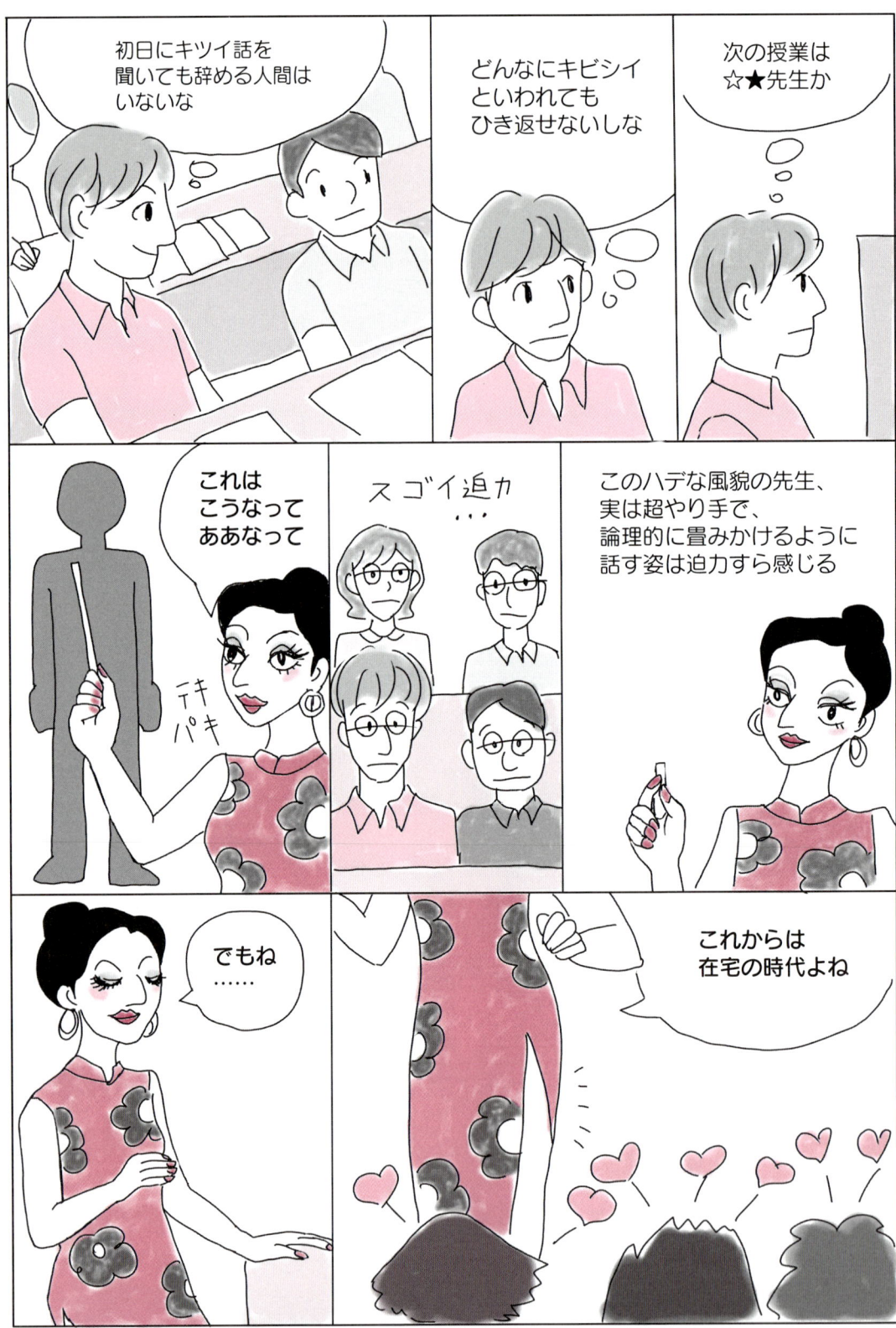

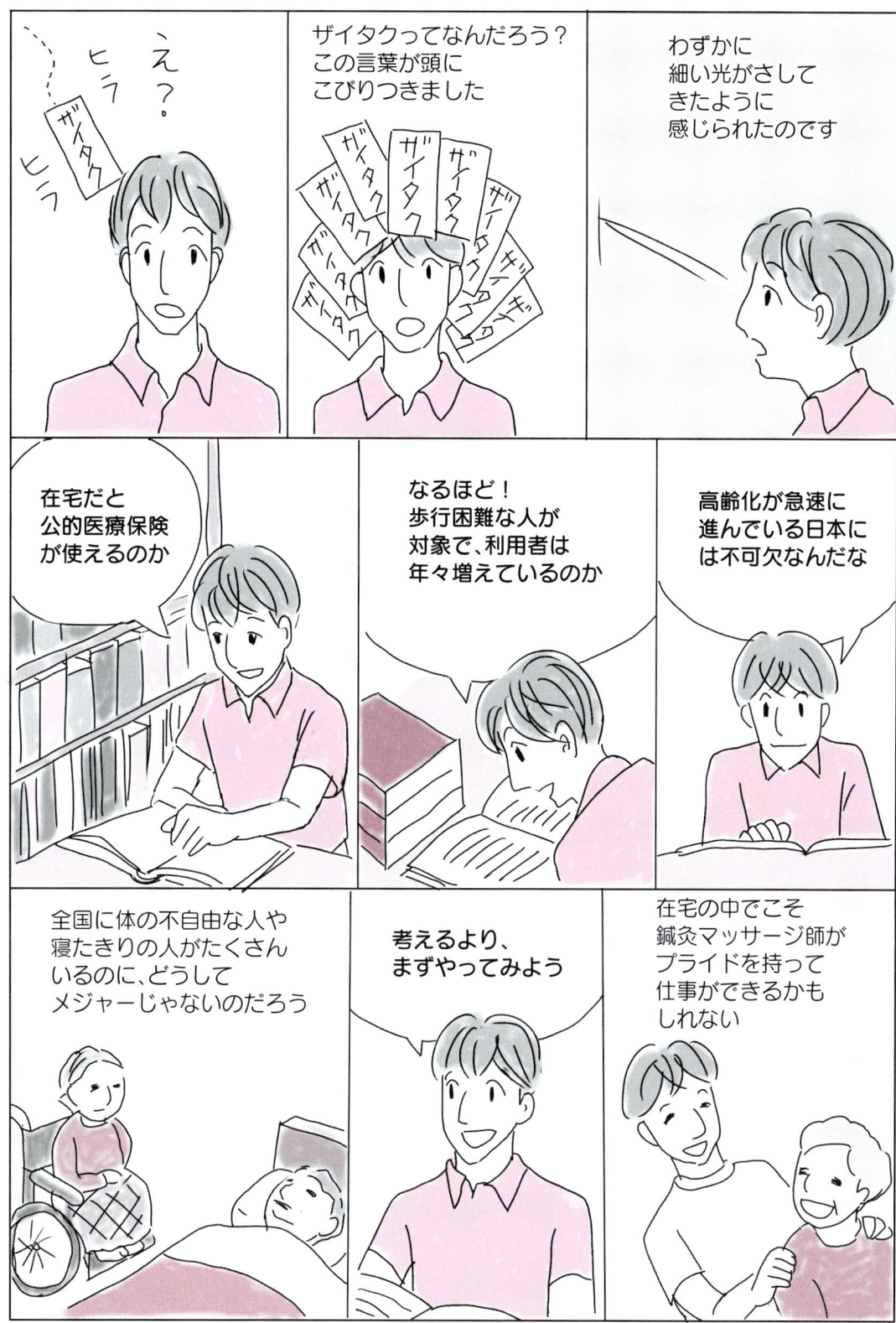

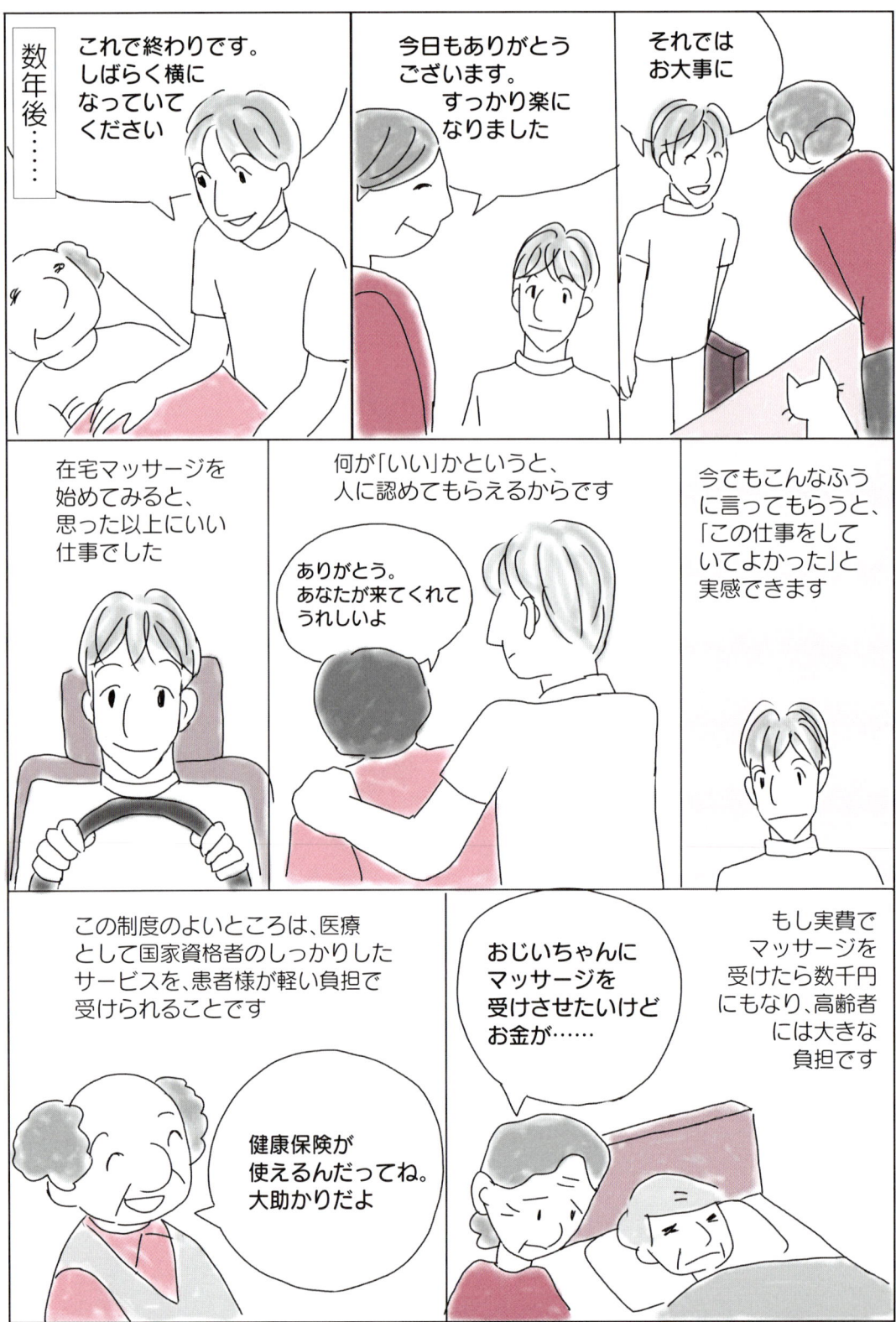

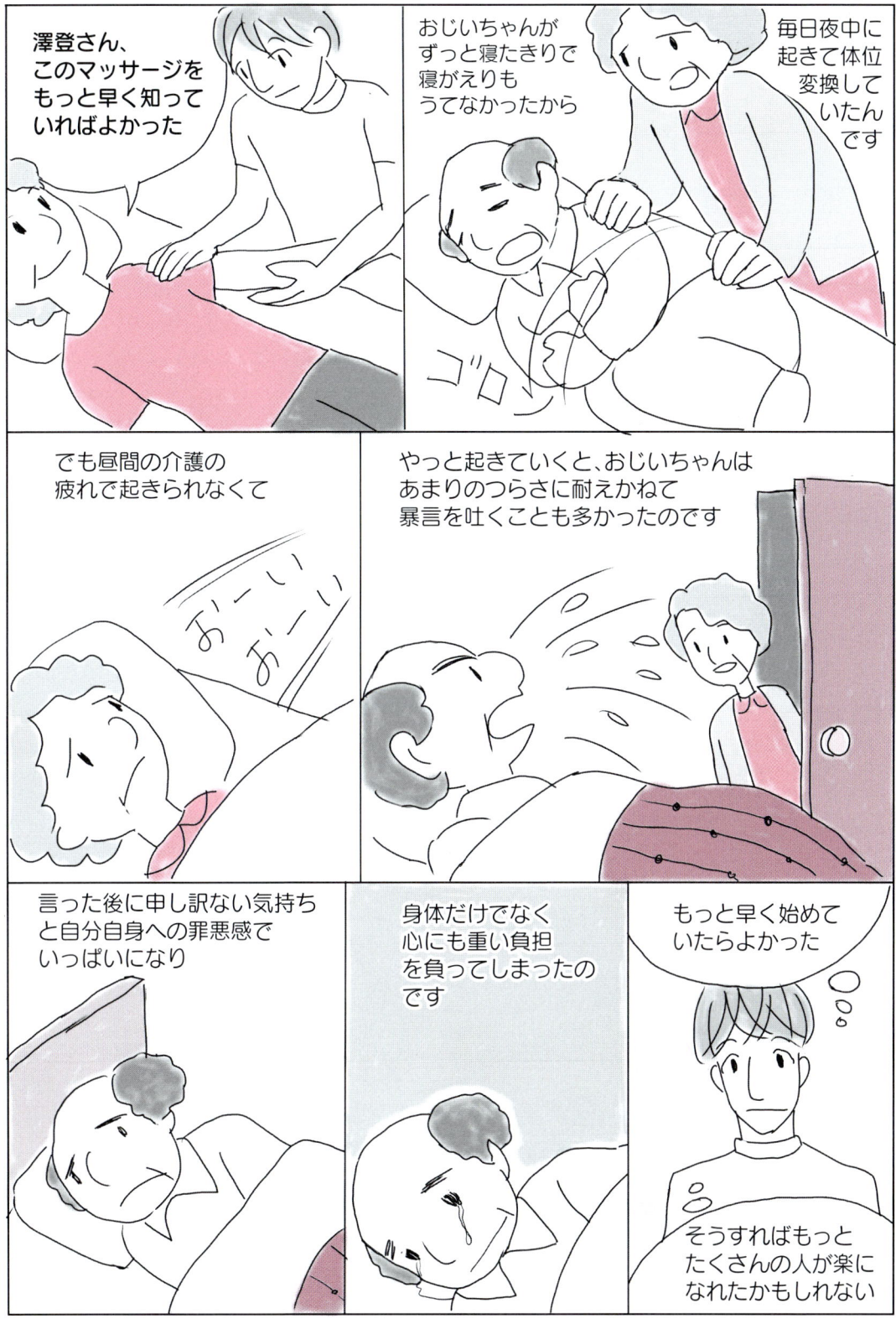

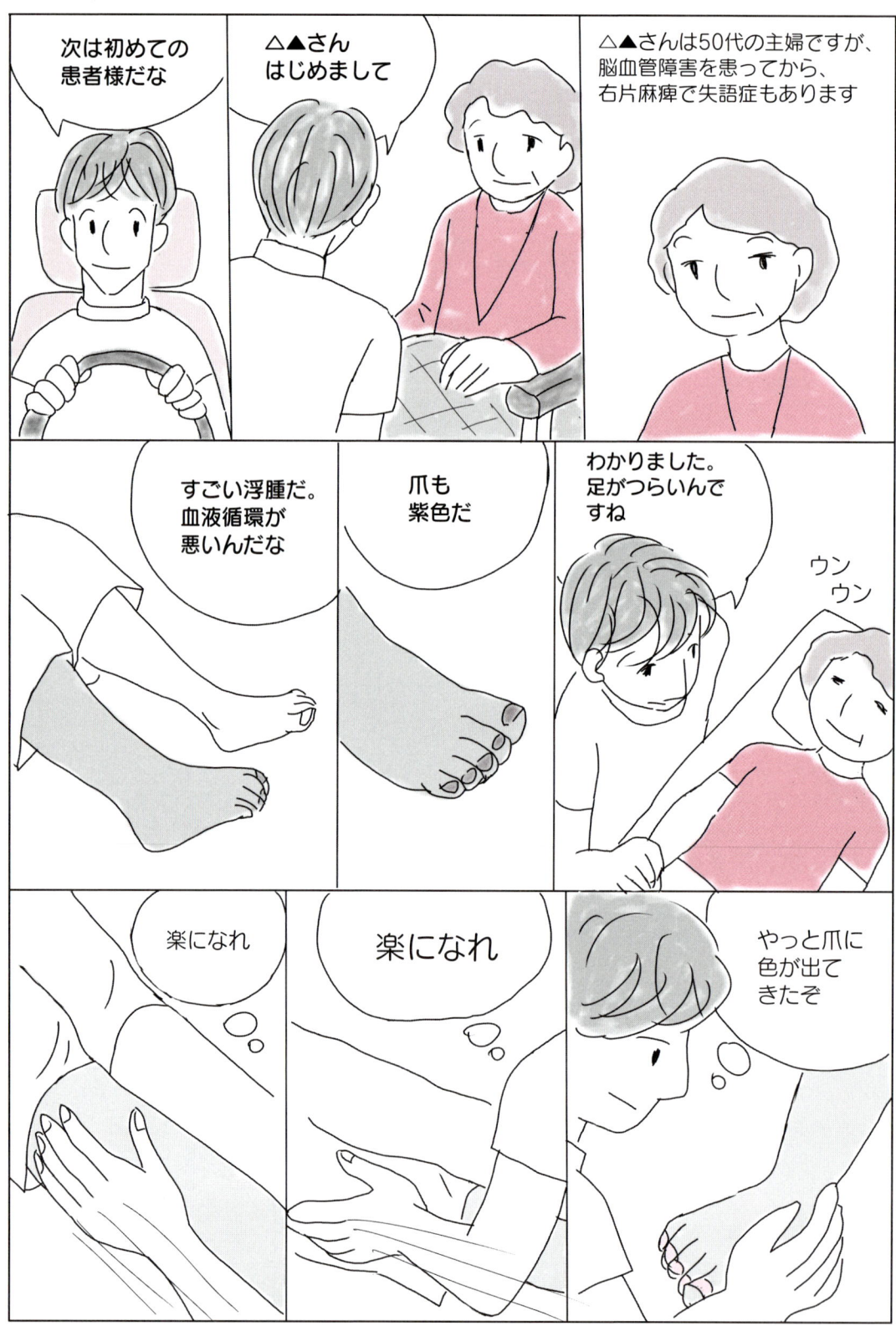

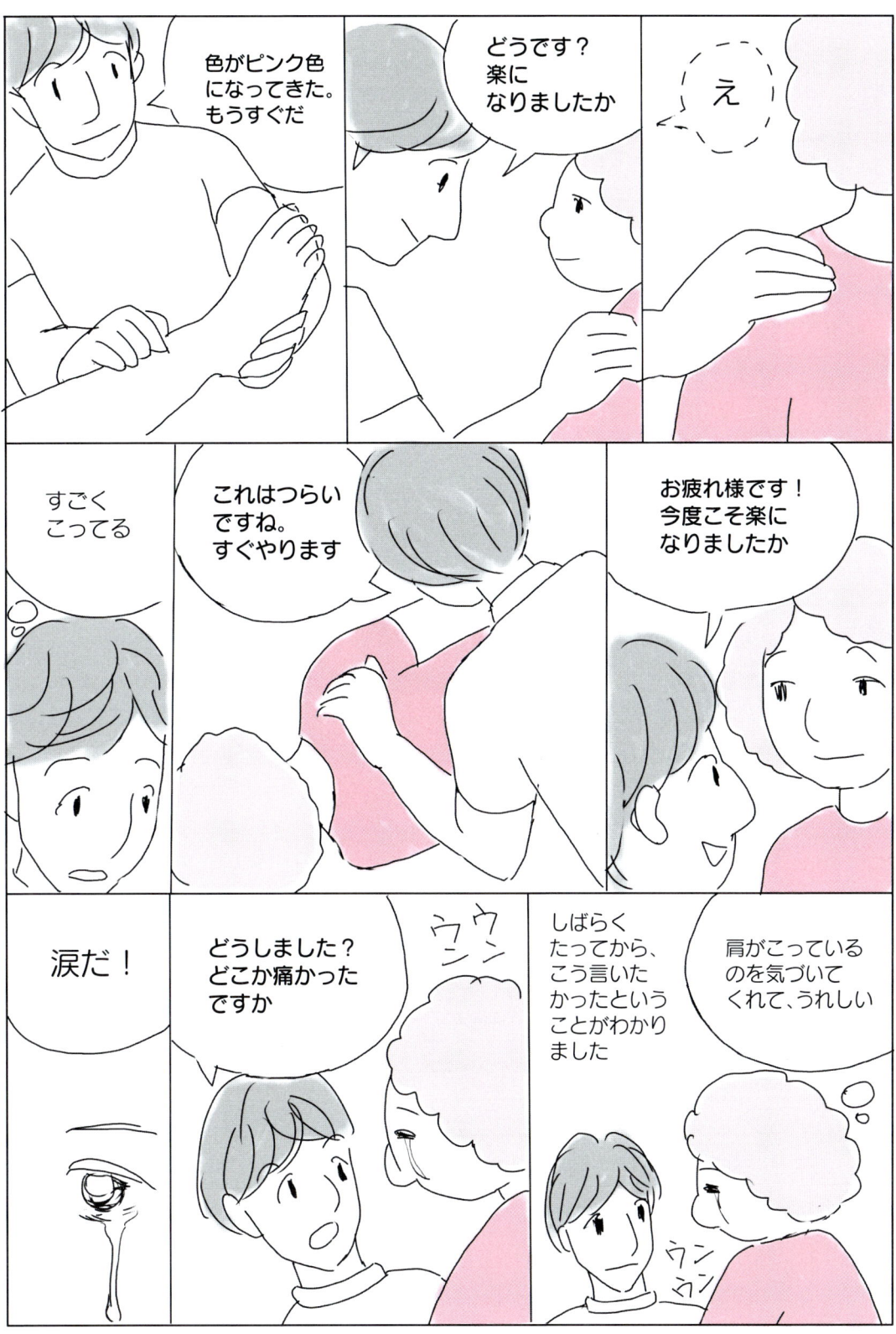

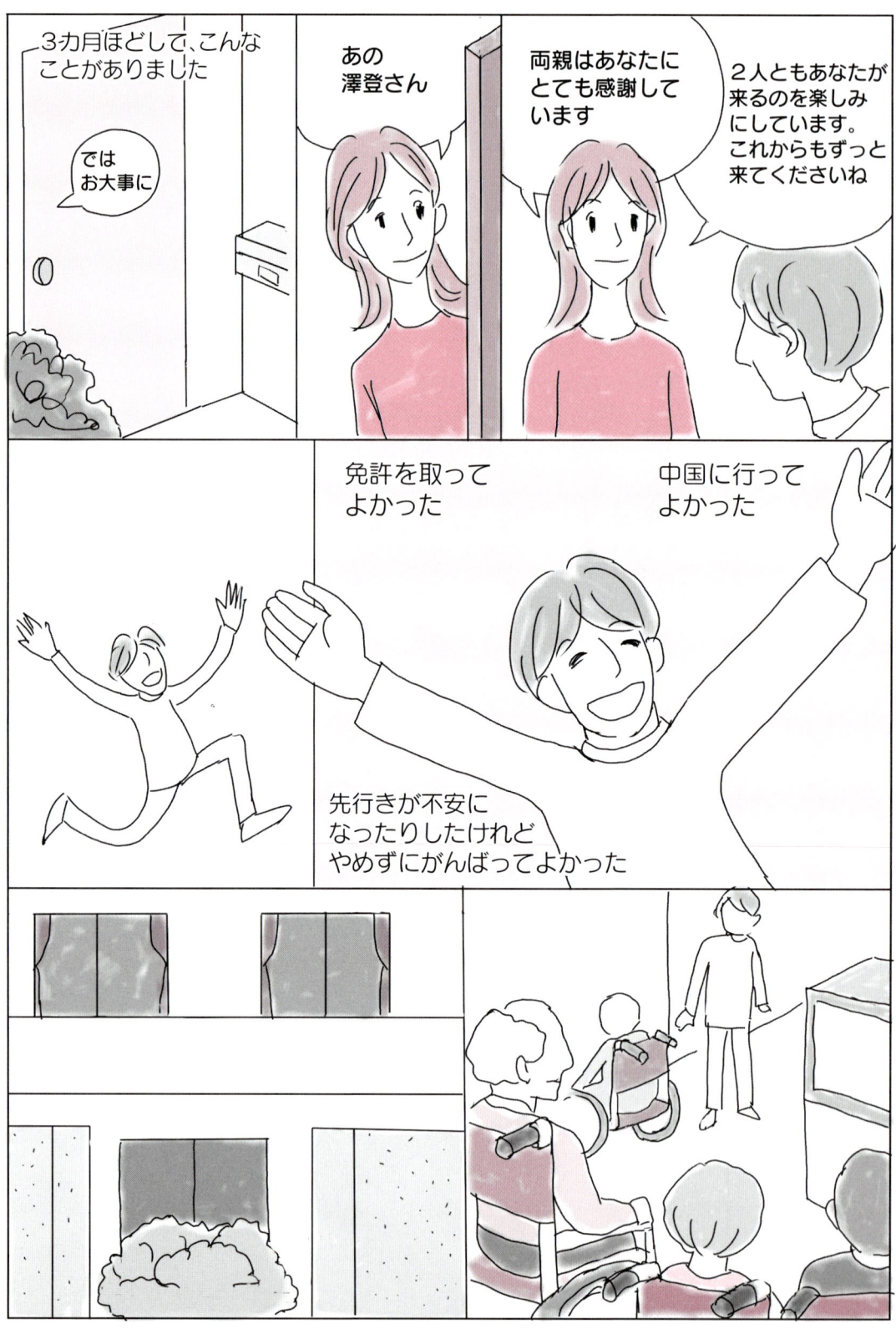

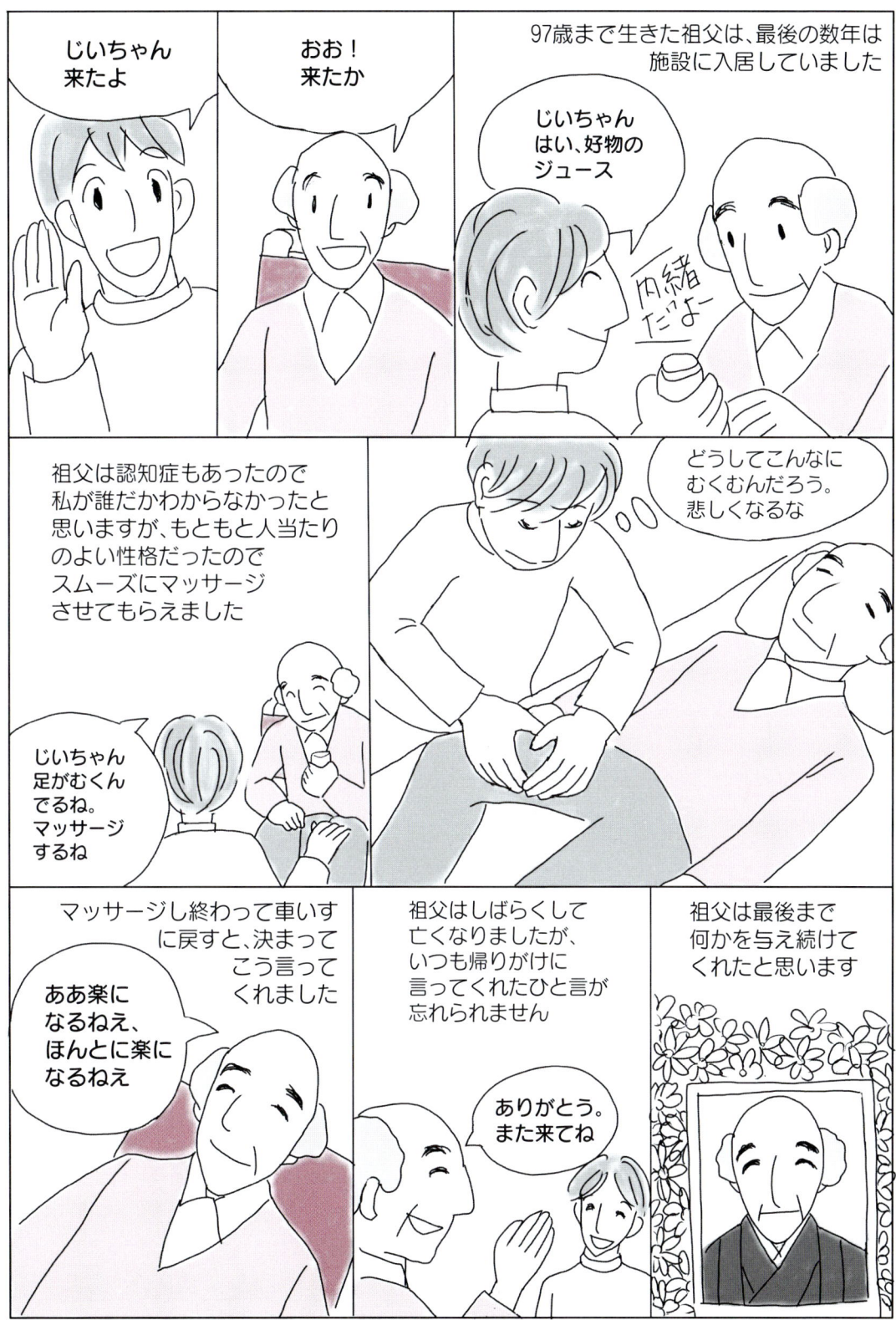

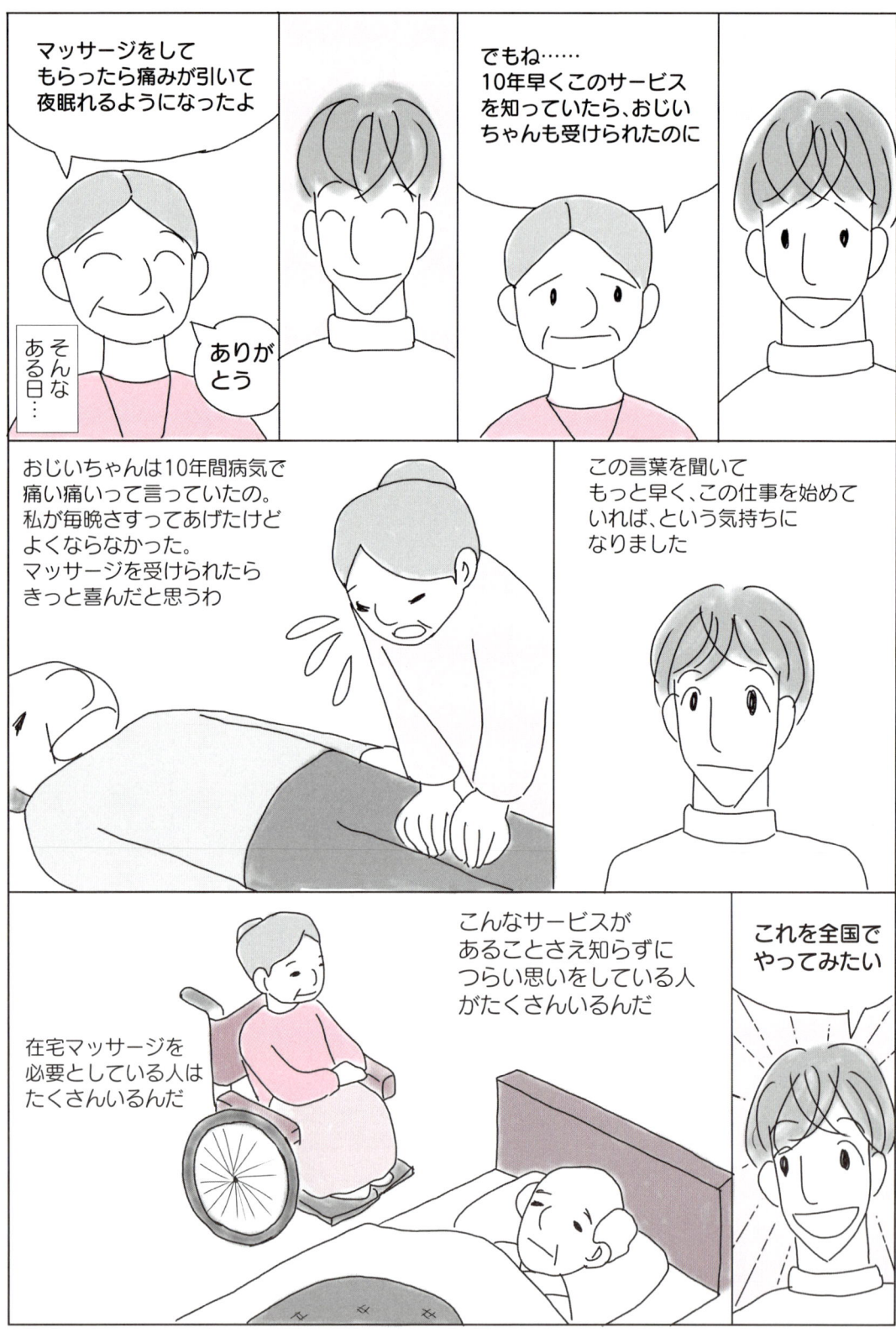

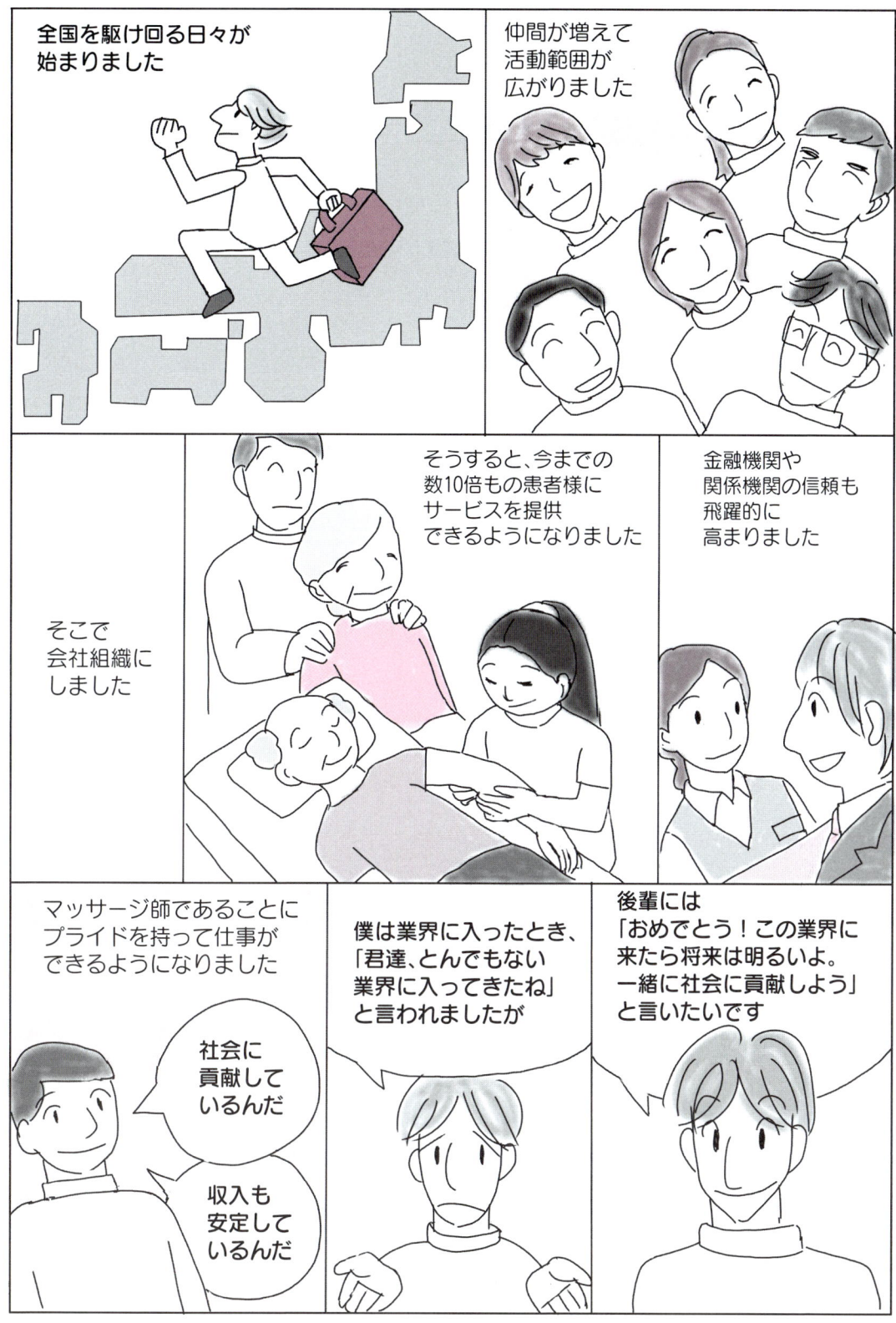

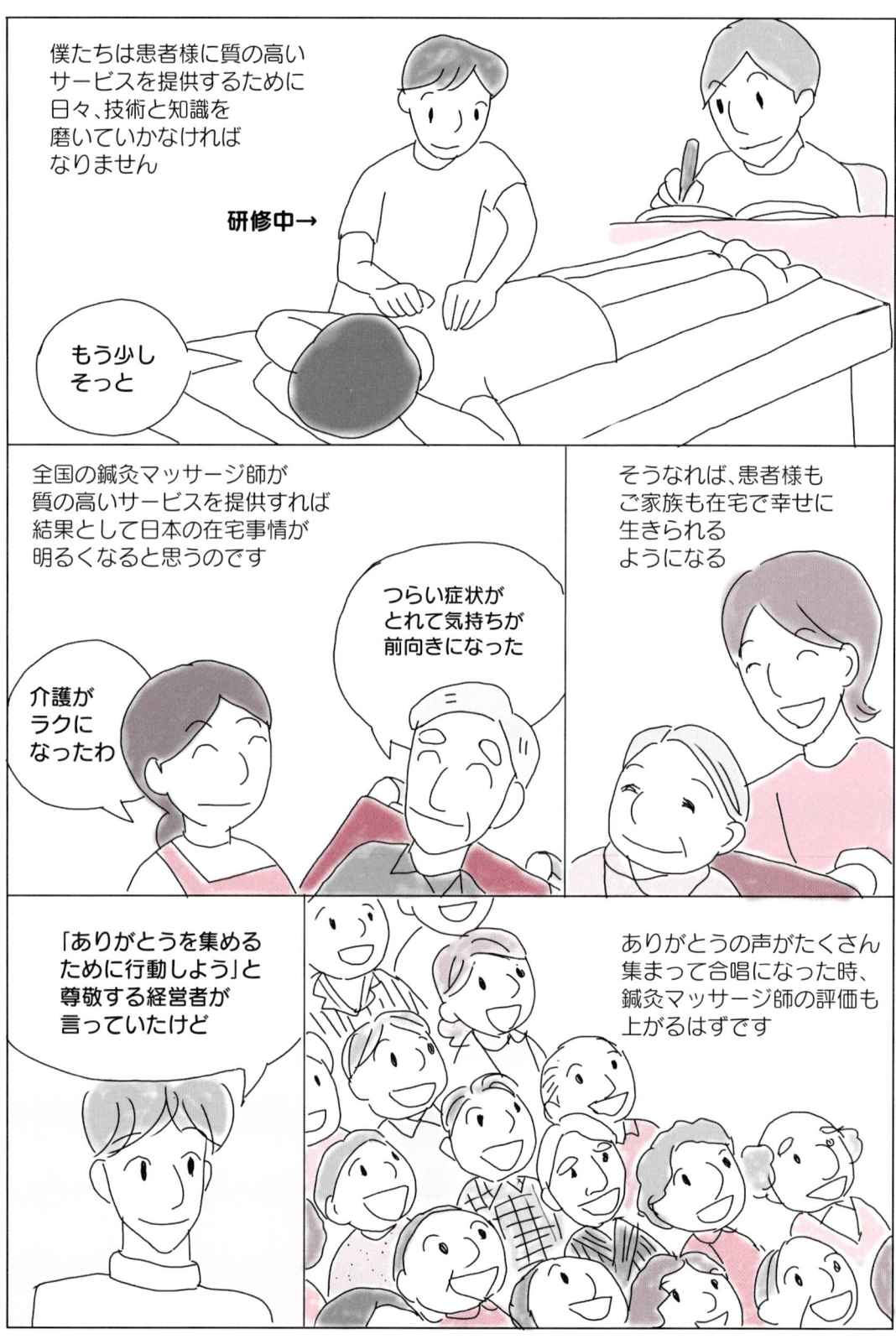

第1章 在宅マッサージって何？

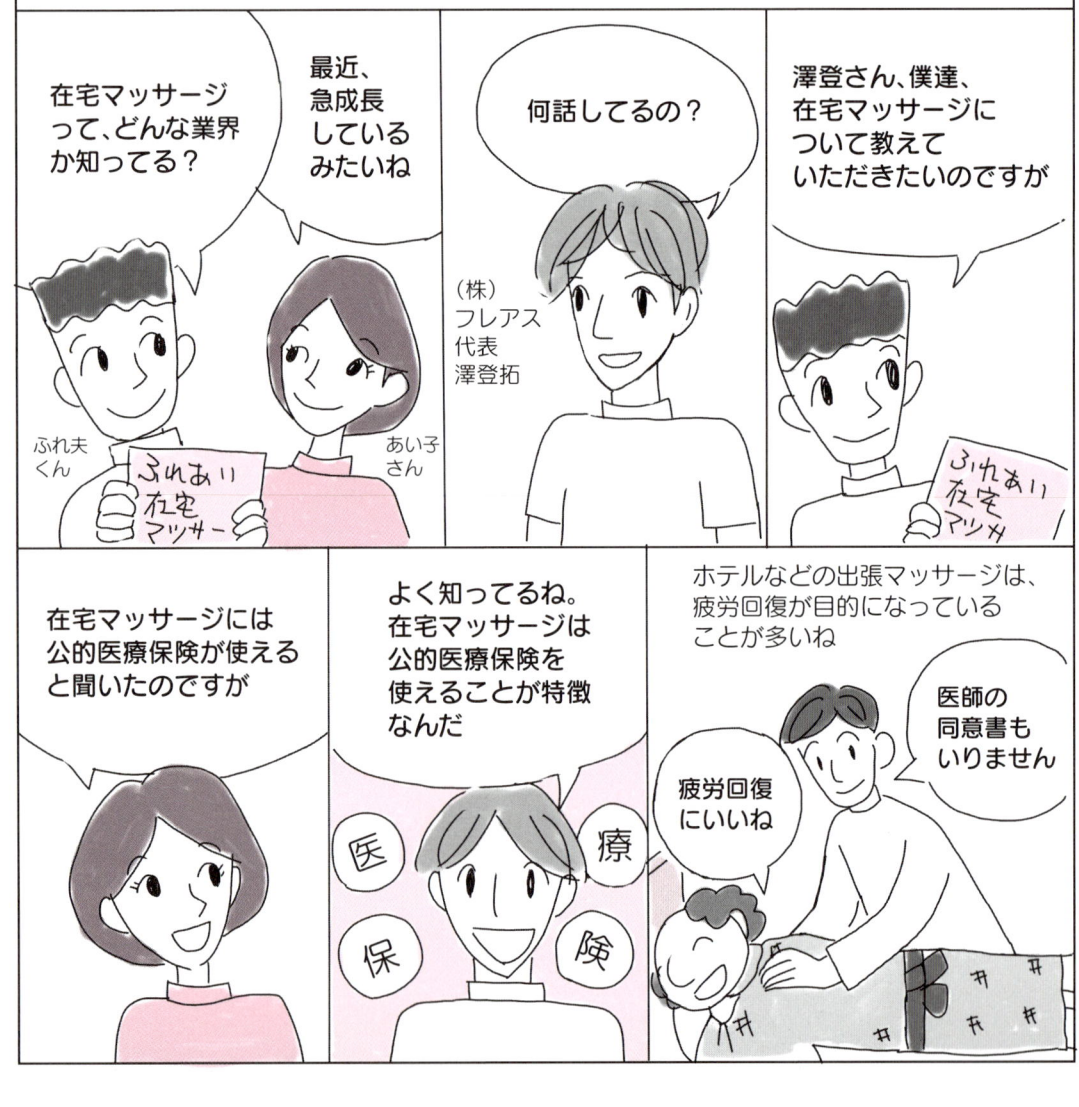

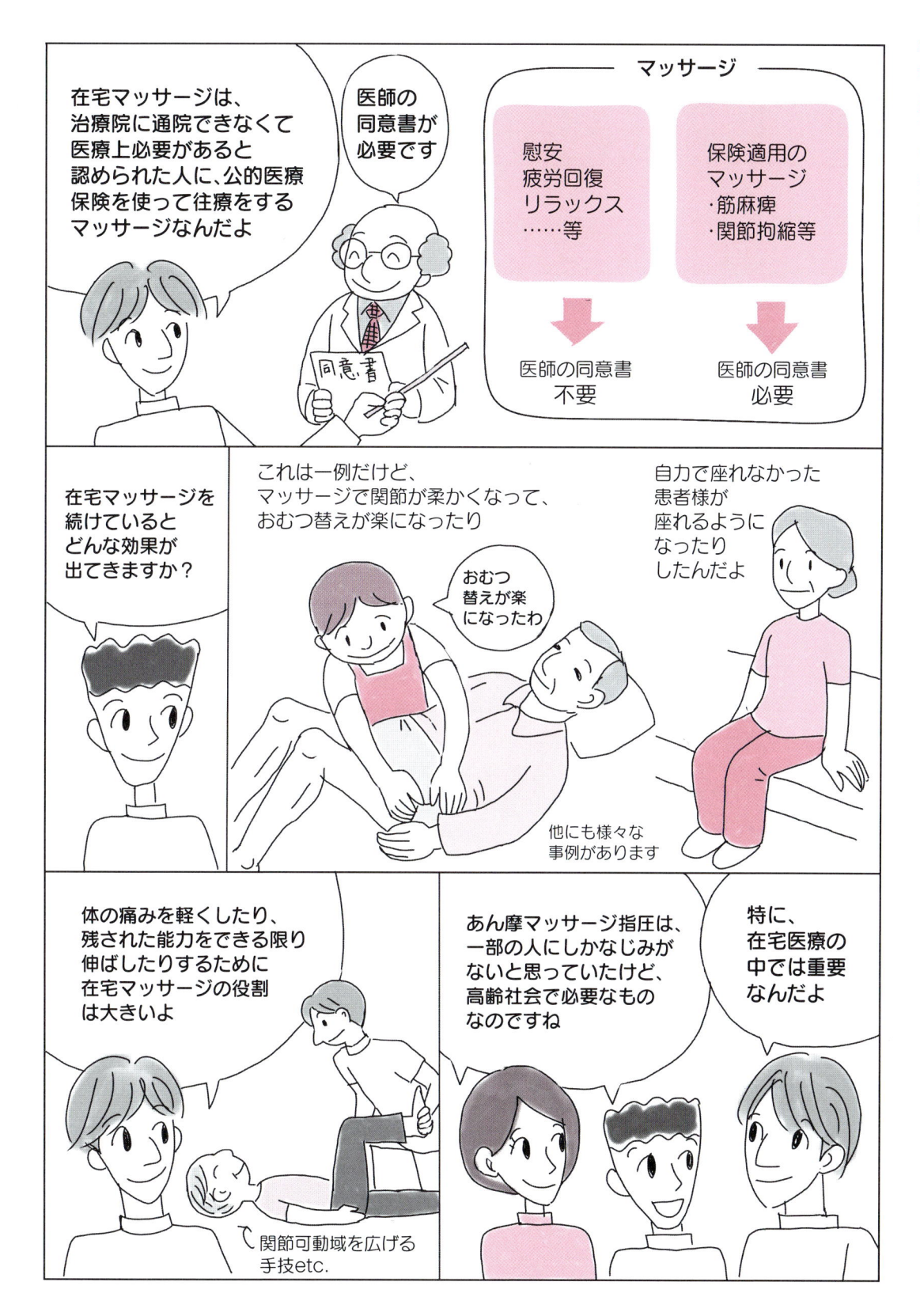

第1章 在宅マッサージって何?

マッサージ

慰安 疲労回復 リラックス ……等	保険適用の マッサージ ・筋麻痺 ・関節拘縮等
↓	↓
医師の同意書 不要	医師の同意書 必要

在宅マッサージは、治療院に通院できなくて医療上必要があると認められた人に、公的医療保険を使って往療をするマッサージなんだよ

医師の同意書が必要です

在宅マッサージを続けているとどんな効果が出てきますか?

これは一例だけど、マッサージで関節が柔かくなって、おむつ替えが楽になったり

おむつ替えが楽になったわ

自力で座れなかった患者様が座れるようになったりしたんだよ

他にも様々な事例があります

体の痛みを軽くしたり、残された能力をできる限り伸ばしたりするために在宅マッサージの役割は大きいよ

関節可動域を広げる手技etc.

あん摩マッサージ指圧は、一部の人にしかなじみがないと思っていたけど、高齢社会で必要なものなのですね

特に、在宅医療の中では重要なんだよ

1 医療の中で、在宅マッサージの未来は明るい

近年、マッサージやはり、きゅうの療養費取扱いが、めざましい伸び率を示しています。在宅医療の現場にも、何らかの変化をもたらしているようです。

▍社会に求められている！　在宅マッサージという仕事

　厚生労働省が発表する「療養費取扱いの年次推移（推計）」(表1-1)をみると、保険適用のマッサージは順調に伸び続けています。これにともない、在宅マッサージの取扱いも増えていると考えていいでしょう。

　また、在宅マッサージの需要が伸びていると思われる大きな理由は、「在宅療養を希望する患者が増えている」という社会的な事情です。

　厚生労働省による「終末期医療に関する調査」(2008年)で、全国の一般市民（満20歳以上／5000人）に「死期が迫っている（6カ月程度かそれ以下）と告げられた場合、療養生活をどこで送りたいか」という質問をしたところ、何らかの形で自宅療養を希望している人の割合が約57.7％（1998年）、約58.8％（2003年）、約63.3％（2008年）と少しずつ増えています。「自宅で最期を迎えられる」、つまり実際にそれが可能だと回答しているのは6％程度ですが、これは家族の負担が大きい等の理由によるものです。条件さえ揃えば、自宅で療養したいという人は、少なくないと思われます。

　そして在宅での療養生活が長びくと共に、訪問鍼灸あん摩マッサージ師が必要とされる機会が増えてきました。それに伴い、認知度もだんだんと高まっているのです。

　急スピードで進んでいく高齢社会、そして超高齢社会の中で、在宅マッサージは、在宅で医療の足りない部分を補完するだけにとどまらず、患者の生活の質（QOL）の向上にも大きく役立つことが知られるようになってきました。高齢社会を希望のあるものにするために、在宅マッサージは今後さらに注目されるでしょう。

表1-1 「柔道整復、はり・きゅう、マッサージに係る療養費の推移」(推計)

(金額:億円)

区　分		平成18年度	平成19年度	平成20年度	平成21年度	平成22年度	平成23年度	平成24年度
国民医療費		331,276	341,360	348,084	360,067	374,202	385,850	392,117
	対前年度伸び率	−0.0%	3.0%	2.0%	3.4%	3.9%	3.1%	1.6%
柔道整復		3,630	3,830	3,993	4,023	4,068	4,085	3,985
	対前年度伸び率	3.9%	5.5%	2.7%	2.3%	1.1%	0.4%	−2.5%
はり・きゅう		221	247	267	293	315	352	358
	対前年度伸び率	15.7%	11.8%	8.1%	9.7%	7.5%	11.8%	1.8%
マッサージ		294	339	374	459	516	560	610
	対前年度伸び率	17.6%	15.3%	10.3%	22.7%	12.4%	8.5%	9.0%

(注1) 平成21年度までは保険局医療課、平成22年度以降は保険局調査課とりまとめの推計
(注2) 柔道整復、はり・きゅう、マッサージ別の療養費の算出について

〇全国健康保険協会管掌健康保険（平成20年9月以前は政府管掌健康保険）、健康保険組合、船員保険、日雇特例被保険者、共済組合については推計値を、国民健康保険、後期高齢者医療制度については実績値を使用。
〇なお、健康保険組合、船員保険、日雇特例被保険者、共済組合及び国民健康保険の柔道整復、はり・きゅう、マッサージ別の統計が無い又は無かった年度については、

・平成19年度以前の健康保険組合及び国民健康保険については、健康保険組合については、療養費総額の実績値に政府管掌健康保険の柔道整復等の各々の割合を乗じ推計、国民健康保険については、療養費総額の実績値に標本調査に得られた国民健康保険の柔道整復等の各々の割合を乗じて推計。
・平成20年度以前の日雇特例被保険者については、療養費総額の実績値に全国健康保険協会管掌健康保険の柔道整復等の各々の割合を乗じ推計。
・平成21年度以前の船員保険、共済組合については、それぞれの療養費総額の実績値に全国健康保険協会管掌健康保険の柔道整復等の各々の割合を乗じ推計。
・平成22年度以降の国及び地方公務員共済組合については、療養費総額の実績値に健康保険組合の柔道整復等の各々の割合を乗じ推計。

(出典:厚生労働省ホームページ)

2 「在宅マッサージ」とは、こんなマッサージ

在宅マッサージの大きな特徴、それは「保険適用」になる、ということです。

▌在宅マッサージは、「在宅医療」の一端を担っています

　在宅マッサージを必要とする患者は、自らの力では医療機関に通院することが困難なために、医師から「往療を必要とする」と診断されています。そのような患者には共通して、血行不良や筋緊張、疼痛、筋力低下、日常生活動作（ADL）の低下などの、廃用性・退行性の変化が見られます。

　在宅マッサージでは、そのような患者の状態を手や指先で感じながら、東洋医学の技術と現代医学の知識を融合したり、医療や介護サービスと連携しながら施術をしていきます。

　心身ともに患者を癒し、高齢社会を明るいものにする、それが在宅マッサージなのです。

▌在宅マッサージは「保険適用」です

　在宅マッサージの大きな特徴は、「公的医療保険が使える」ということです。マッサージが保険適用になるという制度そのものは、昔からありました。

　そして、高齢者が増えるに伴い、「保険適用」の在宅マッサージの認知度も上がってきています。

　ただ、在宅マッサージの保険適用は、病名で決まるのではありません。「筋麻痺」「関節拘縮」等の症状があることを医師が認め、同意書が発行された場合、保険適用になります。

　さらに、患者宅までの往療料が保険適用になるには、歩行困難等、通所して治療を受けることが難しいと医師が認め、同意書にその記載が必要です。

　自宅で療養する患者にとって在宅マッサージは、「自宅に来てもらえる」「医療上の効果が期待できる」「保険適用なので経済的にも負担が少なくてすむ」等、メリットがたくさんあります。高齢の在宅患者は今後さらに増えると予想され、在宅マッサージのニーズはさらに高まると考えられます。

おさえておきたい「療養の給付」と「療養費」

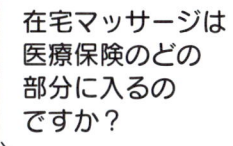

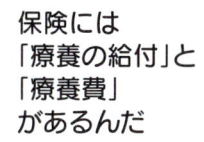

在宅マッサージは医療保険のどの部分に入るのですか？

保険には「療養の給付」と「療養費」があるんだ

現代の保険医療では療養の給付が主だよ

「療養の給付」は病院で受ける治療そのものや薬等のこと

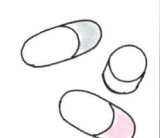

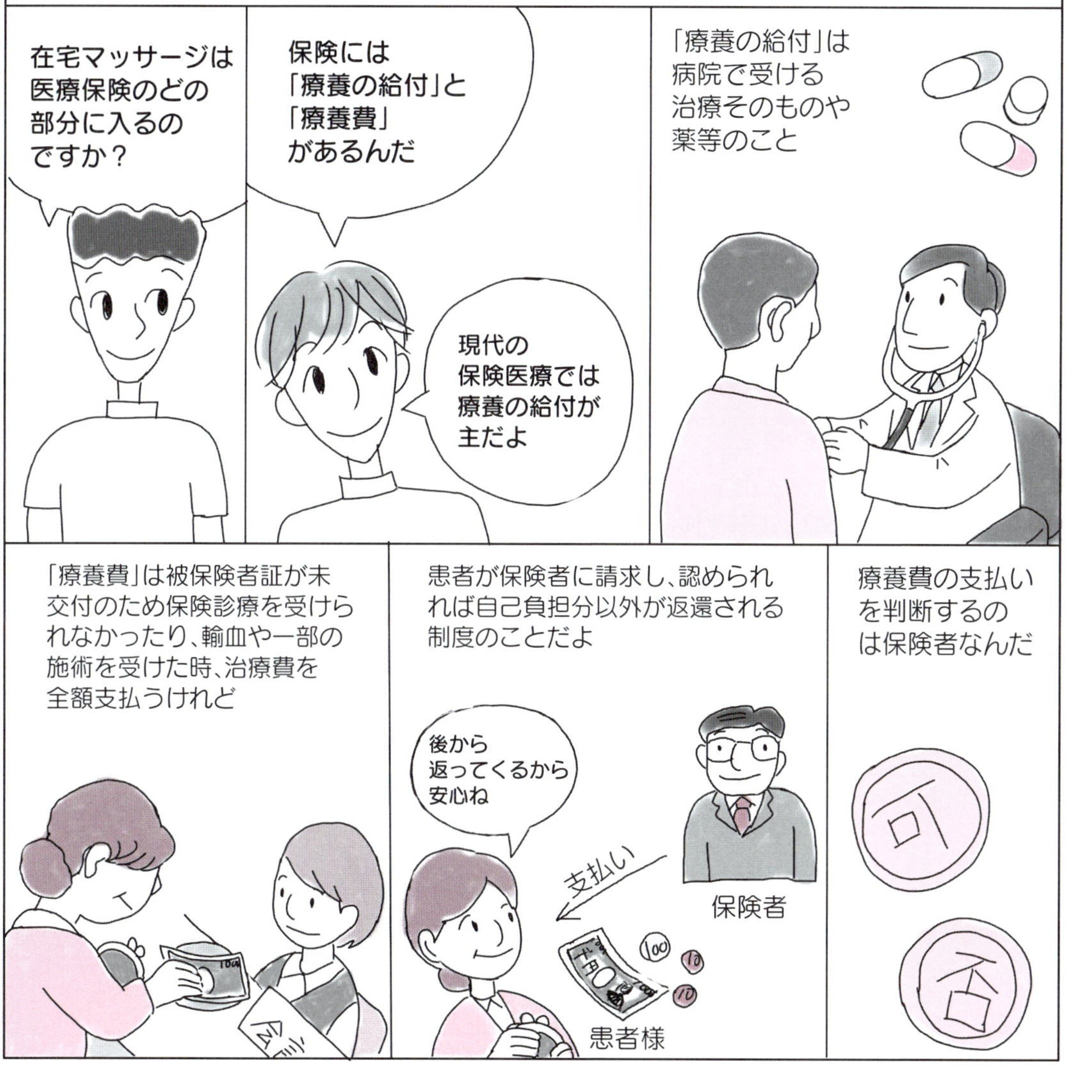

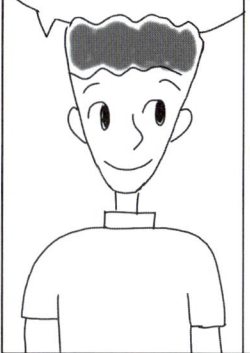

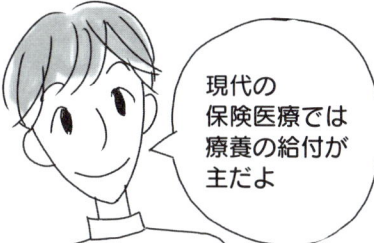

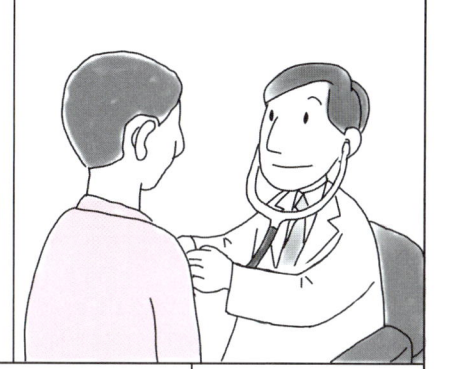

「療養費」は被保険者証が未交付のため保険診療を受けられなかったり、輸血や一部の施術を受けた時、治療費を全額支払うけれど

患者が保険者に請求し、認められれば自己負担分以外が返還される制度のことだよ

後から返ってくるから安心ね

支払い

保険者

患者様

療養費の支払いを判断するのは保険者なんだ

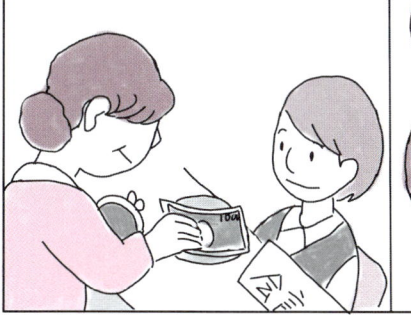

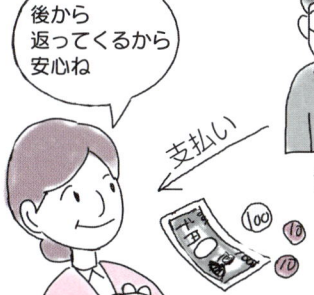

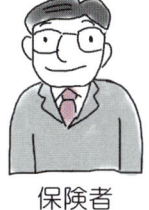

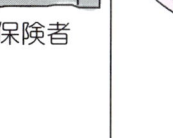

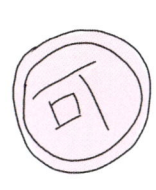

可 否

第1章 在宅マッサージって何？

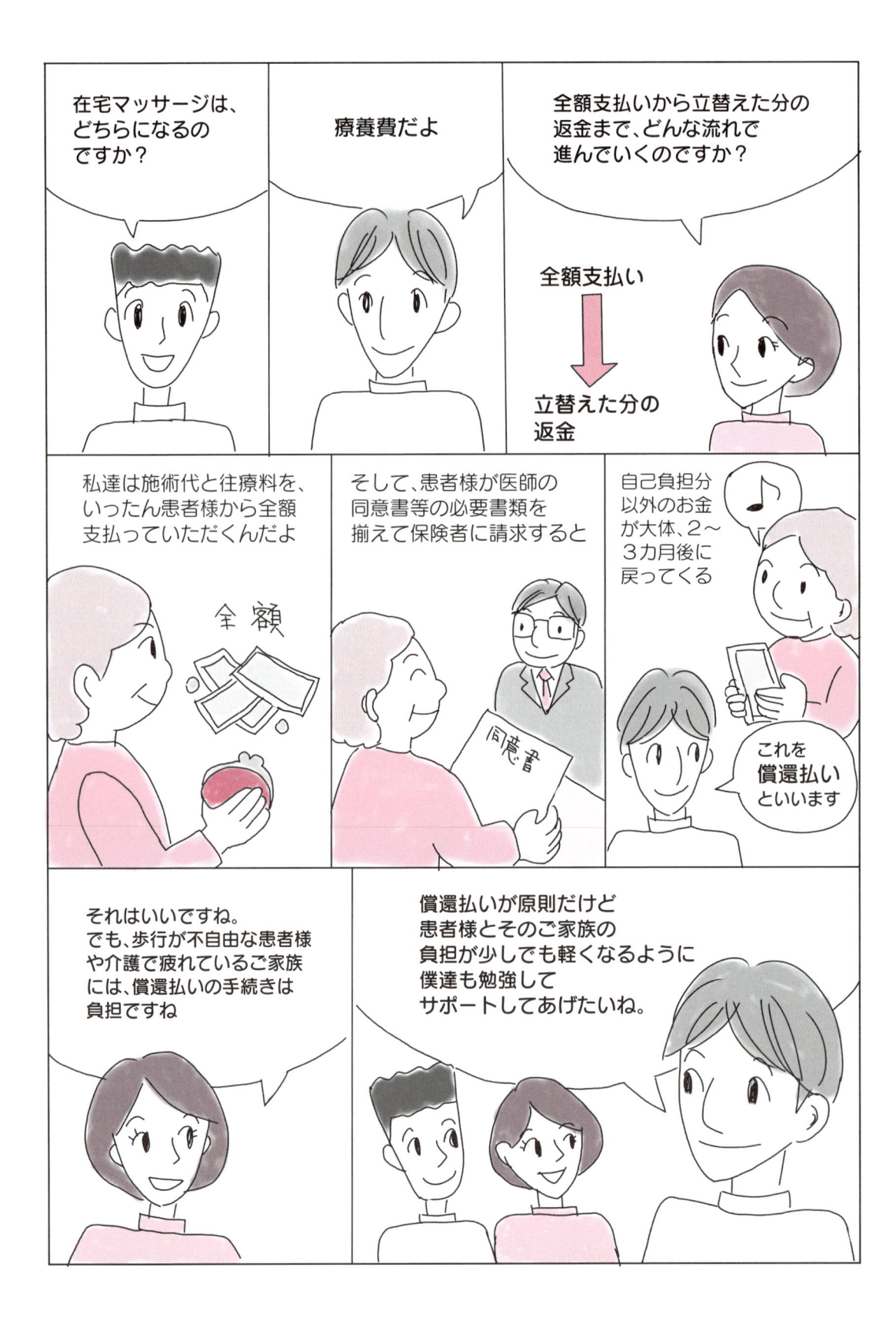

- 在宅マッサージは、どちらになるのですか？
- 療養費だよ
- 全額支払いから立替えた分の返金まで、どんな流れで進んでいくのですか？

全額支払い
↓
立替えた分の返金

- 私達は施術代と往療料を、いったん患者様から全額支払っていただくんだよ
- そして、患者様が医師の同意書等の必要書類を揃えて保険者に請求すると
- 自己負担分以外のお金が大体、2〜3カ月後に戻ってくる
- これを償還払いといいます

- それはいいですね。でも、歩行が不自由な患者様や介護で疲れているご家族には、償還払いの手続きは負担ですね
- 償還払いが原則だけど患者様とそのご家族の負担が少しでも軽くなるように僕達も勉強してサポートしてあげたいね。

3 在宅マッサージと「療養費」

医療保険制度では、マッサージやはり、きゅうなどの施術にかかった費用は「療養費」といわれます。マッサージ、はり、きゅうが療養費の支給対象になるのはどんな時でしょうか。

■「療養費」は、「療養の給付」とどう違う？

　在宅マッサージは、保険のなかで「療養費」として取扱われます。では、療養費とはどんなものでしょうか。

　公的医療保険に加入している人が、病院等、保険適用の医療機関で治療を受けた場合、その治療そのものや処方された薬等をもらうことを「療養の給付」といいます（図1-1）。

　療養費は、保険適用ではないところで治療を受けた場合、患者が一度治療代や薬代等を全額支払います。その後、患者が自ら保険者に請求し、「医療上必要だった」と保険者に認められれば、自分が加入する公的医療保険の自己負担額以外が返ってきます。この仕組みを「療養費」といいます（図1-2）。

■こんな時に療養費が支給される

　現代の医療保険制度では、保険医療機関の窓口に被保険者証を提示して診療を受ける「現物給付」が原則になっています。でも、やむを得ない事情で保険医療機関で保険診療が受けられず、自費で受診した時等、療養費が支給されます。

　まず、保険診療を受けるのが難しいという場合、たとえば、療養のために医師の指示で義手・義足・義眼・コルセットを装着した時等がこれにあたります。また、旅行中に急病となり緊急に治療が必要になったものの、近くに保険医療機関がなかったので保険医療機関ではない病院で自費診察をした時等です。ですが、その「やむを得ない事情」が保険者に認められないと、療養費は支給されません。

　鍼灸マッサージの場合は、手順として、患者が一度全額治療費を施術者に支払い、必要書類をそろえて保険者に申請し、その保険者の判断で「療養費」が支払われます（償還払い）。

　柔道整復師は（社）都道府県柔道整復師会等に所属するか、柔道整復師自ら各保険者と契約を結ぶことによって、患者が受けるべき療養費の受領を施術者

に委任する制度が認められています（「受領委任払い」と呼ぶ）。そのため、患者は療養費を自ら各保険者に請求する必要はありません。また、捻挫や打撲の治療であれば、医師の同意書をとらなくても保険適用とすることができ、患者を治療できます。ですから、柔道整復の治療を受ける患者は、保険適用の治療については自己負担額だけを柔道整復師に支払えばよいことになっています。

在宅マッサージは、「療養費」の適用

　保険適用の条件を満たした患者が在宅マッサージを受けた場合、患者は施術代と往療料を一度全額マッサージ師に支払います。領収書を受け取ったら、自分で必要な書類をそろえて保険者に請求し、自己負担額以外のお金を返還してもらいます。請求に必要な書類は、各保険者の窓口で交付される①療養費支給申請書、②医師の同意書または診断書、③施術料金の領収書の3つです。患者が各保険者に申請し、認められると、後日患者に支払われるという仕組みになっています。手続きには、一般的に数カ月かかることがあります。

　でも、これでは、患者やその家族が手続きをする必要があり、負担がかかる場合もあります。保険者によっては、被保険者（患者）が第三者（施術者）に手続きを委任すること（いわゆる民法上の委任。代理受領払い）を認めているところもあるようです。

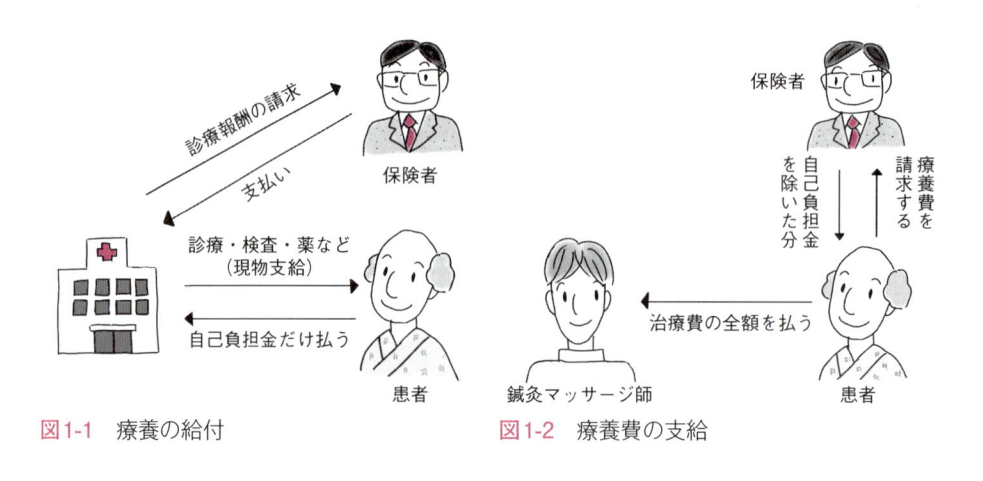

図1-1　療養の給付

図1-2　療養費の支給

療養費支給申請書（レセプト）の作成

　代理受領払いの場合、療養費の支給の申請をするには、施術したら1カ月ごとに「療養費支給申請書（レセプト）」を施術者が作成し、表1-2のような内容を記入します。

　レセプトの作成ができたら、患者に施術内容を確認してもらい、署名・捺印してもらってから、患者が加入している保険者（健康保険組合等）に提出します。

なお、療養費支給申請書の作成に慣れていないときは、時間がかかったり、記載に不備が生じたりして、何かと大変です。市販されているレセプト作成用のコンピュータソフト（「レセコン」と呼ばれる）を使用すると、便利です。最近は自動的に往療距離を計測できるソフトも開発されています。

表1-2　療養費支給申請書（レセプト）の記載項目（※平成25年改正）

被保険者欄	被保険者証等の記号番号、氏名、生年月日、続柄を記載します。
施術内容欄	同意書に記載されている傷病名又は症状、その月の施術回数、施術日、往療が行われた場合は、往療を必要とした理由を摘要欄に記載します。
施術証明欄	施術内容欄に間違いのないことを確認し、施術者が署名・捺印（シャチハタ不可）。施術者登録番号、連絡先電話番号及び保健所登録区分（施術所所在地又は出張専門施術者住所地）も記載する。
申請欄	被保険者が署名・捺印する（シャチハタ不可）。自宅郵便番号及び連絡先電話番号も記載する。
支払機関欄	療養費振込用の口座情報を記載する。
同意記録	同意書の医師名、住所、同意日等を記載。

---

column

言語道断！　不正請求

　在宅マッサージが社会的に認められるには、まず、保険者に認められることが重要です。

　どんなに患者にとってよいものでも、保険者が医療保険の適用を認めなかったら、患者が利用しにくくなり、社会的な評価も下がってしまいます。

　保険者に認められる第一の方法は、ごく簡単なことですが、「適正な請求を行うこと」です。療養費における鍼灸マッサージは、通知により運用されているため、保険者の意向により適用の可否基準が変わることもあります。不正請求があれば、保険者の信頼を大きく欠くことになり、保険適用が認められにくくなるのです。

　レセプトというのは紙1枚ですが、これに記載した内容は私達に対する信頼につながるのだということを真剣に感じて、取り扱ってほしいと思います。「故意ではなく、ついうっかり」という場合でも、事実と異なる請求は信頼を損ねますし、療養費の取扱い自体に悪い影響を与えますから、慎重に行うべきです。公金を扱っている医療機関に対する患者や社会の眼が厳しくなっている昨今、私達はコンプライアンス（法令順守）に注意し、社会に信頼されるために、法に則って正々堂々と仕事をしていくことが大切です。

公的医療保険について知っておこう

「保険」といっても、表のように様々なタイプがあります。患者が加入している保険によって、手続きの仕方や支払いの時期等が変わることがありますから、注意しましょう。

	制度		被保険者	保険者
医療保険	健康保険	一般	健康保険の適用事業所で働くサラリーマン・OL（民間会社の勤労者）	全国健康保険協会、健康保険組合
		法第3条第2項の規定による被保険者	健康保険の適用事業所に臨時に使用される人や季節的事業に従事する人等（一定期間をこえて使用される人を除く）	全国健康保険協会
	船員保険（疾病部門）		船員として船舶所有者に使用される人	全国健康保険協会
	共済組合（短期給付）		国家公務員、地方公務員等	各種共済組合
	国民健康保険		健康保険・船員保険・共済組合等に加入している勤労者以外の一般住民	市（区）町村
退職者医療	国民健康保険		厚生年金保険等被用者年金に一定期間加入し、老齢年金給付を受けている65歳未満等の人	市（区）町村
高齢者医療	後期高齢者医療制度		75歳以上の方および65歳〜74歳の方で一定の障害の状態にあることにつき後期高齢者医療広域連合の認定を受けた人	後期高齢者医療広域連合

全国健康保険協会ホームページ「医療保険制度の体系」より引用

公的医療保険で在宅マッサージを受けるための３つの条件

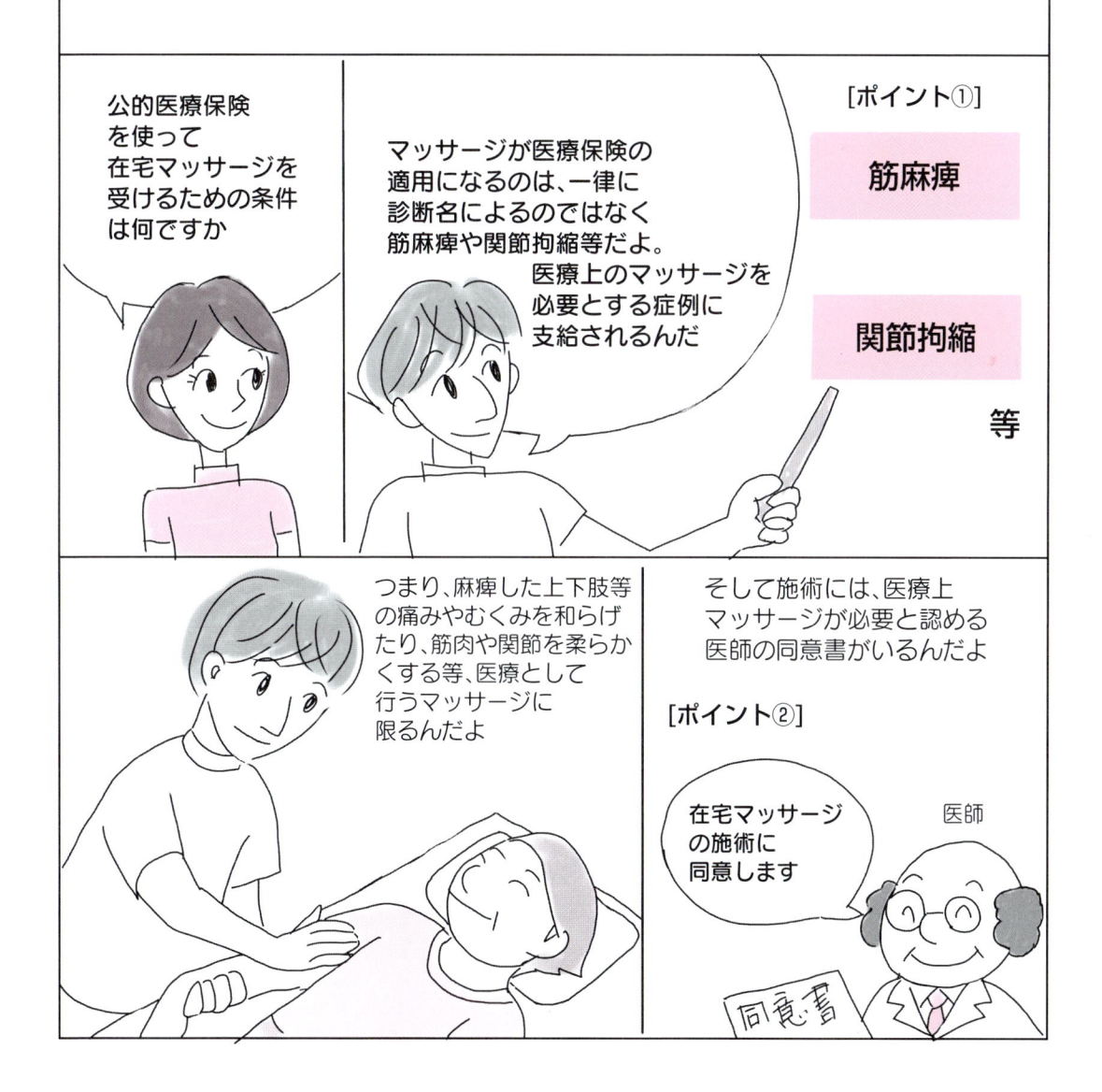

公的医療保険を使って在宅マッサージを受けるための条件は何ですか

マッサージが医療保険の適用になるのは、一律に診断名によるのではなく筋麻痺や関節拘縮等だよ。医療上のマッサージを必要とする症例に支給されるんだ

[ポイント①]

筋麻痺

関節拘縮

等

つまり、麻痺した上下肢等の痛みやむくみを和らげたり、筋肉や関節を柔らかくする等、医療として行うマッサージに限るんだよ

そして施術には、医療上マッサージが必要と認める医師の同意書がいるんだよ

[ポイント②]

在宅マッサージの施術に同意します

医師

同意書

第1章　在宅マッサージって何？

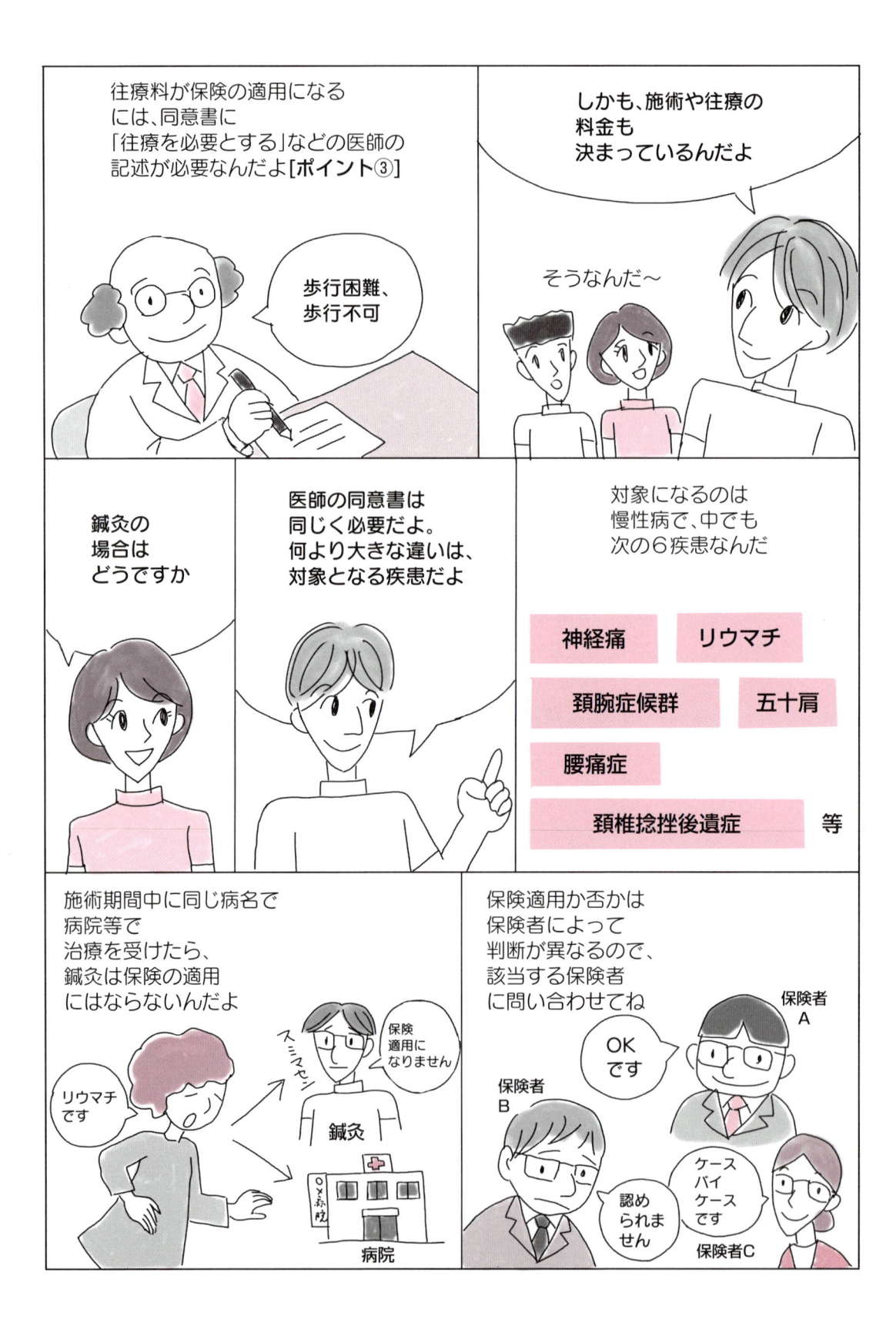

往療料が保険の適用になるには、同意書に「往療を必要とする」などの医師の記述が必要なんだよ[ポイント③]

歩行困難、歩行不可

しかも、施術や往療の料金も決まっているんだよ

そうなんだ〜

鍼灸の場合はどうですか

医師の同意書は同じく必要だよ。何より大きな違いは、対象となる疾患だよ

対象になるのは慢性病で、中でも次の6疾患なんだ

- 神経痛
- リウマチ
- 頚腕症候群
- 五十肩
- 腰痛症
- 頚椎捻挫後遺症 等

施術期間中に同じ病名で病院等で治療を受けたら、鍼灸は保険の適用にはならないんだよ

リウマチです

スミマセン 保険適用になりません

鍼灸

病院

保険適用か否かは保険者によって判断が異なるので、該当する保険者に問い合わせてね

保険者A OKです
保険者B 認められません
保険者C ケースバイケースです

療養費の算出方法は？

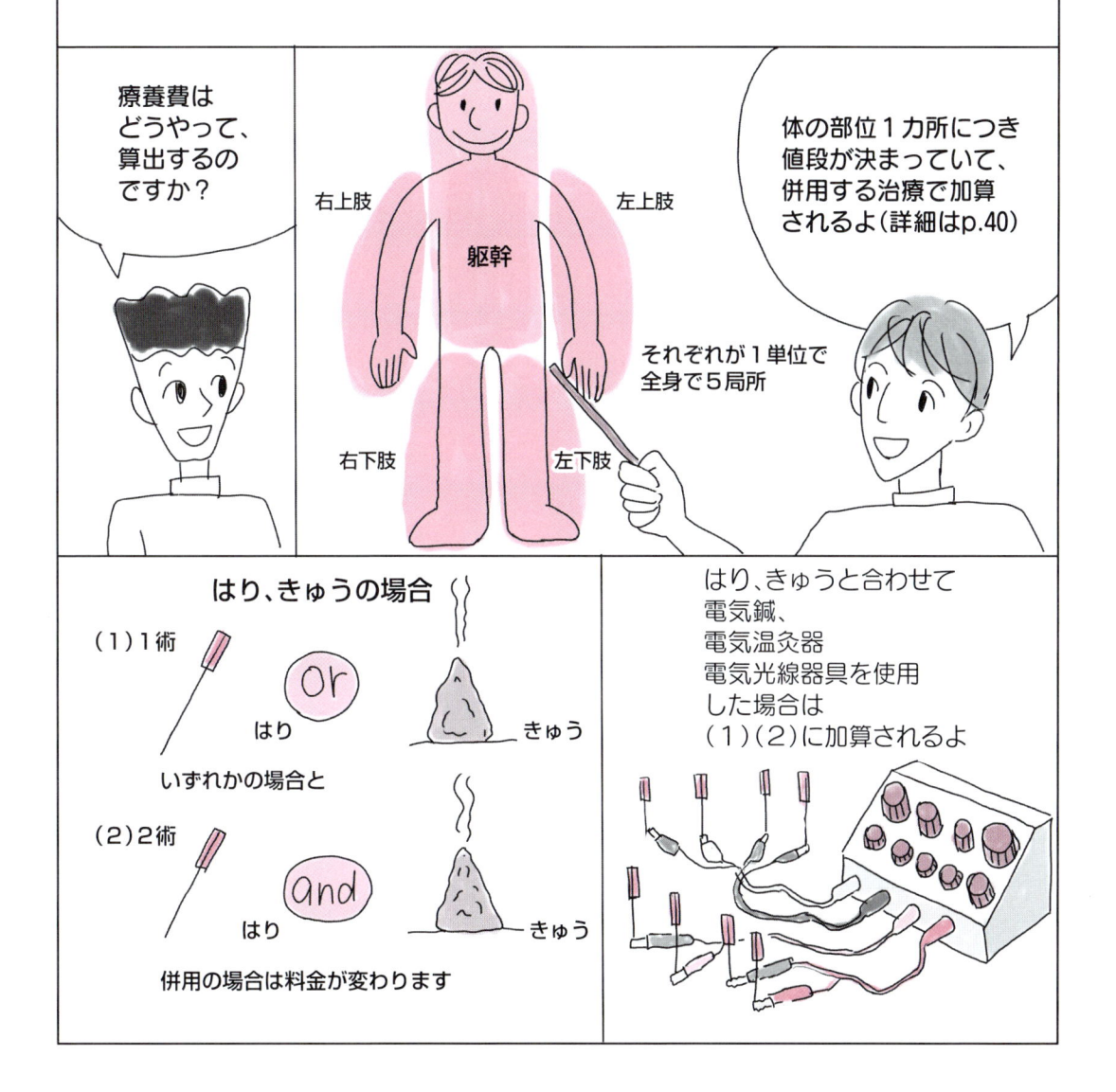

療養費はどうやって、算出するのですか？

体の部位1カ所につき値段が決まっていて、併用する治療で加算されるよ（詳細はp.40）

右上肢　左上肢
躯幹
右下肢　左下肢

それぞれが1単位で全身で5局所

はり、きゅうの場合

(1) 1術
はり or きゅう
いずれかの場合と

(2) 2術
はり and きゅう
併用の場合は料金が変わります

はり、きゅうと合わせて電気鍼、電気温灸器、電気光線器具を使用した場合は(1)(2)に加算されるよ

第1章　在宅マッサージって何？

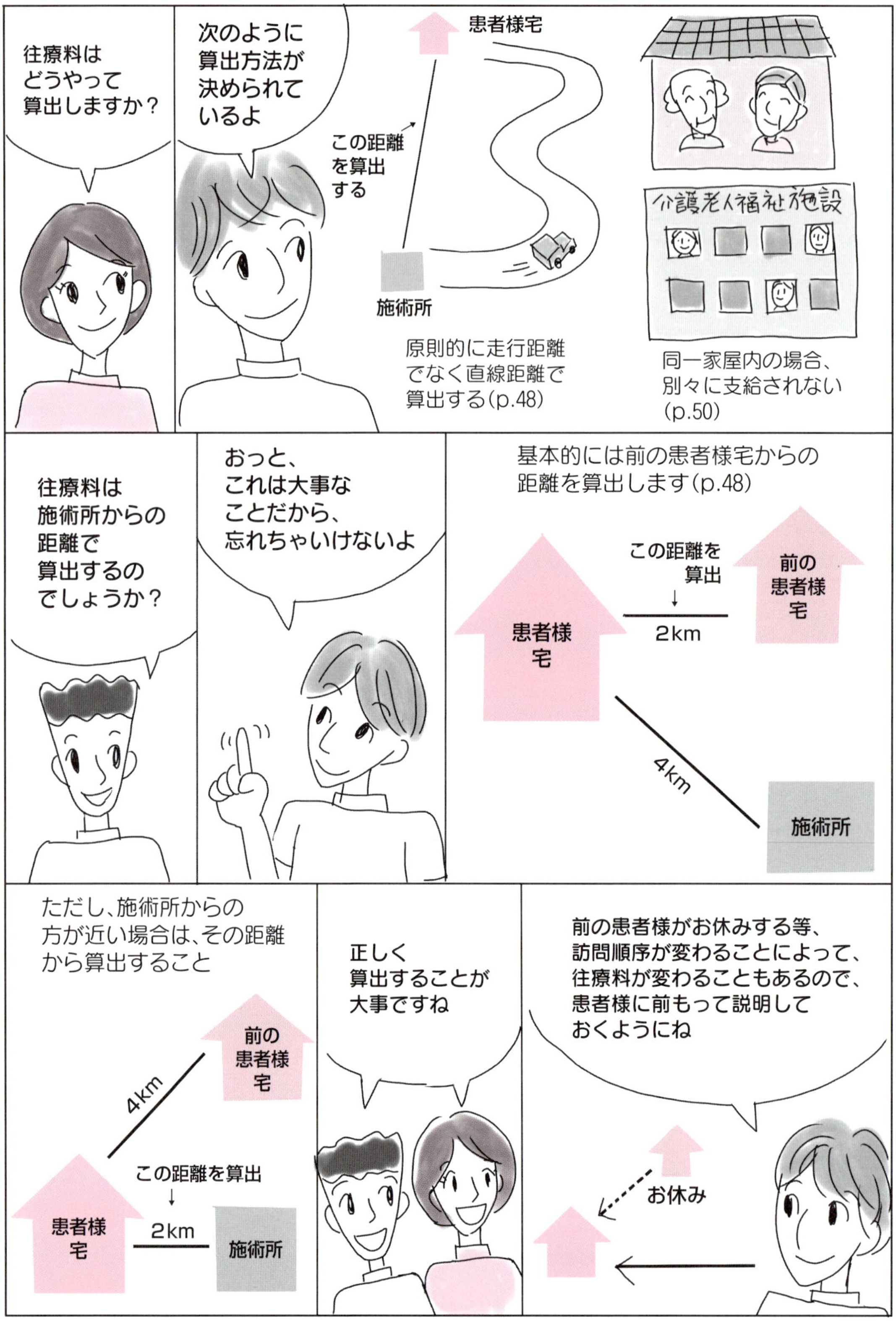
往療料は
どうやって
算出しますか？
次のように
算出方法が
決められて
いるよ
患者様宅
この距離
を算出
する
施術所
原則的に走行距離
でなく直線距離で
算出する（p.48）
介護老人福祉施設
同一家屋内の場合、
別々に支給されない
（p.50）
往療料は
施術所からの
距離で
算出するの
でしょうか？
おっと、
これは大事な
ことだから、
忘れちゃいけないよ
基本的には前の患者様宅からの
距離を算出します（p.48）
この距離を
算出
2km
前の
患者様
宅
患者様
宅
4km
施術所
ただし、施術所からの
方が近い場合は、その距離
から算出すること
前の
患者様
宅
4km
この距離を算出
患者様
宅
2km
施術所
正しく
算出することが
大事ですね
前の患者様がお休みする等、
訪問順序が変わることによって、
往療料が変わることもあるので、
患者様に前もって説明して
おくようにね
お休み

4 マッサージ、はり、きゅうが療養費の支給対象になるには

マッサージやはり、きゅうが療養費の支給対象になるためには、様々な条件があります。その条件とは、どんなものでしょうか。

マッサージが療養費の支給対象になるのはこんな時

　私達が行っている在宅マッサージは公的医療保険が適用されますが、前述したようにいくつかの条件が揃わなければなりません。

　『療養費の支給基準』*では、「療養費の支給対象となる適応症は、一律にその診断名によることなく筋麻痺・関節拘縮等であって、医療上マッサージを必要とする症例について支給対象とされるものであること」とされています。つまり、療養費でマッサージを受けるためには、どんな病名がついているかではなく、筋麻痺・関節拘縮等の症状があることが条件なのです。

　そして、医療行為として認められるためには、主治医に、その病気の治療のためにマッサージが必要であると認めてもらい、それを証明する同意書を発行してもらわなければなりません。患者が療養費を請求する時は、支給申請書に医師の同意書を添付して、加入している保険者に提出する必要があります。

はり、きゅうが療養費の支給対象になるのはこんな時

　はり、きゅうが療養費の支給対象となるのは、「慢性病であって、医師による適当な治療手段がないもの」とされています。

　はり、きゅうの場合、治療期間中に同じ病名で保険医療機関で治療を受けると、療養費は支給されません。保険医療機関で治療を受けても効果が得られなかった疾患や、今までの医療機関での治療の経過を見て、治療効果があらわれていないと判断された場合等に、療養費が支給されます。

　基本的に、医師の同意書によって「神経痛、リウマチ、頚腕症候群、五十肩、

＊療養費の支給基準

　『療養費の支給基準』（社会保険研究所）は、支給額や支給申請の仕方、支給対象等、療養費の支給に関しての一定の基準を示した小冊子です。1964年（昭和39年）に初版が発行され、近年はほぼ毎年改版されています。

腰痛症、頚椎捻挫後遺症等」の6疾患であることが確認できれば、要件をみたしているものとされ、支給対象として支給されているようです。

往療料のみ、同意書に記載がなくても、鍼灸師の判断によって療養費として申請できます。ただし、療養費の支給申請書の「摘要」欄等に、往療日及び往療を必要とした理由を記入しておかなければなりません。

在宅マッサージの療養費の額

在宅マッサージの療養費は、頭から尾頭までの躯幹・右上肢・左上肢・右下肢・左下肢をそれぞれ1単位として支給することとされています（P.37）。

温罨法や、電気光熱器具を使ったときの加算、往療料も認められています。

ただ、往療料は、医師の同意書の中に「往療を必要とする」等の記述があったときに、支給が認められます。

あん摩マッサージ指圧師が行う施術についての療養費の額は、表1-3〜1-5

表1-3　マッサージの療養費

マッサージを行った場合	1局所につき275円
温罨法を併施した場合	1回につき80円加算 温罨法と併せて、電気光線器具を使用した場合は110円
変形徒手矯正術を行った場合	1肢につき565円
往療料	1,800円（2kmまで） 注1　往療距離が片道2kmを超えて8kmまでは、2kmまたはその端数を増すごとに所定金額に800円を加算する。片道8kmから片道16kmについては、一律2400円を加算する。 注2　片道16kmを超える場合の往療料は、往療を必要とする絶対的な理由がある場合以外は認められない。

表1-4　はり、きゅうの療養費（※往療料は表1-3と同）

①1術（はり、またはきゅうのいずれか一方）の場合	初検料1,610円 施術料1,270円
②2術（はり、きゅう併用）の場合	初検料1,660円 施術料1,510円
はり、きゅうと併せて電気針、または電気温灸器および電気光線器具を使用した場合	1回の施術につき30円加算

表1-5　マッサージ料金と往療料の早見表

部位数 往療料金	1部位 275円	2部位 550円	3部位 825円	4部位 1,100円	5部位 1,375円	5部位（全身） 医療費の自己負担額	
～2km　1,800円	2,075円	2,350円	2,625円	2,900円	3,175円	1割	318円
						2割	635円
						3割	953円
～4km　2,600円	2,875円	3,150円	3,425円	3,700円	3,975円	1割	398円
						2割	795円
						3割	1,193円
～6km　3,400円	3,675円	3,950円	4,225円	4,500円	4,775円	1割	478円
						2割	955円
						3割	1,433円
～16km　4,200円	4,475円	4,750円	5,025円	5,300円	5,575円	1割	558円
						2割	1,115円
						3割	1,673円

の基準で決められています（平成26年4月1日施行）。

これも重要！ 療養費 Q&A

※療養費の支給を判断するのは保険者ですから、詳細は保険者に問い合わせてください。

Q 療養費の支給によるマッサージの中で、実際に申請が行われている症状は、何が多いですか？

A 療養費の支給対象になっている症状は、麻痺が主です。中でも脳出血などの後遺症として起こる片麻痺（半身麻痺、半身不随）が最も多く見られます。

次に多いのは麻痺や関節拘縮以外の保険者が認めたその他の疾患、その次に多いのが関節拘縮、以下、筋麻痺、片麻痺・筋麻痺以外のその他の麻痺と続き、神経痛や痛風も少なくないようです。

Q 骨折の手術や、その他の骨・関節の手術後に関節運動が障害されたときのマッサージには、支給されているのでしょうか？

A このような場合も、比較的長期間にわたるマッサージを必要とする場合が多く、マッサージは支給対象としておおむね承認されているようです。なお、脱臼または骨折に施術するマッサージは、医師の同意書によって取り扱うこととされています。

Q 関節リウマチに関してはどうでしょうか？

A 関節拘縮などのある在宅患者の場合は、支給対象として差し支えないものと考えられるようです。

Q はじめての患者から「1回いくらですか？」と聞かれました。どのようにご説明すればよいでしょうか？

A 毎回同じ金額にならない場合があることを、あらかじめお伝えしておくことが大切です。具体的には、施術料は部位数によって変動し、往療料は往療距離によって変動する可能性がある点です。同意書で部位数がわかっており、往療ルートがある程度わかっていれば、早見表を使用して、幅を持たせて説明した方がよいでしょう。

Q 「週何回くらい受けた方がよいですか？」という質問がよくありますが、的確な答え方があれば教えてください。

A ひとえに在宅で療養している患者と言っても、疾患や症状は様々です。特に、高齢の患者の場合は、体の状態の個人差が大きいと言えます。画一的に2回、3回と回答するよりも、「患者様の状態や刺激に対する感受性を考えて検討します」という答えがよいのではないでしょうか。

Q 事務手続きについてわかりやすい説明の仕方がないでしょうか？

A 難しく細かい説明をしても、かえって混乱されるかもしれません。大きな流れは、**同意書の依頼・受取→施術スタート→療養費支給申請書への署名と捺印→施術料の支払い・領収書お渡し→口頭同意の依頼**になります。同意書や療養費支給申請書等の書類のサンプルを見てもらいながら説明すると、理解してもらいやすいでしょう。

☑ check！

「変形徒手矯正術」って何？

　変形徒手矯正術という言葉は『療養費の支給基準』に出てくる言葉ですが、何を指すのか現場ではあいまいになっています。

　マッサージ技術の中で変形徒手矯正術に該当する手技を探してみると、基本手技の1つに運動法（関節運動）があり、その中にある自動運動、自動介助運動、他動運動、抵抗運動、伸張運動、矯正などが該当すると考えられ、特に、伸張運動と矯正が狭義の変形徒手矯正術と考えられます。

伸張運動……ストレッチと似た動きをする運動で、関節が硬くなったところを引き伸ばすための矯正運動です。筋肉の緊張を柔らげたり、関節の拘縮を取り去ったり、関節可動域を広げる働きがあります。伸張運動には、施術者の手だけで行うもの（徒手）と器具を使って行うものとがありますが、徒手の場合に「変形徒手矯正術」といわれています。

矯　　正……関節拘縮等によって関節可動域が病的に制限されている時、その可動域を超えて行うものです。こちらも手だけで行うものと、器具を使って行うものとがあり、手だけで行うものが「変形徒手矯正術」に該当します。

その他の、自動運動、自動介助運動、他動運動、抵抗運動は、広義の「変形徒手矯正術」と考えられます。

　あん摩の基本手技の「運動法」や、指圧の基本手技の「運動操作」にも、他動運動を主体として構成される関節可動域訓練のような手技があって、広義の「変形徒手矯正術」と理解されます。

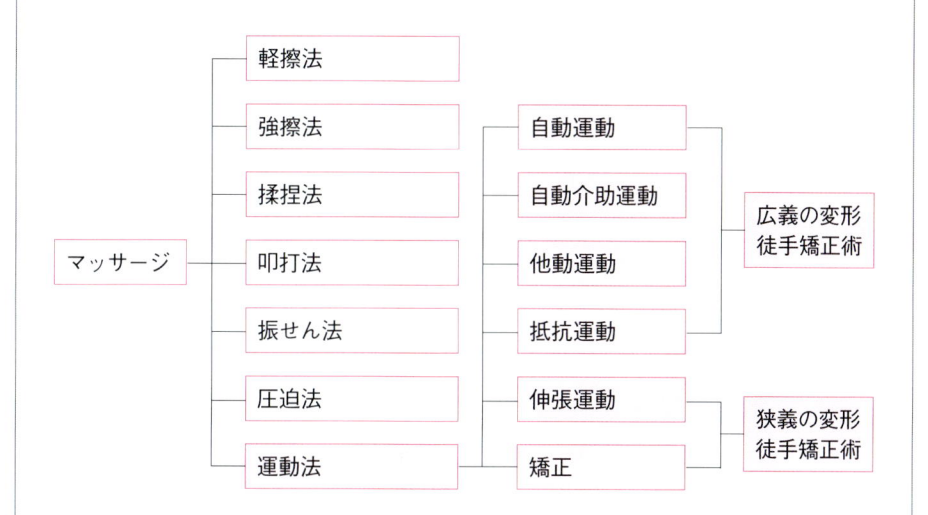

```
                  ┌─ 軽擦法
                  ├─ 強擦法
                  ├─ 揉捏法              ┌─ 自動運動    ┐
  マッサージ ─────┤                      ├─ 自動介助運動 ├─ 広義の変形
                  ├─ 叩打法              ├─ 他動運動    │   徒手矯正術
                  ├─ 振せん法            ├─ 抵抗運動    ┘
                  ├─ 圧迫法              ├─ 伸張運動    ┐
                  └─ 運動法              └─ 矯正        ┴─ 狭義の変形
                                                            徒手矯正術
```

　在宅マッサージでは、筋麻痺や関節拘縮等の患者を施術するため、養成機関で学んできたマッサージや、それまで勤務していた一般の治療院等のマッサージとは違った手技を用いる場合があります。関節拘縮の患者に対して使われる変形徒手矯正術もその１つです。養成機関のカリキュラムでは十分習得できない場合があるので、職場で経験を積む必要がありますが、自分の技術として身につけておくと、在宅マッサージへの道が大きく開かれると思います。

　この本では、よく使われる基本的な手技を紹介しています（p.99～）。

5 療養費の支給に欠かせない医師の同意書

公的医療保険を使って在宅マッサージを受けるには、医師の同意書が必要です。同意書の有効期間等は、どう決められているのでしょうか。

■施術内容は医師の同意書に沿って

在宅マッサージは公的医療保険を使って行う行為ですから、治療にマッサージが必要であることを医師が同意している、という同意書の添付が必要です。

同意書は、医師が患者を診察した際の医学的所見や症状の経過等から判断して発行されますから、施術者はよく同意書の内容を吟味することが大切です。

実際の施術では、「頸椎のマッサージはやらないほうがよい」という医師の診断なのに、「頸もマッサージしてほしい」と頼まれる等、医師の同意を得ていない部位を施術してほしいという要望が出ることもあります。

医師は医学的リスクを考えて、施術する部位を制限しています。患者からこのような要望が出た場合は、自己判断で施術しないで、必ず同意書を書いた医師に問い合わせてください。

■医師の同意書はいつまで有効？

医師の同意書や診断書は、1カ月ごとの療養費の支給申請のたびに添付することを原則としています。ただ、療養費の支給が可能とされる期間内に2回目以降の請求をするときは、その添付を省略して差し支えないとされています。

初めてのマッサージ施術（初療）の日から3カ月（初療の日が月の15日以前の場合は当該月の翌々月の末日、初療の日が16日以降なら当該月の3カ月後の末日）を経過した時点で、患者がさらにマッサージを受けたい場合、医師の同意が必要になります。

1日 〜 15日	16日 〜 月末
当該月の2カ月後の末日	当該月の3カ月後の末日

2回目以降、医師の「同意」を得るには

　実際に医師の同意を得ていれば、3カ月経過時点では医師の同意書を添付しないでよいケースもあります。つまり書面ではなく、口頭等による同意を、保険者によっては認めている場合もあるということです。

　この場合、支給申請書には、同意をした医師の住所、氏名、同意年月日、病名、そして要加療期間の指示があれば、その期間を付記しなければなりません。

　具体的には、患者が受診する際に口頭で、「マッサージを続けてよいかどうか」を医師に確認し、その日付と医師の氏名等を支給申請書の該当欄に記入します。

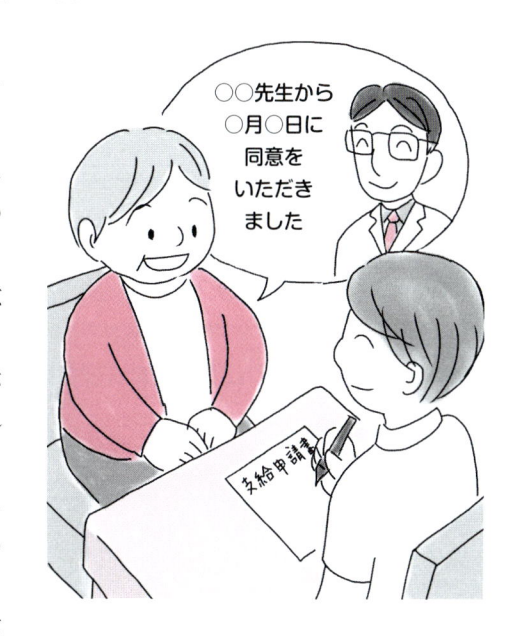

　ただし、変形徒手矯正術を1カ月以上行う場合は、1カ月ごとに医師の同意書を添付しなければなりません。

「同意の期限」の管理が重要

　医師から同意をもらっている期限を過ぎているのに施術を行った場合には、当然ながら療養費は支給されません。ですから、1人1人の患者の「同意の期限」を把握することが重要です。

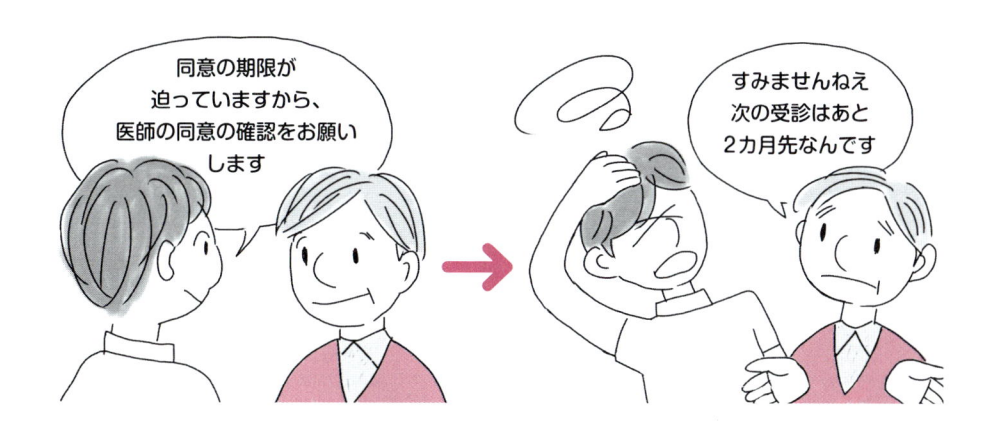

医師の同意は、患者に確認してもらうのが原則ですから、マッサージ師が患者に同意の期限をお伝えして、確認を促さなければなりません。
　患者によっては受診の間隔が2～3カ月ごとの人もいますから、同意の期限が迫っているのに次に受診するのは3カ月後、ということも起こり得ます。患者が次にいつ受診するかを必ず把握しておきましょう。

これも重要！ 同意書 Q&A

Q 脳梗塞後の筋麻痺の治療として、在宅マッサージを受けたい患者がいます。同意書を発行してもらう医師は、脳梗塞の治療をした医師でないといけないでしょうか？

A 　患者がマッサージで治療したい症状（筋麻痺や関節拘縮等）のもとになっている病気の治療にかかわっている医師に、同意書を発行してもらうのが原則です。ただし、やむをえない理由で該当する医師の同意がもらえない場合は、この限りではないとされています。

Q 診断書で同意書の代わりができることもありますか？

A 　医師の同意書がなくても、病名や症状（主訴を含む）、発病年月日が明記され、患者が加入する保険組合等が療養費の支給が適当かどうかの判断ができる診断書があれば、同意書に代えても差し支えないとされています。
　ただ、脱臼、骨折に施術するマッサージや、変形徒手矯正術の場合は、医師の同意書が必要です。

Q 施術者が患者に代わって医師の同意を確認したときは、どうすればよいのでしょうか？

A 　施術者が患者に代わって医師の同意を確認した場合は、同意をした医師の住所・氏名・同意年月日・病名・要加療期間の指示などを施術録等に記録してください。療養費支給申請書の同意記録欄は、施術者が記入する取扱いとされています。

図1-3
参考：同意書と診断書

同意書 （マッサージ療養費用）

患者	住　所	
	氏　名	
	生年月日	明・大・昭・平　　年　　月　　日

傷病名	
発病年月日	昭・平　　年　　月　　日
症　状	1. 筋麻痺　2. 関節拘縮　3. その他（　　　　）
施術の種類	1. マッサージ　2. 変形徒手矯正術
施術部位	1. 躯幹　2. 右上肢　3. 左上肢　4. 右下肢　5. 左下肢
往　療	1. 必要とする　2. 必要としない

　上記の者については，頭書の疾病により療養のための医療上のマッサージが必要と認め，マッサージの施術に同意する。

　　平　成　　　年　　　月　　　日
　　　保険医療機関名
　　　所　在　地
　　　保険医氏名　　　　　　　㊞

診断書 （マッサージ療養費用）

患者	住　所	
	氏　名	
	生年月日	明・大・昭・平　　年　　月　　日

傷病名	
発病年月日	昭・平　　年　　月　　日
症　状（主訴を含む。）	1. 筋麻痺　2. 関節拘縮　3. その他（　　　　　　　　）

　　平　成　　　年　　　月　　　日
　　　保険医療機関名
　　　所　在　地
　　　保険医氏名　　　　　　　㊞

社会保険研究所．療養費の支給基準 平成22年度版．2010より許可を得て転載

6 在宅マッサージには欠かせない「往療料」の知識

筋麻痺や関節拘縮等のある患者は歩行が不自由で、往療が必要なことが多いものです。在宅マッサージでは、医師が同意書で「往療を必要とする」と認めた場合、往療料も保険適用になります。

▎往療料の支給が認められるのはこんな時

　往療料は、歩行困難等、真に安静を必要とするやむを得ない理由のために、通所して治療を受けることが困難な場合、保険適用となります。患者の求めに応じて患者宅に赴いて、施術を行った場合に、保険者から支給されることになっています（料金表はp.40）。

　往療料は、治療上真に必要があると認められた場合に支給されるものであり、これによらず、定期的もしくは計画的に患者宅に赴いて施術を行った場合には、支給されません。

　往療料の支給を受ける時は、施術の同意を行った医師の往療に関する同意が必要です。ただ、同意を求められないやむを得ない理由がある場合は、この限りではないとされています。

　施術所から患者宅までの直線距離が片道16 kmを超えるケースでは、施術所からの往療を必要とする絶対的な理由がある場合に認められることもあります。

　しかし、絶対的な理由がなく16 kmを超える往療をした場合は、往療料の支給は認められません。しかも、この場合の往療料は16 kmを超えた分だけでなく、全額が認められないことになっています。

これも重要！ 往療料の支給 Q&A

Q 往療料はどのようにして算出するのでしょうか？

A 1番目の患者以外は、施術所からではなく、前の患者宅からの直線距離で算出してください。必ず、患者宅への最短距離で計算します。

2戸以上の患者宅を往療する場合、施術所から患者Ｂさん宅への距離よりも前に訪問した患者Ａさん宅の方がＢさん宅に近い場合（図1-4①）は、Ａさん宅からＢさん宅への距離を算出します。施術所の方がＢさん宅に近ければ、施術所からＢさん宅への距離を算出します（図1-4②）。原則として、走行距離ではなく地図上の直線距離で算定します。
　また、その日の訪問順序によって往療料が変わることもきちんと説明しておきましょう。

① Ｂさん宅が、施術所よりも、前に訪問したＡさん宅の方に近い場合
　Ａさん宅からＢさん宅への距離（2km）で算出する

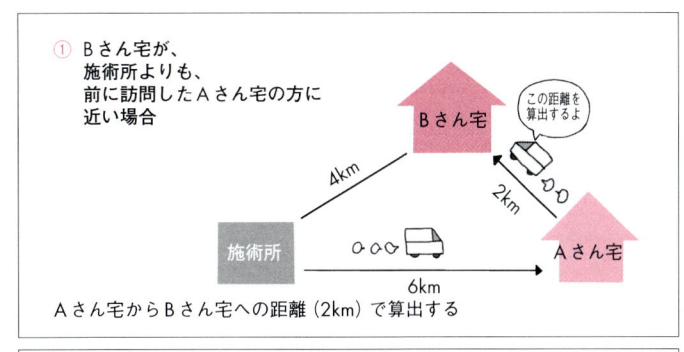

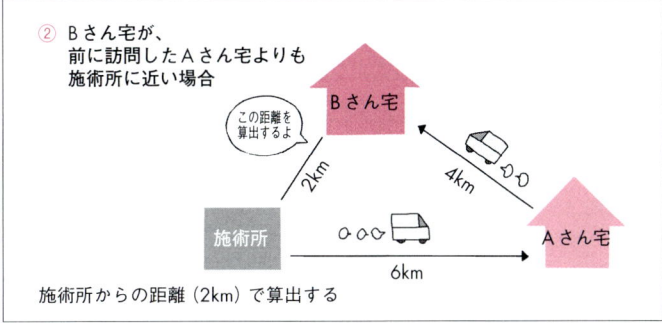

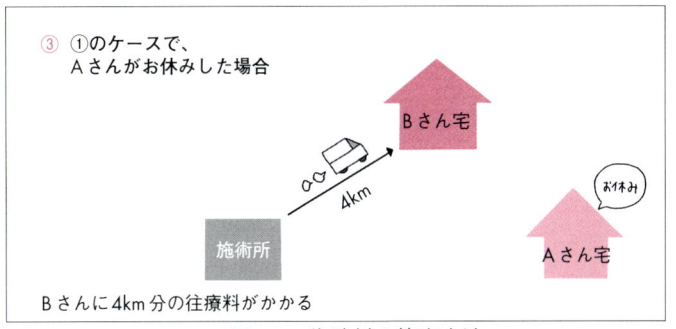

② Ｂさん宅が、前に訪問したＡさん宅よりも施術所に近い場合
　施術所からの距離（2km）で算出する

③ ①のケースで、Ａさんがお休みした場合
　Ｂさんに4km分の往療料がかかる

図1-4　往診料の算出方法

Q 同じ世帯のご夫婦が一度に施術を受ける場合は2人分の往療料を請求するのでしょうか？ また、介護老人福祉施設に入居している複数の患者に関してはどうでしょうか？

A 同一家屋に住んでいるご夫婦や、同一家屋内の介護老人福祉施設等に住んでいる複数の患者に施術する時は、往療料は別々には支給されないことになっています。

☑ check!

障害者の医療費助成制度

障害者医療費受給者証を持っている患者の場合は、療養費の自己負担額に助成が出ることがあります。ただ、助成の内容や方法は、市区町村によって異なります。施術所を開設した市区町村に、障害の医療費助成制度があるか、何級までが助成の対象になるのか等を、確認することが必要です。

生活保護を受けている患者の場合

生活保護を受けている患者に施術する場合は、施術所の開設時に「指定医療機関」として登録し、施術者登録をしていなければなりません。

そして、市区町村の福祉事務所の生活保護担当窓口に行って、患者の担当のケースワーカーに「給付要否意見書」という書類を交付してもらい、さらに患者の主治医の同意書をもらいます。患者から担当ケースワーカーに訪問マッサージを受けたいということを相談してもらい、用紙を交付してもらいます。ケアマネジャーが間に入ることもあります。

主治医の同意が得られたら、3カ月ごとに「医療券」というものが発行されますから、それを福祉事務所の所長に提出します。

詳しくは、地域の福祉事務所の生活保護担当窓口に問い合わせてください。

7 おさえておきたい施術録の記載事項と注意点

施術録は、患者情報や施術内容などを記録したものです。
施術録は施術完結の日から5年間保管しましょう。

施術録の記載と保管

　施術録は、施術者が患者に行った施術内容を記載するものです。
　療養費の円滑な運用のためには、施術者が行った施術の内容について確認する必要が出てくる場合もあります。
　公益社団法人日本鍼灸師会、公益社団法人全日本鍼灸マッサージ師会、公益社団法人日本あん摩マッサージ指圧師会、社会福祉法人日本盲人会連合の会員である施術者には、当該法人から、

○ 別紙（本書では省略）のような施術録（実際の内容は下記の通り）を整備すること
○ 保険者等から施術録の提示や閲覧等を求められた場合は、すみやかに応じること
○ 施術録を施術完結の日から5年間保管すること

等が指導されていますから、参考にしてください。
　施術録の記載事項には次のものがあります。

(1) 受給資格の確認
　　ア　保険等の種類
　　　　①健康保険（協・組・日）　②船員保険　③国民健康保険（退）　④共済組合　⑤後期高齢者医療　⑥その他
　　イ　被保険者証等
　　　　①記号・番号　②氏名　③住所・電話番号　④資格取得年月日　⑤有効期限　⑥保険者・事業所名称および所在地　⑦保険者番号等
　　ウ　公費負担
　　　　①公費負担者番号　②公費負担の受給者番号
　　エ　施術を受ける者
　　　　①氏名　②性別　③生年月日　④続柄　⑤住所
　　◎月初めに適宜、保険証を確認する等、必要な措置を講ずること。
(2) 同意した医師の住所・氏名と同意年月日および再同意した医師の住所・氏

名と再同意年月日
(3) 同意疾病名
(4) 初療年月日、施術終了年月日
(5) 転帰欄には、治癒・中止・転医の別を記載すること。
(6) 施術回数
(7) 施術の内容、経過等
　　施術月日、施術の内容、経過等を具体的に順序よく記載すること。
(8) 施術明細
　　①往療料　km、　その他
　　②マッサージ局所数、温罨法、電気光線器具、変形徒手矯正術数（はり、きゅうの場合は、「はり、きゅう、電気鍼または電灸器および電気光線器具」）
　　③上記について施術後その都度、必要事項および金額を記入すること。
　　④施術所見を記入すること。

　施術録へは患者の個人情報を記載しますので、その漏洩には十分注意してください。

練習問題

空欄に言葉を入れていきましょう（『療養費の支給基準　平成22年度版』より）。

療養費の支給対象

　療養費の支給対象となる適応症は、一律にその（①　　　　　　　　）によることなく（②　　　　　　　　）（③　　　　　　　　）等であって、医療上マッサージを必要とする症例について支給対象とされるものであること。
　療養費の支給の対象と認められるマッサージは、（④　　　　　　　　）（⑤　　　　　　　　）に代表されるように、麻痺の緩解措置としての手技、あるいは（⑥　　　　　　　　）や（⑦　　　　　　　　）が起こっているところに、その制限されている関節可動域の拡大と筋力増強を促し、症状の改善を目的とする（⑧　　　　　　　　）マッサージである。本来であれば、保険医療機関において、専門のスタッフによる理学療法の一環として行われる医療マッサージが療養費の支給対象となる。したがって、単に（⑨　　　　　　　　）や（⑩　　　　　　　　）を目的としたものや、（⑪　　　　　　　　）のマッサージ等が支給対象にならないことは、いうまでもない。

※解答は p.54 の下段

☑ check!

在宅マッサージ師がおさえておきたい介護保険の知識

○介護保険制度の仕組み

　病気等で介護が必要になっても、できる限り自立した生活を送りたいということは、多くの人に共通する願いです。介護保険制度は、介護を必要とする状態になっても自立した生活ができるように、高齢者の介護を国民みんなで支える制度です。

　現在介護が必要な人だけでなく、将来介護が必要になりそうな人に対しても、「介護予防」を通じて支援します。

　介護保険制度の運営の主体は市区町村で、40歳以上の国民が納める介護保険料と税金によって運営されています。

○介護保険のサービスを受けられる人

　サービスが受けられるのは、65歳以上の介護を必要とする人と、40～64歳の特定疾病*によって介護が必要と認められた人です。

65歳以上（第1号被保険者）	40～64歳（第2号被保険者）
○全員に被保険者証が交付される。 ○寝たきりや認知症などで常に介護を必要とする状態（要介護状態）や、常時の介護までは必要ないけれど、身支度など日常生活に支援が必要な状態（要支援状態）になった時、サービスが受けられる。 ○保険料は、年金から天引き等で徴収される。	○要介護認定を受けた人に、被保険者証が交付される。 ○老化が原因とされる病気（特定疾病）*によって、介護や支援が必要とされた場合にサービスを利用できる。 ○保険料は、医療保険の保険料と一括して徴収される。

＊特定疾病

- 筋萎縮性側索硬化症
- 後縦靱帯骨化症
- 骨折を伴う骨粗鬆症
- 多系統萎縮症
- 初老期における認知症（アルツハイマー病、脳血管性認知症等）
- 脊髄小脳変性症
- 脊柱管狭窄症
- 早老症（ウェルナー症候群）
- 糖尿病性神経障害、糖尿病性腎症、および糖尿病性網膜症
- 脳血管疾患
- パーキンソン病関連疾患
- 閉塞性動脈硬化症
- 関節リウマチ
- 慢性閉塞性肺疾患
- 両側の膝関節または股関節に著しい変形を伴う変形性関節症
- 末期がん

○介護保険でこんなサービスが受けられる

在宅サービスでは、ホームヘルパーや訪問看護師の家庭への訪問や、デイサービスセンター等への通所・施設への短期入所サービス、福祉用具の貸与や住宅改修費の支給等があります。施設サービスでは、介護老人福祉施設への入所があります。

要支援と要介護とでは、メニューが同じでも内容が異なります。要介護の人は、要介護度が重くなるのを防いで、生活機能の改善を図りながら、できるだけ自立した生活を送れるように支援するサービスを受けます。要支援の人は、生活機能の低下を防ぐために、残された機能を活用するための介護予防中心のサービスを受けます。

○介護の認定は「要介護認定」で

介護を必要とするかどうかは、「要介護認定」で認定されます。

「要介護」と判定された人は「介護給付」、「要支援」と判定された人は「予防給付」が提供されます。「非該当」という判定の人にも、要介護・要支援になるおそれがあれば、介護予防のプログラム（特定高齢者介護予防事業）が提供され、年1回の健診などによって、要介護・要支援になるおそれがないかどうか定期的チェックが行われます。

この他、住み慣れた地域で安心して暮らし続けられるように、総合相談・支援や権利擁護も行われています。

---

p.52練習問題の解答
①診断名②筋麻痺③関節拘縮④筋麻痺⑤片麻痺⑥関節拘縮⑦筋萎縮⑧医療⑨疲労回復⑩慰安⑪疾病予防

在宅マッサージを経験された患者様、ご紹介します。

「在宅マッサージはどんな患者様が対象なの?」「私達の施術はどんなふうに役立つの?」という疑問をお持ちのみなさんに、在宅マッサージを利用している患者様をご紹介しましょう。

○パーキンソン病によって失われた能力が少しずつ戻ってきた
石川県のHさん(80歳・女性)の場合

Hさんのパーキンソン病が発症したのは1997年。最初は右手が震え始め、全身に虫が這っているような感じがしたり、難しい話をしていたら意識がふわっと遠くなったりするようになりました。手の震えが強くなって、食器も洗えなくなってしまいました。そんな時、ケアマネジャーから在宅マッサージを勧められました。

週に3回、1回20分のマッサージを始めました。開始後、半年ぐらい経ってから、日常生活の中でできなくなっていたことが、少しずつできるようになり、食器も洗えるようになりました。そして、「姿勢がよくなったね」と、人から言われるようになりました。

「以前に比べて嘘のように楽で、病気だということを忘れてしまうこともある」とHさんはうれしそうに話します。

○マッサージによって体が楽になり、麻痺した手にも力が入るようになった
石川県のTさん(96歳・女性)の場合

2000年に脳梗塞を発症し、左半身に麻痺が残りました。3カ月間のリハビリを終えて退院しましたが、自宅に戻ってからは寝ていることが多くなりました。

息子の妻が献身的に介護してくれましたが、気持ちが落ち込み、「このまま死んでしまえたらいいのに」と思うほどでした。両下肢の重だるさや痛みが増して、日常生活能力も衰えました。「もう、よくならない」と悲観して、パニック状態になったこともあります。そんな時、ケアマネジャーが、在宅マッサージを勧めてくれたそうです。

マッサージと筋力増強訓練を続けるうちに、麻痺のある左手にも少しずつ握力がついてきて、ベッドの手すりをつかんで寝返りをしたり、車椅子を手で動かしたりできるようになりました。車椅子で移動できる距離も、少しずつ伸びてきています。

「マッサージ後は足が浮くように軽くて、体がとても楽になって動きやすくなる。もっと早く知っていればよかった」とTさんは話します。

◯腰部脊柱管狭窄症の手術後の麻痺や安静による廃用症候群が
マッサージによって改善、元の明るい性格に戻った

三重県のMさん（72歳・男性）の場合

　Mさんは3年前に腰の痛みを取るために、腰部脊柱管狭窄症の手術を受けました。腰の痛みは治ったものの、下半身に感覚鈍麻やしびれ、足関節から下の運動麻痺などが残りました。下半身の感覚麻痺のためか、腎盂炎や湯たんぽによる低温やけどで入退院を繰り返しています。最後の入院ではベッドから動かなかったため、1人では寝返りも打てなくなり、医師に「このままでは寝たきりになる」と心配されていました。

　体に自由がきかないためにMさんは神経質になって、奥さんに無理を言ったり、お医者様には口をきかなくなったりしていました。

　退院後、ケアマネジャーの紹介で在宅マッサージを知りました。マッサージを続けていくうちに、みるみる元気を取り戻していきました。主治医の先生や看護師さんにも「元のMさんに戻ったね」とよく言われるそうです。

　そして、いつも「マッサージが来るのが待ち遠しい」と笑顔で迎えてくれます。在宅マッサージは、症状の改善を目的とする医療マッサージですが、患者様とのふれあいを通して、マッサージ師自身も多くの恵みを与えてもらっているのです。

◯麻痺のある手足のむくみが改善し、意欲的に毎日を過ごせるようになった

高知県のYさん（79歳・男性）の場合

　5年前に脳梗塞の発作を起こし、右半身麻痺と失語症が残ったYさん。突然体の自由がきかなくなり言葉まで失って、一時期は精神的に不安定になって、奥さんにあたりちらすことがしばしばでした。医療機関のリハビリに180日間の制限が設けられてから、訪問リハビリを受けていましたが、訓練が痛くてつらいために、やめてしまっていました。麻痺した手足はむくんで膨れ上がり、立ったり歩いたりすることにも不自由しました。

　1年前にケアマネジャーの紹介で、週に3回、在宅マッサージを受けるようになりました。最初は麻痺した方の手足を触られると痛むのではないかと怖がっていましたが、マッサージ師の「痛くないようにそっとマッサージしますから、今日だけマッサージさせてください。もし痛かったらもうやりませんから」という言葉に励まされ、安心して施術を受けられるようになりました。

　マッサージによって次第にむくみが引いてきて、固く握り締めていたこぶしも開けるようになり、握手ができるようになりました。

　痛みが引いてくると、次第に気持ちが和らいできて、奥さんにどならなくなりました。そして、生活も前向きになって、毎日、左手を使って字や絵を書いたりするようになりました。

いかがでしょうか。在宅マッサージが様々な病気を抱えている高齢者の症状を改善するだけでなく、生きがいを見つけたり、未来に希望を持ったりすることに役立っているのがわかっていただけたと思います。さらに、患者様とふれあうことによって、患者様も施術者も互いに励まされています。

　マッサージという仕事は、患者様のつらい症状を和らげて心と体を癒し、前向きに生きる希望を与えられるすばらしい仕事です。特に、在宅マッサージは、多くの高齢者に医療を提供する社会的にも重要な仕事です。そして、施術した多くの患者様から感謝をいただき、それによって「鍼灸マッサージ師になってよかった」と自信を持つことのできる仕事です。

　さらに、在宅マッサージは高齢社会を明るくするものでもあります。現在では、高齢者が高齢者を介護する「老々介護」が当たり前のようになっています。つらい症状がなくなることによって、患者様自身が人生に前向きになったり、患者様の日常生活動作（ADL）が向上して介護が楽になったりすることによって、患者様も家族も幸福になれるのです。

第1章の参考文献
1）社会保険研究所.療養費の支給基準　平成26年度版.
2）独立行政法人福祉医療機構.WAM NET.　http://www.wam.go.jp/

第2章 施術プログラムの組み立て方

施術プログラムを考える際のポイントは？

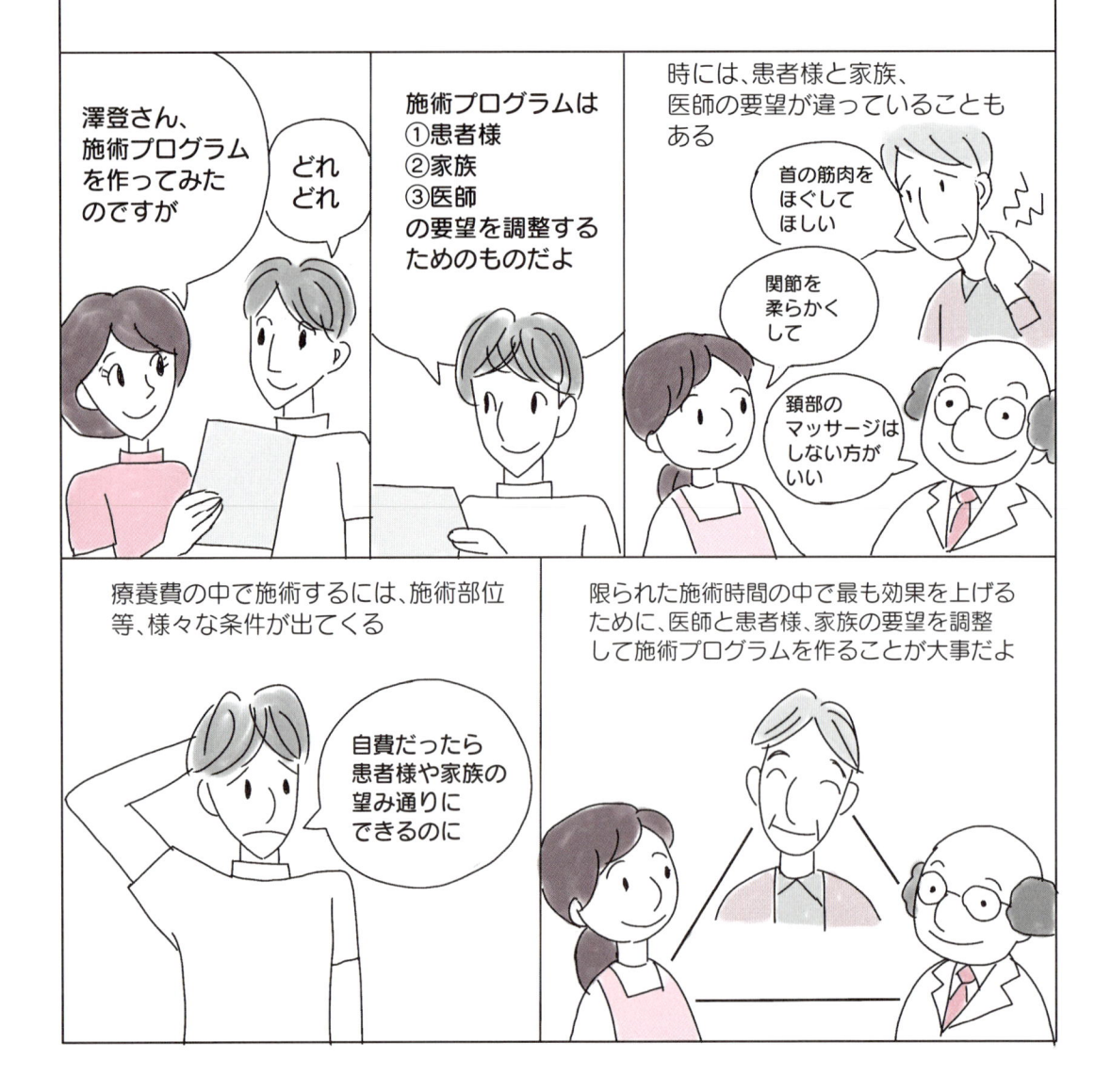

澤登さん、施術プログラムを作ってみたのですが

どれどれ

施術プログラムは
①患者様
②家族
③医師
の要望を調整するためのものだよ

時には、患者様と家族、医師の要望が違っていることもある

首の筋肉をほぐしてほしい

関節を柔らかくして

頚部のマッサージはしない方がいい

療養費の中で施術するには、施術部位等、様々な条件が出てくる

自費だったら患者様や家族の望み通りにできるのに

限られた施術時間の中で最も効果を上げるために、医師と患者様、家族の要望を調整して施術プログラムを作ることが大事だよ

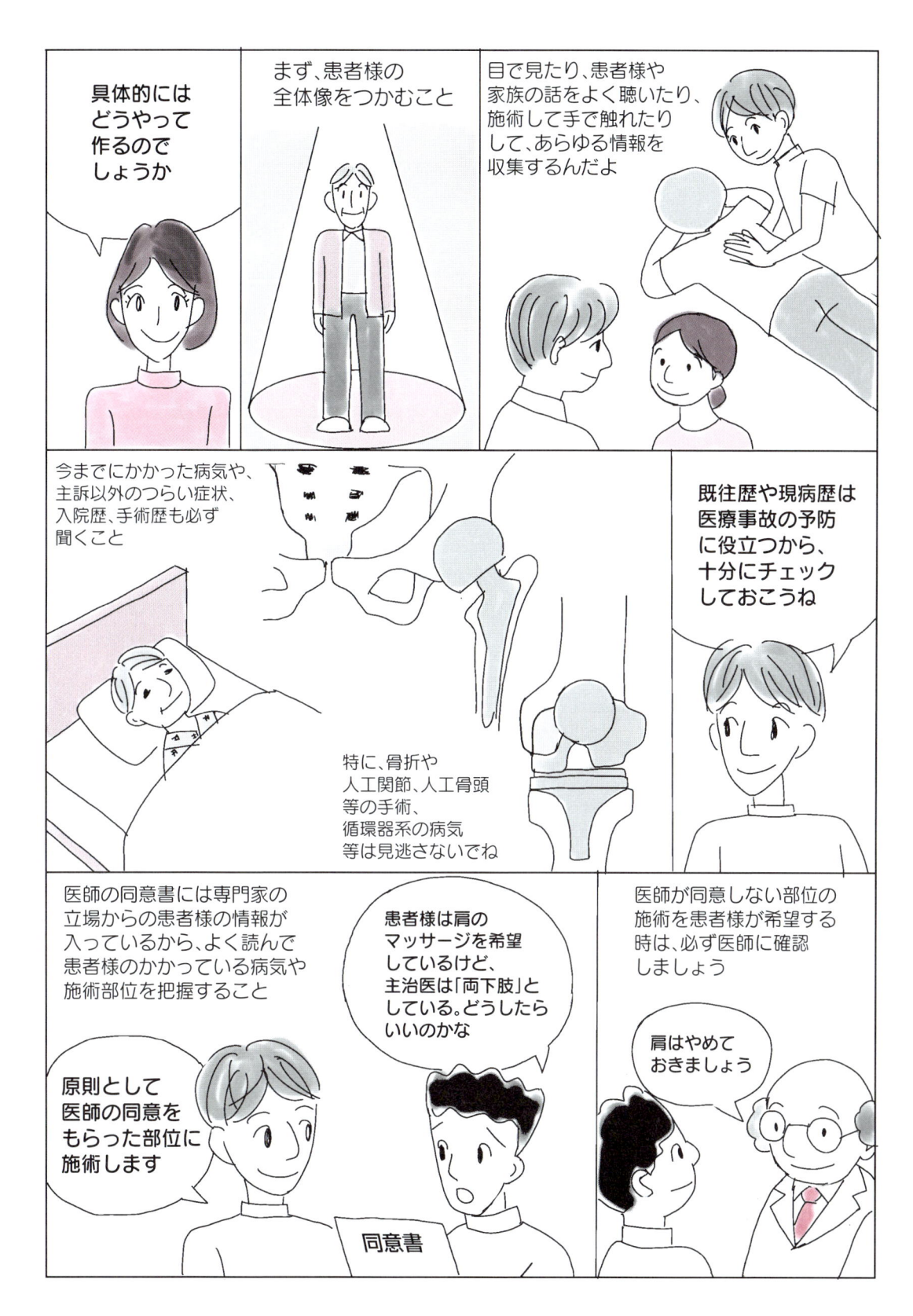

第2章 施術プログラムの組み立て方

- 具体的にはどうやって作るのでしょうか
- まず、患者様の全体像をつかむこと
- 目で見たり、患者様や家族の話をよく聴いたり、施術して手で触れたりして、あらゆる情報を収集するんだよ

- 今までにかかった病気や、主訴以外のつらい症状、入院歴、手術歴も必ず聞くこと
- 特に、骨折や人工関節、人工骨頭等の手術、循環器系の病気等は見逃さないでね
- 既往歴や現病歴は医療事故の予防に役立つから、十分にチェックしておこうね

- 医師の同意書には専門家の立場からの患者様の情報が入っているから、よく読んで患者様のかかっている病気や施術部位を把握すること
- 原則として医師の同意をもらった部位に施術します
- 患者様は肩のマッサージを希望しているけど、主治医は「両下肢」としている。どうしたらいいのかな
- 医師が同意しない部位の施術を患者様が希望する時は、必ず医師に確認しましょう
- 肩はやめておきましょう
- 同意書

1 施術プログラムを作り、実践へ

患者の主訴や既往歴、ライフスタイル等の情報を集め、さらに患者と家族、医師が在宅マッサージに対して何を望んでいるかをよく把握して、施術プログラムを組み立てていきましょう。

▍施術プログラムはどうして大切なのか

　まずはじめに施術プログラムを組み立てますが、そこで重要なことは、
○ 患者の求めていること
○ 医師の同意書の内容
○ 家族の要望
の3つを調整することです。

　家族は、「おむつ替えなどの介護がしやすいように関節がよく動くようにしてほしい」と考えているのに、本人は「筋肉の緊張をほぐしてほしい」と考えていたり、患者がマッサージしてほしい体の部位と、医師がマッサージしたらよいと考える部位が違っていたりすることもあります。

　実費で施術するなら、施術の内容や回数等を制限する必要はありませんが、療養費を適用して施術をするには、医師の同意書に書いている部位等、様々な条件が出てきます。

　限られた施術時間の中で最もよい効果を上げるためには、医師と患者、家族の要望を調整して施術内容を考えることが大切なのです。

▍具体的な施術プログラムの組み立て方

①患者の情報を収集する

　患者の性別、年齢、家族構成、職歴、現在の生活の仕方、マッサージ歴の有無等、全体像をつかむために、あらゆる方向から情報を収集しましょう。次のことも、患者や家族から聞き出したり、観察したり手で触れたりしながら把握します。

〔視診〕施術者の目で、次のようなことを観察します。
○ 体格・体質……顔色が紅潮しているか、青ざめているか、黄ばんでいるか、黒ずんでいるか等を観察したり、皮膚のつやや張り、乾燥、むくみ等を観察します。また全身を見て、やせているか太っているか、筋肉質か等を観察します。

- 姿勢、動作……体の状態を推測できます。
- 関節や筋肉の異常……目で診て、関節の変形や筋緊張部位等を把握します。

〔触診〕施術中や施術の前後等に、手で触れたりして観察します。
- 圧痛部位や、硬結部位、筋緊張部位等があるか。
- 熱感があったり、むくみがあったりしないか。

②患者や家族の主訴を把握する

　医師の同意書に書かれている病気の名前や、発病から現在に至るまでのいきさつ、現在症状はどんな経過をたどっているか（以前よりもよくなっているか、悪くなっているか。症状の出方が以前よりも強く出て、回数が多くなったか、それとも治まって回数が少なくなったか）等を聞き出します。

　患者や家族の話をよく聴いて、最もつらいと感じていることは何か、どんな治療をしてほしいと考えているのかを、よく把握します。主訴をきちんと把握することは、満足してもらえる施術をするために大切なことです。

　中には、現在の病歴とは違ったことを訴えたり、医師の同意が得られていない部位への施術を希望する人もいます。そういう時は自己判断で施術部位を変更しないで、必ず主治医の意見を聞いてから行います。

③既往歴を把握する

　今までにどんな病気にかかってきたのか、主訴以外につらいと思っている症状や病気はあるか等を聞き出します。肝炎等の感染症や、現在治療を受けていないが多少問題がある症状等も記録しておきます。

　入院歴や手術歴も必ず聞き出して書いておきましょう。特に、大腿骨頚部、股関節、膝関節等の骨折や手術歴は重要です。人工関節の手術を受けている場合、知らないで施術していると医療事故につながることもありますから、要注意です。

　既往歴を把握しておくことは、施術していくうちに起こりうる危険を回避することにもなります。

　さしつかえなければ、家族歴（家族がどんな病気にかかったことがあるか、または現在かかっているか）も聞けると、さらによいでしょう。

④同意書に書いてある疾患について理解する

　どんな病気にかかっているか、医学的にどこの部位をマッサージすればよいのかを、医師の同意書で確認しましょう。同意書を確認の上で、患者の納得を得て、施術部位を決定します。

　原則として、医師の同意をもらった部位に施術します。

評価から施術までの流れ

　施術方針にしたがって施術を始める前に、患者を評価し、そこから問題点を抽出し、課題を設定し、そして施術内容を決めていくという作業を行います。

そのプロセスを見ていきましょう。

1）患者を評価する

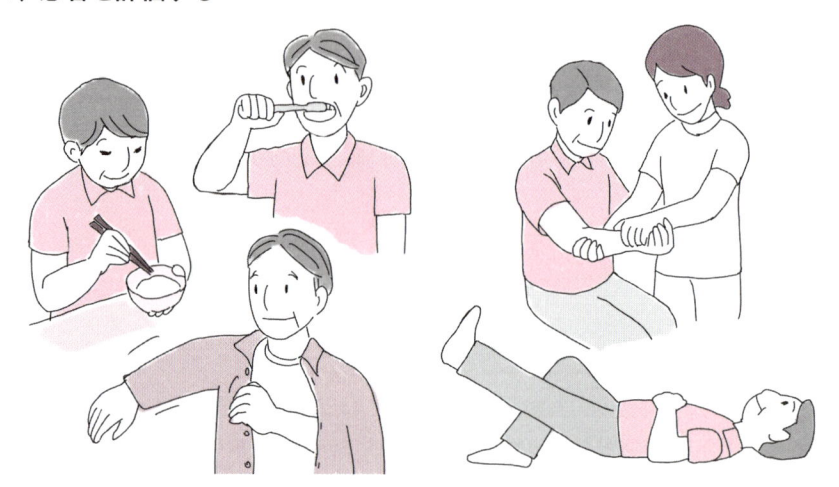

ADL（日常生活動作）の評価　　　　身体的な状況

患者の能力がどれだけ保たれているのかを把握するために、「日常生活動作」と「身体的な状況」の2つの点から検査をします。

○ADL（日常生活動作）の評価
トイレや食事、歯みがき、着替え、入浴等、日常生活に必要な動作のうち何ができるか、どの程度までならできるか、を把握します。

○身体的な状況の把握
片麻痺の程度（ブルンストロームのステージ）、関節可動域検査（ROM検査）、徒手筋力検査（MMT）等を行います。患者が自分で関節を動かしたり、施術者が動かしたりして、関節の動きや筋力が正常かどうかを把握します。

評価と施術は密接に関係しています。そのため、評価は、病状が的確に把握されているか、施術が適切に行われているかどうかを示す判断基準にもなります。

評価は誰が行っても同一の結果が得られるような信頼性、妥当性、確実性のある標準化された方法をとるべきです。的確に評価がなされると、担当施術者全員が共有できる施術プログラムを作ることができます。

2）問題点を抽出する

1）の評価を把握した上で、患者にとって何が問題か、何が原因で問題が起こっているか等を抽出します。

たとえば、「歩けない」患者には、1）の関節可動域や筋力の検査を行って、「筋力が低下しているためなのか」「関節が硬くなっているためなのか」「麻痺があるためなのか」等、どんな原因で歩けないのかを探ります。

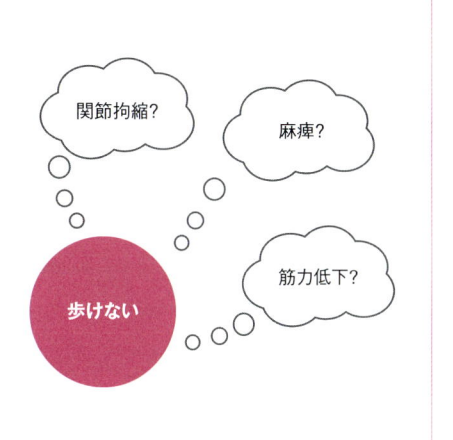

関節拘縮？　麻痺？　筋力低下？　歩けない

3）課題の設定

問題点を解決するために、課題を設定します。たとえば「筋力が低下して歩けない」という問題点には、「低下している筋力の維持向上」という課題を、「関節が固くなっている」という問題点には「関節可動域を広げる」という課題を設定します。

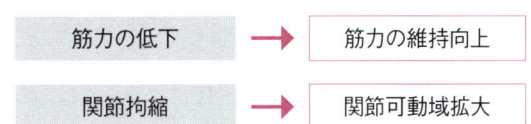

| 筋力の低下 | → | 筋力の維持向上 |
| 関節拘縮 | → | 関節可動域拡大 |

4）課題を解決するための施術内容を考えていく

1）で抽出した問題点を改善するための施術内容を考えていきます。たとえば、関節が固くなっていたら、関節可動域訓練を取り入れたり、麻痺がある場合は麻痺による血液の悪循環や浮腫の改善をはかります。

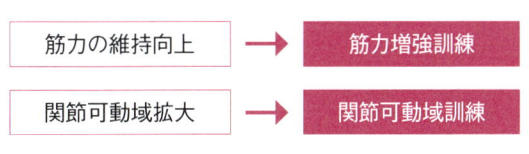

| 筋力の維持向上 | → | 筋力増強訓練 |
| 関節可動域拡大 | → | 関節可動域訓練 |

☑ check！

疑問を感じたら最初に戻るPDCAサイクル

　PDCAとは、「Plan（計画）」「Do（実行）」「Check（検証・評価）」「Act（処置・改善）」の略です。

　第2次世界大戦後の日本の製造業において、品質管理向上に貢献したDemingらによって提唱されたのがPDCAサイクルです。それが医療の現場でも取り入れられるようになっています。

　PDCAサイクルとは、目標達成に向けて、Plan → Do → Check → Act → Plan（再計画）→ Do（再実行）……と活動を循環させることをいいます。

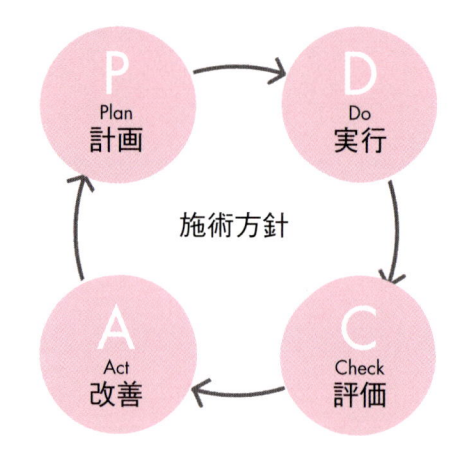

　在宅マッサージにおいても応用できる考え方です。自分の計画に沿って施術を続けていても、「おかしいな」と思ったら、施術の方針が正しいかどうかをチェックして、施術プログラムを修正していきます。

インフォームド・コンセント（説明と同意）

　患者に納得してマッサージを受けてもらい、施術者と患者との信頼関係を高めるために、「インフォームド・コンセント（説明と同意）」は重要なことです。

　どのような施術でも、「どんな治療で、なぜ必要か」を患者やその家族が理解していれば安心感につながり、施術効果にも影響します。

　施術者から見て正当性のある施術内容でも、患者の理解がなければ受け入れてもらえません。同じ施術をしても、受ける側がどうとらえるかによって、施術に対する満足度はまったく違ってくるのです。施術は常に受ける側の理解が必要だということを忘れないでください。

　具体的には、次のことをよくわかるように説明して、患者に納得してもらうことが肝心です。

- 現在の患者の状態の説明
- 施術内容の説明
- 今後の予定・計画

　インフォームド・コンセントがあってはじめて、施術プログラムが完成します。

2 様々な評価の方法①
日常生活動作(ADL)の評価法

日常生活の中で行っている動作の能力を評価するには、「できるADL」といわれるBIと、「しているADL」といわれるFIMとがあります。

■日常生活の中での「できること」「していること」を評価する

　起座、歩行等の移動に関する動作や、洗面、食事、入浴などの身の回りの動作等、日常生活の中で行っている動作を、ADL（Activities of Daily Living：日常生活動作）といいます。

　健康な人なら誰でもごく自然に行っている動作ですが、ひとたび体に障害を受けると大きく制限されるようになって、その後の生活の質にも大きく影響します。

■「できるADL」のBI、「しているADL」のFIM

　ADLの評価法の中でよく使われるものに、「できるADL」といわれる「バーセルインデックス（BI）」と、「しているADL」といわれる「機能的自立度評価表（FIM）」とがあります。

　それぞれ、どのような評価法かを紹介しましょう。

①バーセルインデックス（BI）
　1965年に開発され、ADL評価法の中では最も用いられてきた評価法です。Barthel Indexの頭文字を取って、BIと呼びます。BIは「できるADL」と呼ばれています。

　BIでは、すべて自立していれば100点、すべて介助してもらっていれば0点という採点法です。食事、着替え、入浴、歩行等の10項目に、0点から15点の配点をします。

表2-1　バーセルインデックス（Barthel Index：機能的評価）

	点数	質問内容	得点
1　食事	10	自立、自助具などの装着可、標準的時間内に食べ終える	
	5	部分介助（たとえば、おかずを切って細かくしてもらう）	
	0	全介助	
2　車椅子から 　　ベッドへの移動	15	自立、ブレーキ、フットレストの操作も含む（非行自立も含む）	
	10	軽度の部分介助または監視を要する	
	5	座ることは可能であるが、ほぼ全介助	
	0	全介助または不可能	
3　整容	5	自立（洗面、整髪、歯磨き、ひげそり）	
	0	部分介助または不可能	
4　トイレ動作	10	自立（衣服の操作、後始末を含む、ポータブル便器等を使用している場合はその洗浄も含む）	
	5	部分介助、体を支える、衣服、後始末に介助を要する	
	0	全介助または不可能	
5　入浴	5	自立	
	0	部分介助または不可能	
6　歩行	15	45メートル以上の歩行、補装具（車椅子、歩行器は除く）の使用の有無は問わず	
	10	45メートル以上の介助歩行、歩行器の使用を含む	
	5	歩行不能の場合、車椅子にて45メートル以上の操作可能	
	0	上記以外	
7　階段昇降	10	自立、手すり等の使用の有無は問わない	
	5	介助または監視を要する	
	0	不能	
8　着替え	10	自立、靴、ファスナー、装具の着脱を含む	
	5	部分介助、標準的な時間内、半分以上は自分で行える	
	0	上記以外	
9　排便コントロール	10	失禁なし、浣腸、座薬の取り扱いも可能	
	5	時に失禁あり、浣腸、座薬の取り扱いに介助を要する者も含む	
	0	上記以外	
10　排尿コントロール	10	失禁なし、収尿器の取り扱いも可能	
	5	時に失禁あり、収尿器の取り扱いに介助を要する者も含む	
	0	上記以外	

篠原幸人他編．脳卒中治療ガイドライン2009．協和企画，2009．表12およびMahoney F et al. Functional elevation：The Barthel Index. Maryland State Med. J. 14:61－65，1965をもとに作成

②機能的自立度評価表（FIM）

Functional Independence Measureの頭文字をとってFIM（フィム）と呼びます。1983年のアメリカ合同リハビリテーション医学会の議論から生まれたADL評価法です。

日常生活の中で、現在できている動作を見て評価するため、「しているADL」とも呼ばれています。FIMは、何かの動作をさせて採点するのではなく、生活している状況をそのまま採点するため、実際の介護負担を反映するとされています。

FIMでは、運動系の項目が13、認知系の項目が5あり、1点（全介助）から7点（完全自立）までの7点法になっています。

表2-2　FIM（機能的自立度評価表）

運動項目（13〜91点）	セルフケア（42）	A）食事（箸、スプーン） B）整容 C）清拭 D）更衣（上半身） E）更衣（下半身） F）トイレ	1−7 1−7 1−7 1−7 1−7 1−7
	排泄（14）	G）排尿コントロール H）排便コントロール	1−7 1−7
	移乗（21）	I）ベッド、いす、車いす J）トイレ K）浴槽、シャワー	1−7 1−7 1−7
	移動（14）	L）歩行、車いす M）階段	1−7 1−7
認知項目（5〜35点）	コミュニケーション（14）	N）理解（聴覚、視覚） O）表出（音声、非音声）	1−7 1−7
	社会認識（21）	P）社会的交流 Q）問題解決 R）記憶	1−7 1−7 1−7
総合項目		合計	

自立	7：完全自立 6：修正自立
部分介助	5：監視
介助あり	4：最少介助 3：中等度介助
完全介助	2：最大介助 1：全介助

千野直一監訳．FIM　医学的リハビリテーションのための統一的データセット利用の手引き．医学書センター，1991をもとに作成

✓ check!

「寝たきり度」をはかる一般的な判定基準

　障害高齢者の日常生活における支援、介護の必要性を判定する基準として、介護保険制度では下記の「障害高齢者の日常生活自立度判定基準」が「寝たきり度」をはかるものとして用いられています。医療においても、身体障害がある高齢者の活動性を評価する尺度として使われています。病院で使用するリハビリテーション実施計画書には、J1、J2、A1、A2、B1、B2、C1、C2という選択肢があり、○で囲むことで寝たきり度がどれぐらいかわかるようになっているのです。

　なお、認知症高齢者用には、別の日常生活自立度判断基準があります（「認知症高齢者の日常生活自立度判定基準」）。

障害高齢者の日常生活自立度（寝たきり度）判定基準

生活自立	ランクJ	何らかの障害等を有するが、日常生活はほぼ自立しており独力で外出する 1. 交通機関等を利用して外出する 2. 隣近所へなら外出する
準寝たきり	ランクA	屋内での生活は概ね自立しているが、介助なしには外出しない 1. 介助により外出し、日中はほとんどベッドから離れて生活する 2. 外出の頻度が少なく、日中も寝たり起きたりの生活をしている
寝たきり	ランクB	屋内での生活は何らかの介助を要し、日中もベッド上での生活が主体であるが、座位を保つ 1. 車いすに移乗し、食事、排泄はベッドから離れて行う 2. 介助により車いすに移乗する
	ランクC	1日中ベッド上で過ごし、排泄、食事、着替において介助を要する 1. 自力で寝返りをうつ 2. 自力では寝返りもうてない

（平成3年11月18日 老健第102-2号 厚生省大臣官房老人保健福祉部長通知を改訂）

3 様々な評価の方法②
徒手筋力検査（MMT）

MMTで患者の筋力を測ることによって、的確な筋力増強訓練の施術プログラムを作れます。

筋力がどのくらい残されているかを測る検査

MMT（Manual Muscle Test：徒手筋力検査）は、1946年にアメリカのDanielsらによって開発され、医療現場でよく使われている筋力検査法です。

筋力を評価して、どの程度の筋力増強訓練（P.112）が必要か、また、ADL（日常生活動作）がどこまで可能かを判断するのに役立ちます。

MMTは、表2-3のように0～5までの6段階に分けて評価します。

MMTを行うときの注意点

検査による疲労を避けるために、測定のときの体位変換は最小限にとどめます。立ってできるもの、座ってできるもの、あおむけに寝てできるもの、横向きに寝てできるものなど、整理して行うようにします。

表2-3　MMTによる一般的な判定基準

	レベル		評価		基準
100%	5	N	Normal	正常	最大抵抗[4]を与えてもなおそれおよび重力に抗して完全に運動できる[1]もの。
75%	4	G	Good	優	若干の抵抗[3]を与えてもなおそれおよび重力に抗して完全に運動できる[1]もの。
50%	3	F	Fair	良	重力に抗して[2]なら完全に運動できる[1]もの
25%	2	P	Poor	可	重力を除外すれば完全に運動できる[1]もの
10%	1	T	Trace	不可	筋のわずかな収縮が明らかにあるが、関節は動かないもの
0%	0	0	Zero	ゼロ	筋の収縮がまったく認められないもの

MMTで使う用語
1) 完全に運動できる＝参考可動域いっぱいに動かすことが基本。可動域に制限がある患者の場合は、他動的に「動かせる範囲で」完全に運動ができるかを見ればよい。
2) 重力に抗して＝たとえば肩関節屈曲であれば、上肢の重さとともに運動が可能か否かで判定する。
3) 若干の抵抗＝検者の経験、主観によって判定がむずかしく、信頼性も低くなる可能性がある部分。検者の「手の重さ」を「若干の抵抗」の一定の基準とすることもある。抵抗を加える場合は、運動方向と正反対の方向で関節の遠位端に加え、関節運動の終わり近くに抵抗を加える。
4) 最大抵抗＝検者の「手の重さ」以上に抵抗を強くしたものとすることもある。「上半身の重さを加える」と記述しているものもある。

ADLを観察して判定できる能力を身につけると、検査に伴う患者の負担を軽くできます。
　たとえば、いすから立てる状態の患者の場合、下肢能力は、
○ 手すりを使わなければ4＋から5レベル程度
○ 手すりを使えば3＋から4レベル程度
ということが想定できます。
　MMTは、麻痺のある側（患側）ではなくて、麻痺のない側（健側）を基準に測定します。麻痺側はブルンストロームのステージ（p.80）等、片麻痺の評価法を用います。
　この検査で代償運動（肩関節を外転させるとき体幹を側屈させることで筋力以上に外転させる等、他の部位を使ってその部位の筋力があるかのように見せること）を見過ごすと、正しい判定になりません。代償運動を起こさないように注意して判定しましょう。
　MMTは、患者の協力なしにはできません。MMTとはどういうものかを、事前にわかりやすく説明しておきましょう。
　MMTによる一般的な判定基準（表2－3）をみて、まずおよそのレベルで検査を行い、その評価によって正確なレベルを確定します。

徒手筋力検査（MMT）の実際

上腕二頭筋

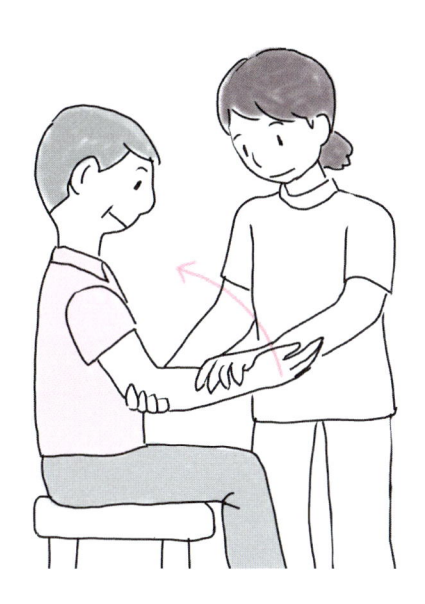

レベル3以上の人の検査

座位で、肘関節90°の肢位から肘関節を屈曲してもらう。参考可動域いっぱいに屈曲できればレベル3以上。上がらない場合はレベル2以下。前腕前面の遠位部に若干の抵抗をかけても参考可動域いっぱいに上がるときはレベル4、最大抵抗をかけても参考可動域いっぱいに上がるときはレベル5。

レベル2以下の人の検査

背臥位で、肘関節を伸展させて肩関節を外転90°にして、前腕を回外させる。ベッドの上を前腕を滑らせながら肘関節を屈曲させる。参考可動域いっぱいにできればレベル2以上。できなければレベル1以下。

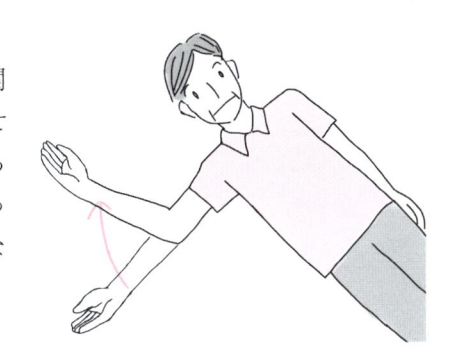

レベル1以下の人の検査

肘関節の屈曲を指示した時、上腕二頭筋腱部（曲沢穴付近）に筋肉の収縮が感じられるときはレベル1、まったく筋肉の収縮が感じられないときはレベル0。

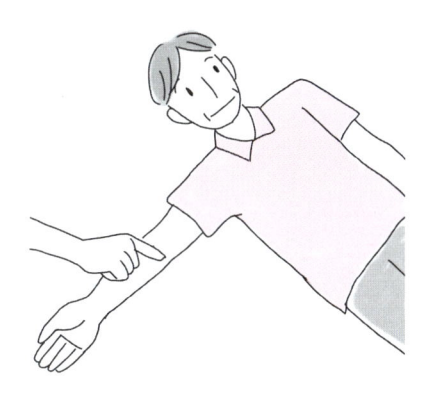

大腿四頭筋

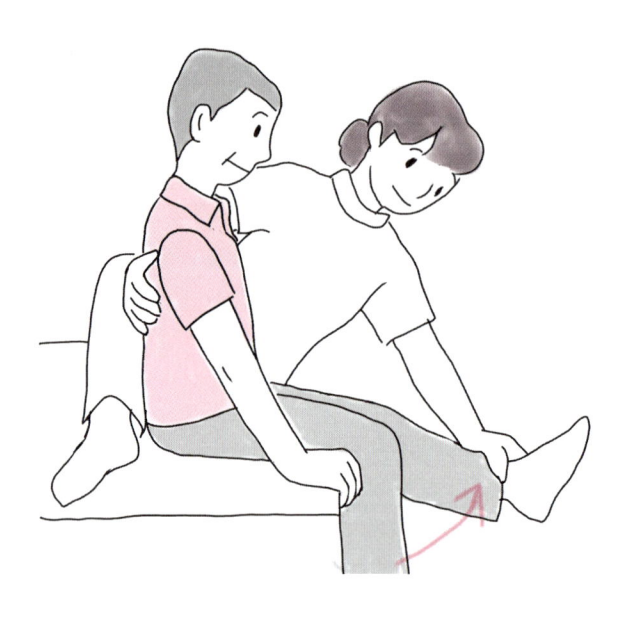

レベル3以上の人の検査
　座位で、体が後ろに反らないように、検者は患者の斜め後方に位置する。患者は両手をベッドに置く。膝を屈曲した状態から伸展させて、参考可動域いっぱいに膝を伸展できたらレベル3以上。伸展できなかったらレベル2以下。足関節のすぐ上に若干の抵抗をかけても参考可動域いっぱいに伸展できるときはレベル4、最大抵抗をかけても参考可動域いっぱいに伸展できるときはレベル5。

レベル2以下の人の検査
　側臥位で、股関節と膝関節を屈曲し、膝を伸展させる。参考可動域いっぱいに伸展できたらレベル2。できなかったらレベル1以下。

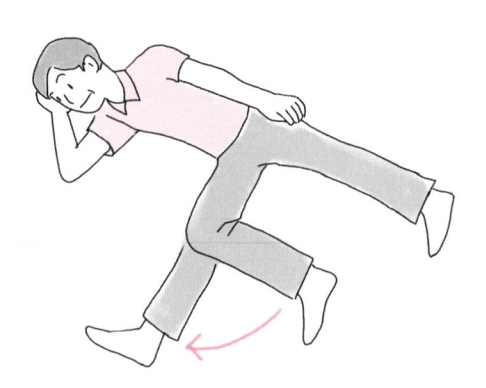

レベル1以下の人の検査
　膝関節の伸展を指示した時、検者が患者の大腿四頭筋腱部にふれ、筋肉の収縮が感じられるときはレベル1、まったく筋肉の収縮が感じられないときはレベル0。

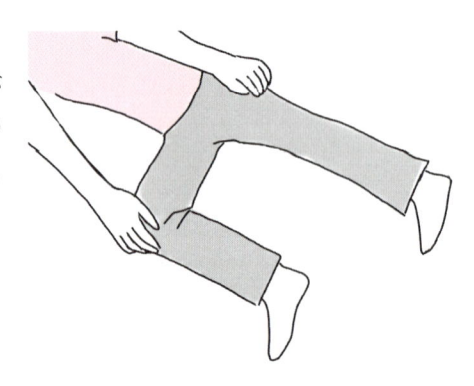

腹直筋

　背臥位になり、股関節を屈曲して、膝関節も90°に屈曲してもらう。検者は患者の足を固定する。両手を頭の後ろで組んで起き上がれるかどうかをチェックする。

レベル5＝起き上がり可能な状態

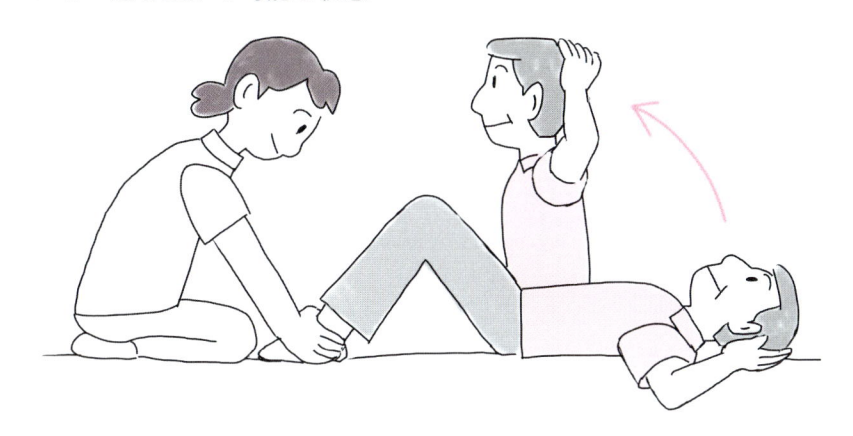

レベル4＝患者が上肢を前に伸ばし、肩甲骨下角がベッドから浮く状態

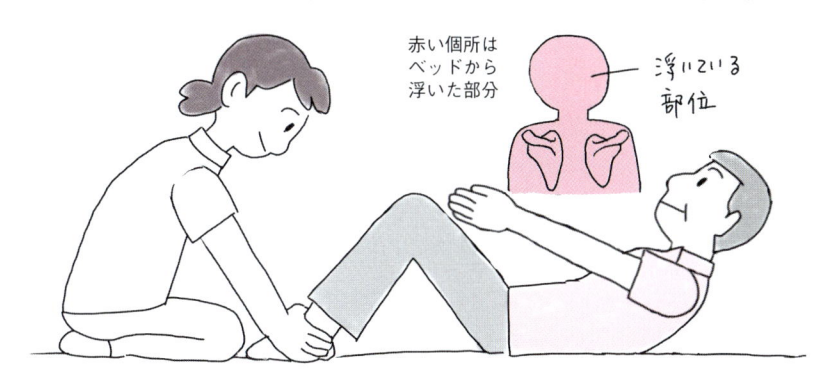

赤い個所は
ベッドから
浮いた部分

浮いている部位

レベル3＝頭・肩先・肩甲骨上縁がベッドから浮くが、下角がついている状態

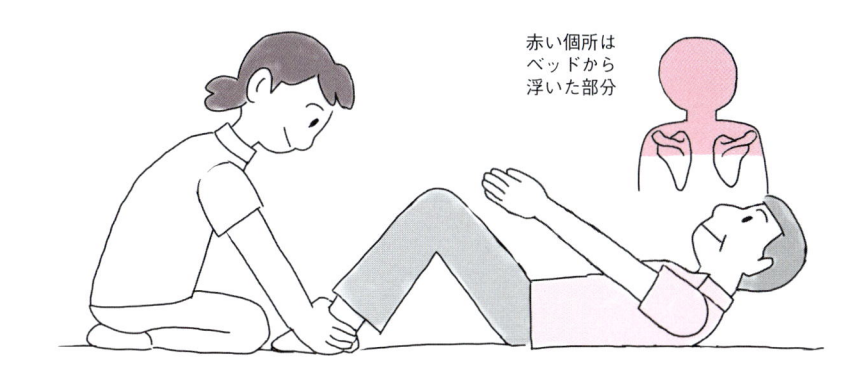

赤い個所は
ベッドから
浮いた部分

レベル2＝頭・肩先が浮く状態

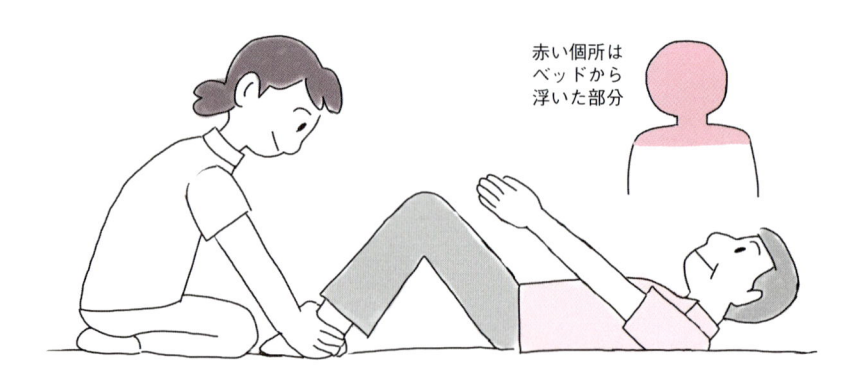

赤い個所はベッドから浮いた部分

レベル1＝下肢を伸ばし、検者の手のひらを患者の臍部に置き、せきをしてもらって収縮する状態

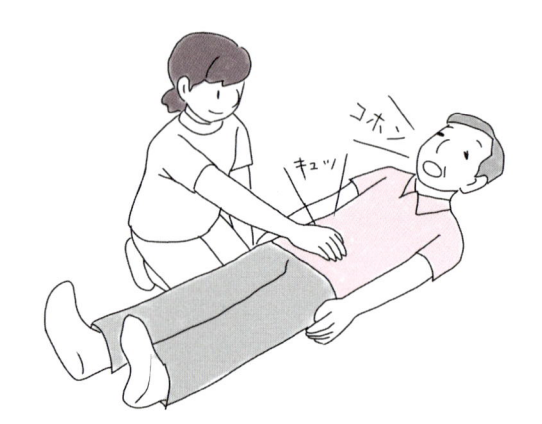

レベル0＝せきをしてもらっても収縮が感じられない状態

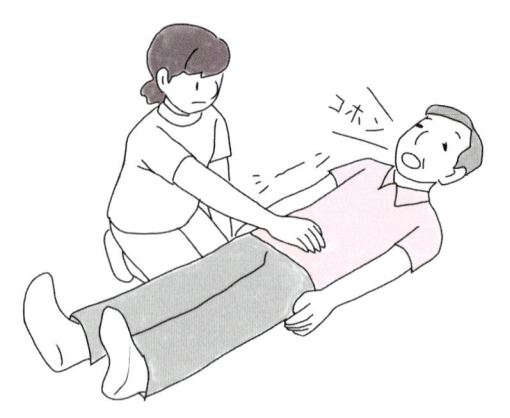

4 様々な評価の方法③ 関節可動域検査（ROM-T）

ROM-Tは、関節が動く範囲を測定して患者の状態を評価する検査です。関節運動（p.99）の施術プログラムを作る際、役立ちます。

関節が動く範囲を測定する検査

ROMは「Range of Motion」の略で、「関節可動域」と訳されます。関節が動く範囲（関節可動域）を測定して評価する場合は、「ROM-T（Test）＝関節可動域検査」、関節が動く範囲を広げる訓練をする場合は、「ROM-EX（Exercise）＝関節可動域訓練」と表記します。

ROM-Tは、関節機能を客観的に把握して、関節の動きを阻害している原因を見つけるために役立ちます。

また、関節可動域を正確に知ることで、患者の日常生活動作（ADL）がどのくらいあるかを把握することができます。

測定は他動運動で関節を動かして行う

関節可動域の検査では、患者本人が動かすのではなく、測定する人が患者の関節を動かして測定します（図2－1）。

肩・肘・手・股・膝・足の6大関節の屈曲・伸展等の運動角度を測ります。

基本肢位

基本肢位（運動の出発点）を0°として表示します。

健康な成人が手の平を大腿外側につけて、足先が前を向くように立った状態が、基本肢位です。

足関節の基本肢位を90°、肘や膝関節の伸展位を180°と間違えがちですが、これらはどちらも0°が正しい角度表記になります。

表記の方法

角度は5°単位で表示し、①関節名、②運動方向、③角度の順に記載します。

表記の方法には、次のような2種類があります。

〈例〉肘関節の可動域が屈曲位90°、伸展は0°まで20°を残して拘縮を示した。

　　　表記1：肘関節の関節可動域は屈曲20°～90°
　　　表記2：肘関節の関節可動域は屈曲は90°、伸展は－20°

疼痛等が測定値に影響していると考えられる時は、「痛み」「Pain（またはP）」

等と表記します。脳梗塞で痙性がある時は「痙性」または「S（= Spasm）」、拘縮のある時は「拘縮」または「C（= Contracture）」と表示します。

図2-1 関節可動域表示・測定法

部位名	運動方向	参考可動域角度	基本軸	移動軸	測定部位および注意点	参考図
肩（肩甲骨の動きを含む）	屈曲（前方挙上）	180°	肩峰を通る床への垂直線（立位または座位）	上腕骨	前腕は中間位とする。体幹が動かないように固定する。脊柱が前後屈しないように注意する	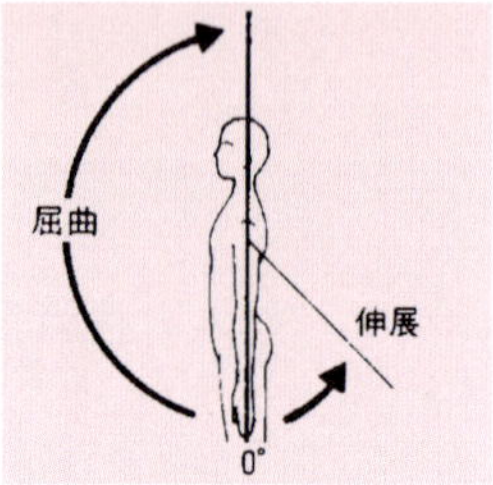
	伸展（後方挙上）	50°				
	外転（側方挙上）	180°	肩峰を通る床への垂直線（立位または座位）	上腕骨	体幹の側屈が起こらないように90°以上になったら前腕を回外することを原則とする	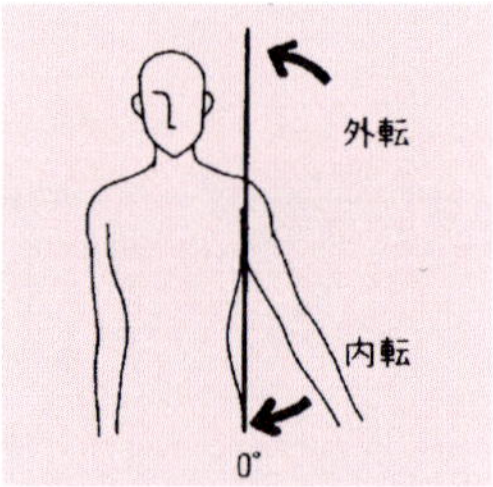
	内転	0°				
肘	屈曲	145°	上腕骨	橈骨	前腕は回外位とする	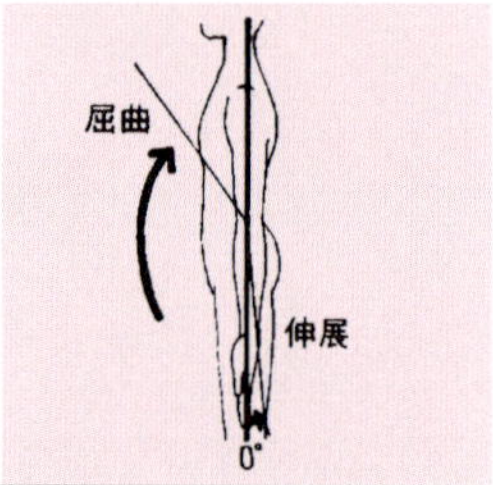
	伸展	5°				
手	屈曲（掌屈）	90°	橈骨	第2中手骨	前腕は中間位とする	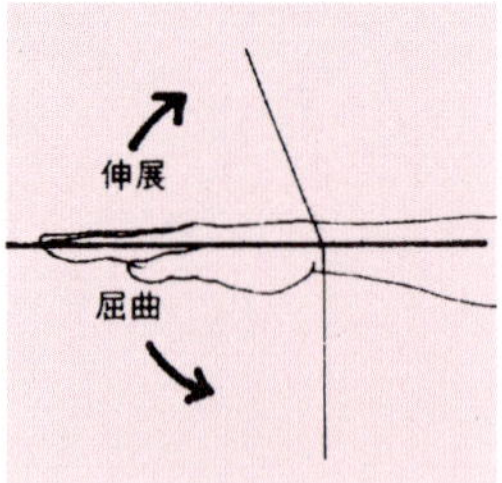
	伸展（背屈）	70°				
	橈屈	25°	前腕の中央線	第3中手骨	前腕を回内位で行う	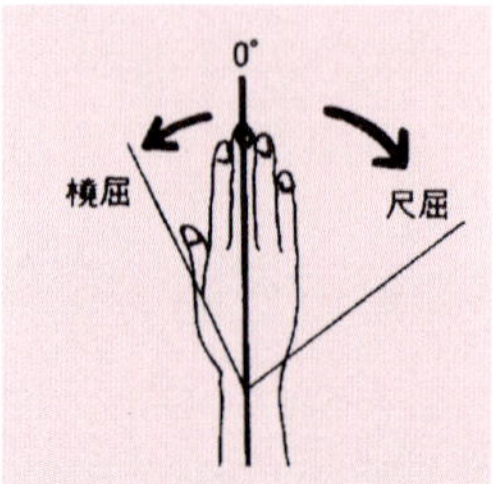
	尺屈	55°				

部位名	運動方向	参考可動域角度	基本軸	移動軸	測定部位および注意点	参考図
股	屈曲	125°	体幹と平行な線	大腿骨（大転子と大腿骨外顆中心を結ぶ線）	骨盤と脊柱を十分に固定する。屈曲は背臥位、膝屈曲位で行う。伸展は腹臥位、膝伸展位で行う	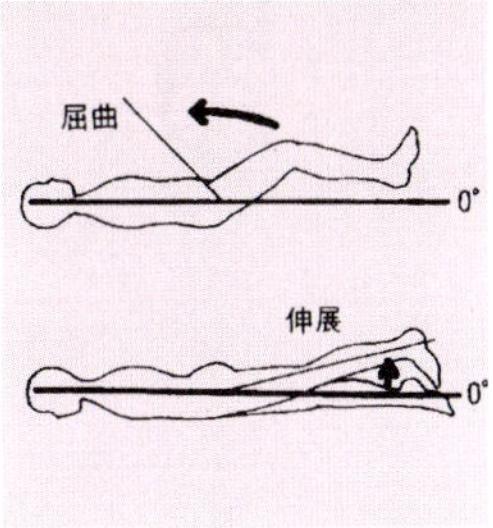
	伸展	15°				
膝	屈曲	130°	大腿骨	腓骨（腓骨頭と外果を結ぶ線）	屈曲は股関節を屈曲位で行う	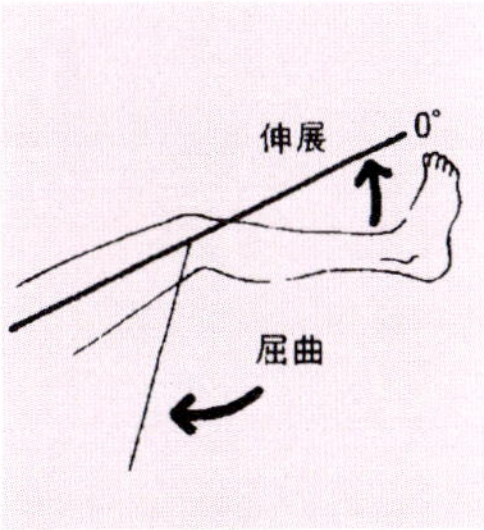
	伸展	0°				
足	屈曲（底屈）	45°	腓骨への垂直線	第5中足骨	膝関節を屈曲位で行う	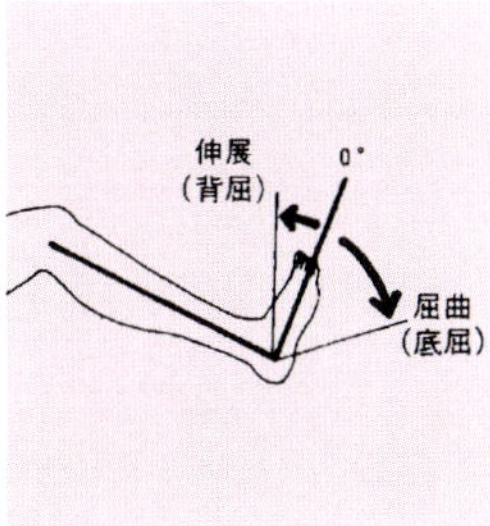
	伸展（背屈）	20°				

リハビリテーション医学.32（4）.1995.210〜213の一部を日本リハビリテーション医学会より許可を得て転載

図2-2　参考：類型表記の一例

変形が典型的で医学名があるものは、類型表記することで理解できる場合もあります

マン・ウェルニッケ拘縮（ウェルニッケ・マン拘縮）	クローイング傾向	内反足
片麻痺の患者によく見られる拘縮の型。図のような特徴がある （ア）手の指は屈曲拘縮 （イ）前腕は回内屈曲 （ウ）上腕は胸部に向かって内転 （エ）下肢は伸展性拘縮 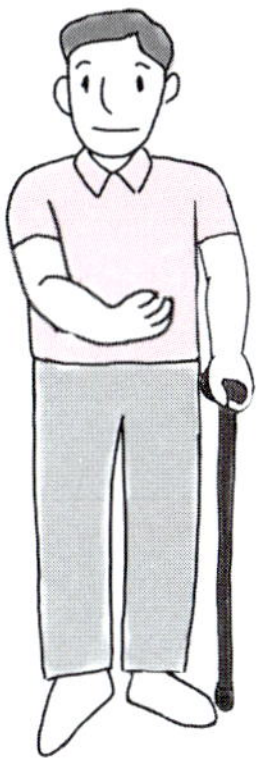	足趾が屈曲している状態 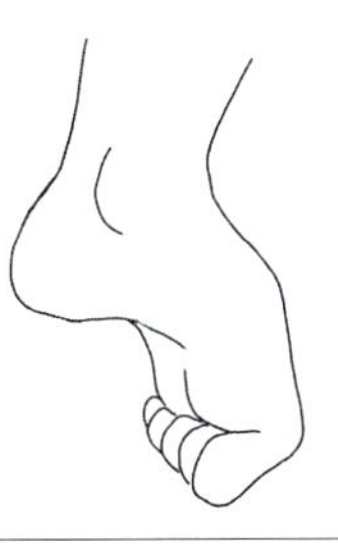	足関節から先が内転している状態 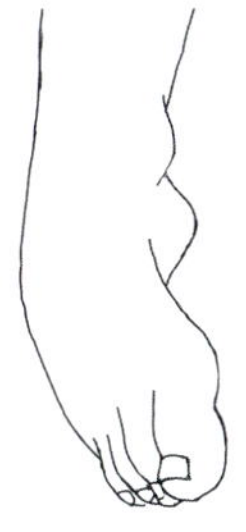

5 様々な評価の方法④ ブルンストロームのステージ

ブルンストロームのステージは、麻痺の程度を正確に評価できる検査です。ADLも把握でき、施術プログラムの考案にも役立ちます。

■片麻痺の程度を、6段階に評価する

　ブルンストロームのステージは、スウェーデンで生まれアメリカで活躍した女性理学療法士Brunnstromが、1958年に考案した片麻痺の評価法です。
　患者の麻痺がどの程度で、どのくらいのことができる（できない）のか等が、この検査でわかります。
　ブルンストロームのステージでは、上肢、手指、下肢の麻痺の程度をそれぞれ6段階に分けて評価しています（p.82）。

■ブルンストロームのステージで、日常生活動作がどのくらい可能かが推測できる

　この評価法では患者の運動機能が把握できるため、患者の日常生活の動作が訓練によってどのくらいできるようになるかを推測する上で役立ちます。
　たとえば寝たきりの人の中には、環境が整っていなかったり、適切なリハビリテーションを受けられなかったために、立ったり歩いたりできるにもかかわらず、結果的に「寝たきり」になっている人もいるのです。しかし、下肢のブルンストロームの検査でステージⅣ以上あれば、たとえ今寝たきりの状態でも、訓練すれば歩ける可能性があります。
　麻痺した手足に回復の見込みがあるかどうかを判断できますから、間違った訓練を続けて患者に苦痛を与えることも避けられます。
　たとえば、Aさんは右足の麻痺のために歩けない状態でしたが、家族が必死で歩かせようとしていました。ブルンストロームのステージを調べてみると、ステージⅢしかありませんでした。このような場合は、歩行訓練よりもベッドでの座位訓練から始めた方がよいのです。
　またBさんの家族は、「麻痺のある手が使えるように」と麻痺のある手で食事や着替えなどをさせようとしていました。しかし、上肢と手指のブルンストロームのステージを測ってみると、上肢はステージⅢ、手指はステージⅡしかありませんでした。

日常生活の中で、食事や着替え等をするには、上肢と手指のステージが両方ともⅤ以上ないと困難です。このような場合は、無理に患側の手を訓練しようとしないで、健側の手の能力を高めるようにします。

患者が少しでも快適に生活できるようにするためには、患者のステージをきちんと把握しておくことが大切です。

脳卒中の回復の仕方はブーメラン型

骨折をしてしばらく手足を使わないでいると、骨折が治っても手足の動きが不自由になることがありますが、適切な筋肉増強訓練をすれば、段階的によくなっていきます。

しかし、脳卒中の発作を起こした後、麻痺が起こると、動きの方向がめちゃくちゃだったり、腕を動かそうとしているのに他の部位まで動いてしまったり、ということが出てきます。「もしや悪くなっているのでは」と心配しがちですが、これが脳卒中特有の回復の仕方です。脳卒中の麻痺はブーメラン型に回復するのです（図2-3）。

脳卒中の人が、麻痺した部位をまったく動かせない段階から少しは動かせるようになるころ、「共同運動」という、独特の動きが出てきます。ある動作をしようとすると、他の関節まで動いてしまうために起こる現象です。

共同運動には、曲げる動きである「屈筋共同運動」と、伸ばす動きである「伸筋共同運動」とがあります。

共同運動はステージⅡから出現し始め、ステージⅢでピークに達します。ステージⅢを基本にして、それより前の段階と、後ろの段階を理解するとわかりやすいと思います。

ステージⅣになると、それぞれの関節を独自に動かせる「分離運動」ができるようになります。

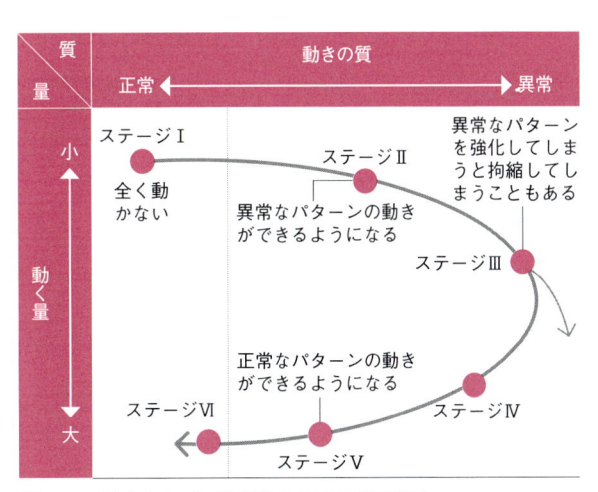

図2-3　脳卒中による運動麻痺の回復過程
大田仁史・三好春樹監修. 完全図解 新しい介護. 講談社. 2003. より許可を得て転載

ブルンストロームの運動麻痺のステージ （右片麻痺の場合。以下同）

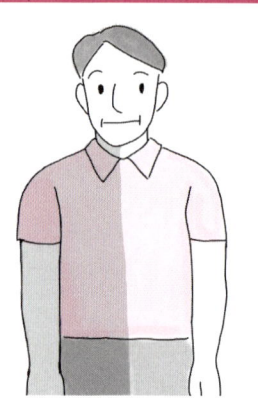

ステージⅠ（弛緩期）
筋肉が弛緩し、随意運動が見られない段階。持ち上げると重く感じる。

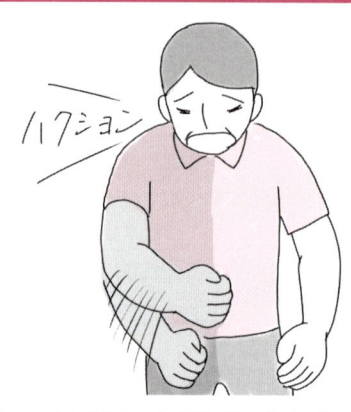

ステージⅡ（痙性期）
くしゃみをしたとたん麻痺側の腕が曲がる等、何かの拍子に勝手に動いてしまう。筋肉がつっぱる痙性期。

ステージⅢ
（屈筋共同運動の1例）　（伸筋共同運動の1例）

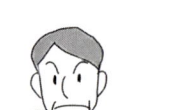

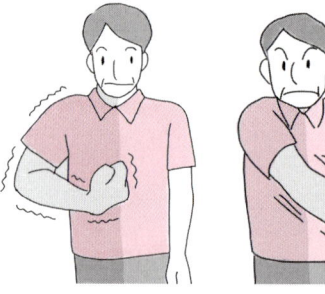

共同運動がピークになる段階。上肢では屈筋共同運動、下肢では伸筋共同運動が強く出る。

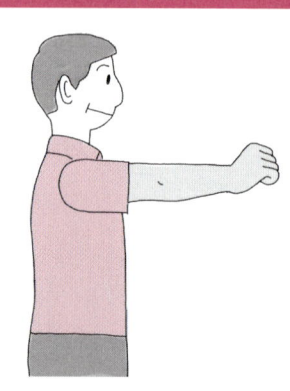

ステージⅣ
共同運動から少し分離した動作ができる段階。上肢なら腕を前に上げられ（上図）、下肢なら膝の動きだけ自分でコントロールできる。

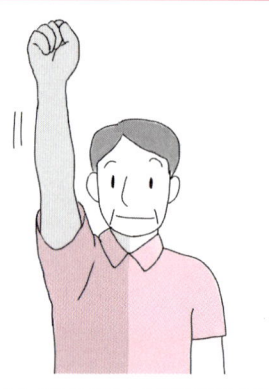

ステージⅤ
共同運動からかなり分離した動作ができる段階。上肢なら腕を頭上まで上げられ、下肢なら足関節を自分で動かせる。

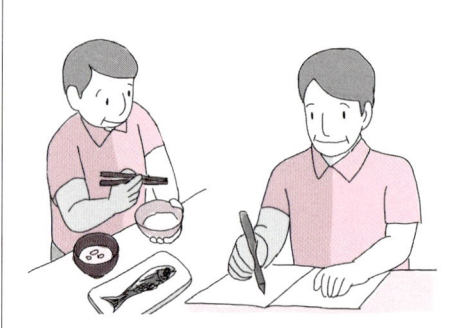

ステージⅥ
正常に近い動作ができ、麻痺の中では最も軽い。

ブルンストローム　上肢の検査法

両手でバンザイしてもらう				
麻痺した腕がまったく動かない			麻痺した腕も動く	
↓	↓	↓	↓	↓
弛緩期	痙性期	麻痺した腕を上げようとすると、わきが開き、肘が大きく曲がる	水平くらいまで上げられる	健側と同じ高さまで上げられる
ステージⅠ	ステージⅡ	ステージⅢ	ステージⅣ	ステージⅤかⅥ

ブルンストローム　下肢の検査法

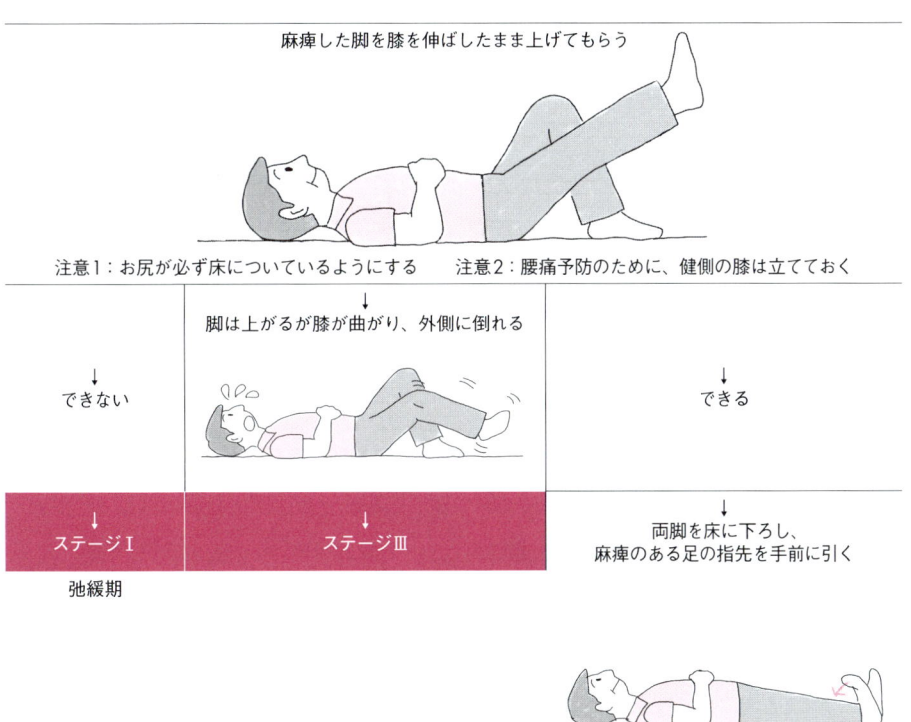

麻痺した脚を膝を伸ばしたまま上げてもらう

注意1：お尻が必ず床についているようにする　　注意2：腰痛予防のために、健側の膝は立てておく

↓	↓	↓
できない	脚は上がるが膝が曲がり、外側に倒れる	できる
↓	↓	両脚を床に下ろし、麻痺のある足の指先を手前に引く
ステージⅠ	ステージⅢ	
弛緩期		

↓	↓
できない	できる
↓	↓
ステージⅣ	ステージⅤかⅥ

ステージⅡ
痙性期

> ☑ check!

障害の分類には、どんなものがある？

　患者がどんな障害を持っていて、それによって社会や生活の中でどんなマイナスをこうむっているかを分類する方法に、「ICIDH（国際障害分類）」と「ICF（国際生活機能分類）」とがあります。
　ICIDH（International Classification of Impairments Disabilities Handicaps）は、1980年にWHO（世界保健機関）で採択された障害の分類法で、障害を次の3つのレベルに分けて考えます。
- ○ 機能障害……外傷や疾患そのものによる喪失や異常
- ○ 能力障害……人間個人のレベルで失われた機能、能力
- ○ 社会的不利……機能障害や能力障害の結果、社会から受ける不利益

例：大腿骨を骨折した患者

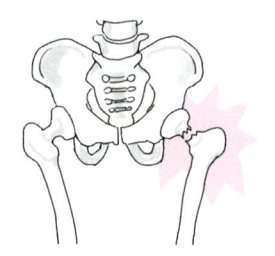

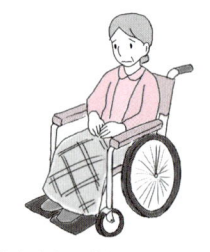

機能障害＝大腿骨骨折　　能力障害＝歩行ができない　　社会的不利＝仕事ができない

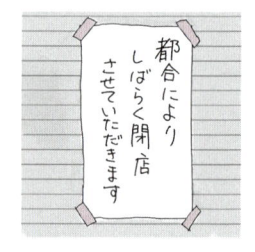

　ただ、ICIDHの障害分類は障害のマイナス面しか見ていないという批判があり、そこで登場したのが、ICF（International Classification of Functioning Disability and Health）です。ICFは、2001年に、WHOで新しい障害の分類として採択されています。ICFでは、人が生きていく姿の全体像をまず「生活機能」ととらえ、その中の要素として「心身機能・構造」「活動」「参加」の3つのレベルを考えていきます。また身体的な機能状態だけではなく、患者を取り巻く環境因子（建物や福祉用具、人的・制度的環境）や、個人因子（年齢、性別、ライフスタイル、価値観等）も捉えて障害を分類します。ICFの登場によって、ADLと関連させた評価が可能になり、ADLの問題点を分析するための理解と解決の道筋が明確化できるようになりました。

第2章の参考文献
1) 日本運動器リハビリテーション学会.日本臨床整形外科学会監修.運動器リハビリテーションシラバス.南江堂.2008
2) 有馬慶美編.理学療法データブック.文光堂.2010
3) 篠原幸人他編集.脳卒中治療ガイドライン2009.協和企画.2009

第3章 在宅マッサージに必要なテクニック

在宅患者へのマッサージはここがポイント

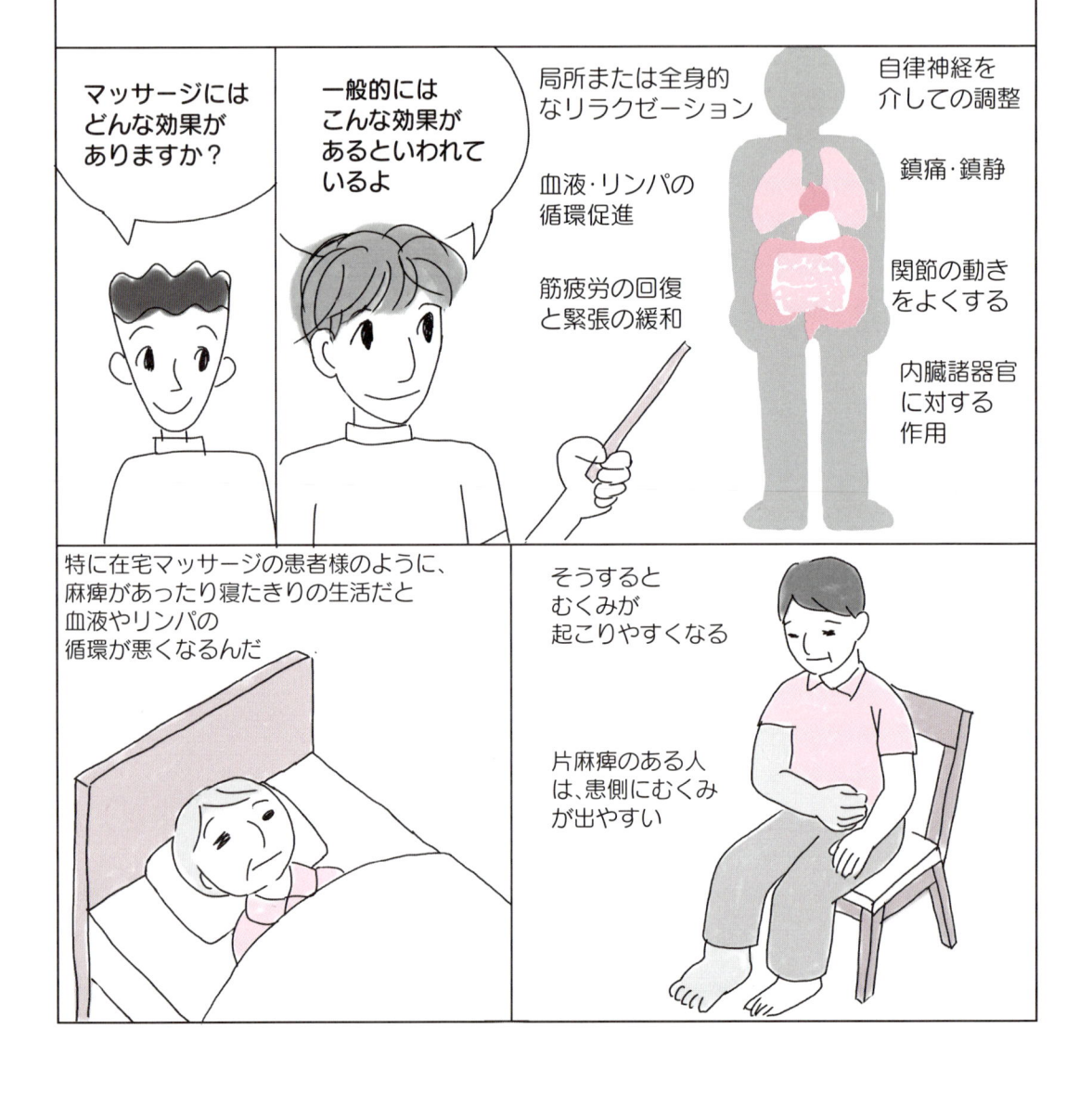

マッサージにはどんな効果がありますか？

一般的にはこんな効果があるといわれているよ

- 局所または全身的なリラクゼーション
- 血液・リンパの循環促進
- 筋疲労の回復と緊張の緩和
- 自律神経を介しての調整
- 鎮痛・鎮静
- 関節の動きをよくする
- 内臓諸器官に対する作用

特に在宅マッサージの患者様のように、麻痺があったり寝たきりの生活だと血液やリンパの循環が悪くなるんだ

そうするとむくみが起こりやすくなる

片麻痺のある人は、患側にむくみが出やすい

第3章 在宅マッサージに必要なテクニック

在宅でのマッサージは、血液の流れをよくすることが、ポイントなんだ

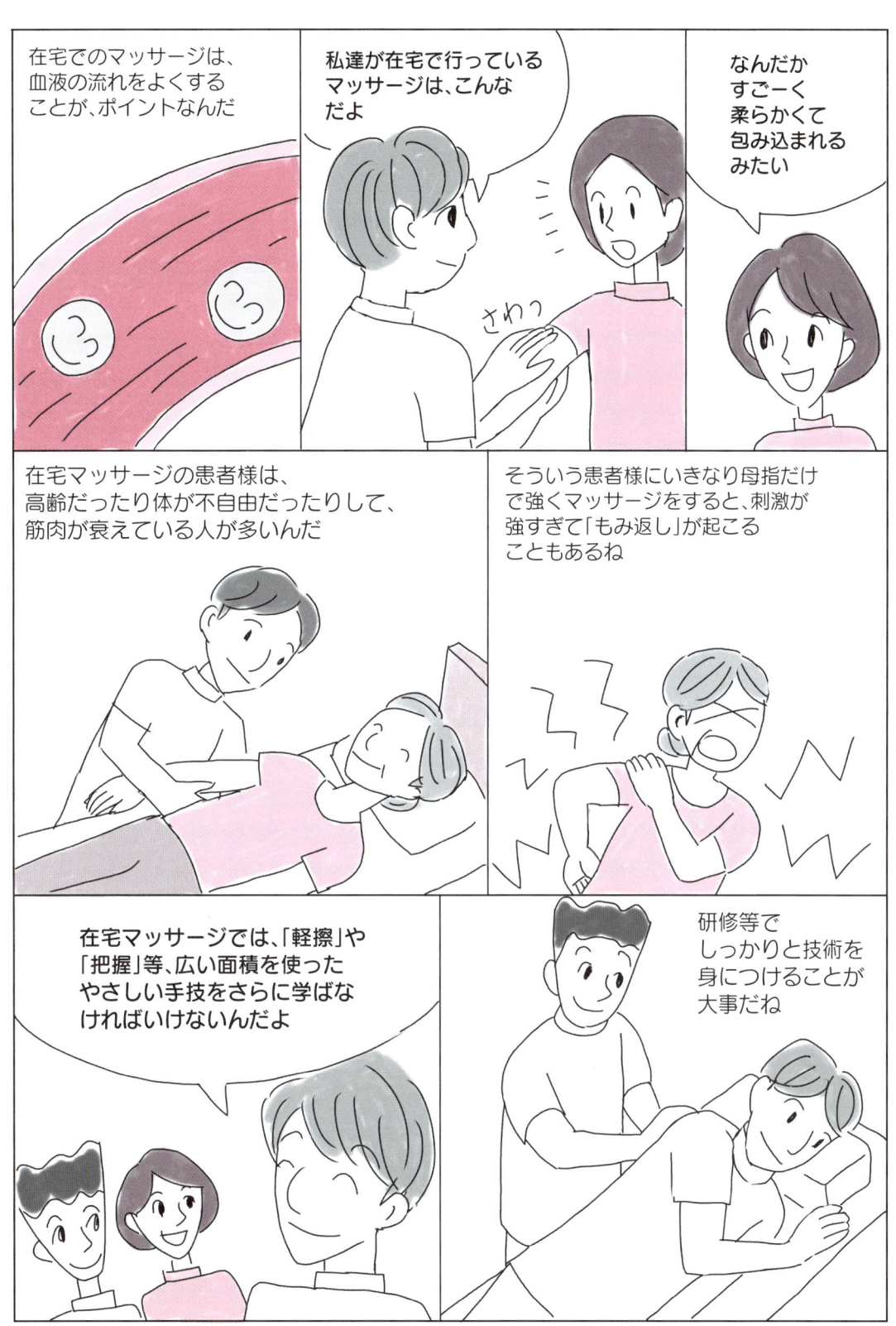

私達が在宅で行っているマッサージは、こんなだよ

さわっ

なんだかすごーく柔らかくて包み込まれるみたい

在宅マッサージの患者様は、高齢だったり体が不自由だったりして、筋肉が衰えている人が多いんだ

そういう患者様にいきなり母指だけで強くマッサージをすると、刺激が強すぎて「もみ返し」が起こることもあるね

在宅マッサージでは、「軽擦」や「把握」等、広い面積を使ったやさしい手技をさらに学ばなければいけないんだよ

研修等でしっかりと技術を身につけることが大事だね

参考文献　1）松澤正監修.医療マッサージの基礎と応用.金原出版.2008
　　　　　2）福井次矢監修.新赤本　第六版　家庭の医学.保健同人社.2008

1 在宅の患者を対象にするマッサージは、ここが違う!

在宅マッサージの患者の多くは、高齢であったり体が不自由だったり、体力が著しく低下していたりします。このような患者に対するマッサージは、自分で通院できる人に対するものとはやり方を変えなければなりません。

■在宅の患者に多い麻痺について知ろう

「麻痺」ってどんな状態?

「療養費の支給基準」で支給対象とされる適応症の1つとして、「筋麻痺」が挙げられています。しかし、筋麻痺という病名は、医学用語にはないのです。また、筋麻痺とはどんな麻痺なのかも、はっきりと定義づけされていません。

では、麻痺とはどういうものでしょうか(表3-1)。

表3-1 麻痺の分類

発生のしかたによって分類する方法			
単麻痺 両手・両足のうち、「片手だけ」「片足だけ」等1カ所に麻痺がある 【病変部位】 大脳半球。特に皮質 【考えられる病気】 脳卒中、糖尿病等	**片麻痺** 「右手足」「左手足」等、体の同側の上下肢に麻痺がある場合。在宅患者の麻痺の中で最も多い 【病変部位】 大脳半球 【考えられる病気】 脳卒中	**対麻痺** 両足に麻痺がある 【病変部位】 脊髄(胸髄、腰髄) 【考えられる病気】 脊髄の病気	**四肢麻痺** 両手・両足に麻痺がある 【病変部位】 脳幹、脊髄(頚髄)、末梢神経 【考えられる病気】 脳卒中、背骨の損傷、ギラン・バレー症候群

麻痺のある部位に力が入るかどうかで分類する方法	
完全麻痺(力がまったく入らない)	**不完全麻痺**(一部力が入る)

緊張しているか、弛緩しているかで分類する方法	
痙性麻痺 麻痺筋の緊張が亢進している状態。自分の意思と関係なく手が痙攣したりする。中枢性麻痺の回復期〜維持期	**弛緩性麻痺** 麻痺筋の緊張が低下している。中枢性麻痺の急性期や、末梢性麻痺

麻痺の原因となる病気の発生部位によって分類する方法	
中枢性麻痺 中枢神経(脳や脊髄)の損傷によって起こる麻痺 【考えられる病気】脳卒中、脊髄損傷等	**末梢性麻痺** 末梢神経(脊髄から出ている尺骨神経や坐骨神経等)の損傷によって起こる麻痺 【考えられる病気】骨折等

南山堂 医学大辞典.南山堂.1998およびgooヘルスケア(「ビックドクター 最新版 家庭の医学」、法研) http://health.goo.ne.jp/medical/ をもとに作成

これは、脳や脊髄から末梢神経にいたる運動神経や筋肉の障害による運動機能の低下のことをいいます。麻痺が起こると、手足や全身の筋肉に思うように力が入らず、スムーズに運動ができなくなります。在宅マッサージの患者に最も多い麻痺は、脳梗塞・脳出血などの脳卒中によって起こる片麻痺です。

在宅マッサージの患者に多い脳卒中後の片麻痺

　脳卒中とは、脳の血管がつまったり、破れたりして、その先の細胞に酸素や栄養が運ばれなくなって、細胞が死んでしまう病気です。日本では昔から脳卒中が多く、1951年（昭和26年）～1980年（同55年）までの間は日本人の死因の第1位でした。現在では死因の第3位になっていますが、それでも年間に約12～13万人が脳卒中で亡くなっています。「平成21年人口動態統計（確定数）の概況（厚生労働省）」によると、12万2350人が脳卒中で亡くなっていました。

　脳卒中には、脳の血管に血栓がつまって血液が流れなくなるものと、血管が破れて出血するものとがあり、前者を脳梗塞、後者を脳出血といいます。脳梗塞の中でも心臓など離れたところにできた血栓が脳に流れてきてつまるものを、脳塞栓といいます。

　脳卒中が起こると、損傷を受けた脳の部分に従い、体を動かすことができなくなります。脳の左側に卒中が起こると、体の右側に麻痺が起こり、右目が見えなくなったり、失語症になったりします。脳の右側に卒中が起こると、体の左側に麻痺が起こり、左目が見えなくなったり、空間や形の把握がしづらくなります。

　脳卒中後の麻痺や失語症は、発症直後からの治療やリハビリ等によってかなり回復しますが、それでも多くの人には麻痺や失語症の後遺症が起こります。適切な治療やリハビリが遅れると、筋肉や関節が固まって体の片方がまったく動かせなくなったり、寝たきりになったりします。そうなると、患者本人が心身ともにつらい思いをするだけでなく、家族にも大きな負担がかかりますから、早期からの治療やリハビリが重要です。

安静と廃用症候群

　特に高齢者の場合、ちょっとした風邪や腰痛などで数日寝込んだだけで、起き上がるのも不自由になって、「寝たきり」になることがあります。このように体を使わない状態を続けていた結果、少しずつ体の動きが低下して、様々な症状が表れてくることを、「廃用症候群」（表3-2）といいます。

　筋萎縮は「廃用症候群」の一症状ですが、1～2カ月筋を使用しないと、その大きさは正常の2分の1になり、1週間使用しないと最大筋力は10～15％低下するといわれています[2]。

　寝たきり状態が続くと筋力低下がさらに進み、自分で寝返りも打てなくなっ

てひどい床ずれができたり、食事、排泄、入浴などの生活活動が自力でできなくなって、家族にも大きな負担をかけることになります。

それだけでなく、本来起きて活動するようにできている人間の体が寝たままの状態を続けていることで、全身にいろいろな問題が出てきます。たとえば、消化吸収力が衰えて便秘や食欲不振等になったり、膀胱に尿がいつも残っている状態になって膀胱炎等の尿路の病気になったり、血液やリンパ液の循環が悪くなって血流のうっ滞や浮腫等が起こりやすくなります。

さらに、寝たままの状態では外部からの情報が少なくなって、脳への刺激が激減します。そのために知的機能が低下して、認知症等が起こりやすくなります。

マッサージが知覚神経に及ぼす作用

「アルントシュルツの刺激法則」をご存じでしょうか。これは、ドイツのクライフスヴァルト大学のルドルフ・アルント（1835〜1900）と、フーゴー・シュルツ（1853〜1932）が定式化した「弱い刺激は生物機能を鼓舞し、適度の刺激はこれを亢進し、強い刺激はこれを抑制し、最も強い刺激はこれを停止する」という法則です。

軽擦法等の軽い刺激を与えるマッサージでは、一種の爽快感が得られ、反射

表3-2　廃用症候群の分類

局所的廃用症候群	全身的廃用症候群	精神的廃用症候群
・筋肉や骨がやせ細る ・関節が硬くなる ・床ずれができる、等	・起き上がったらめまいがする ・心臓の機能が低下する、等	・意欲が低下する ・感情が鈍くなる ・知的機能が低下する、等

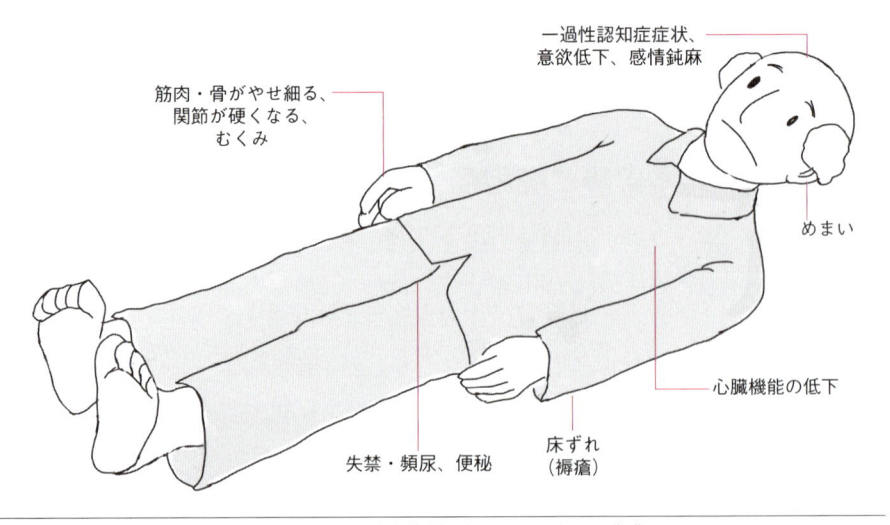

浜村明徳編. すぐに使える拘縮のある人のケア. 中央法規出版. 2009 をもとに作成

的に様々な機能が亢進します。そのため麻痺性の疾患に対しては、その機能を亢進させる目的で、軽擦法等で軽い刺激を与えます。

逆に、強い刺激では神経機能が鎮静します。そのため痙攣性の疾患には、その機能を鎮静させる目的で、強い刺激を与える圧迫法等の手技を行います。

マッサージによって血液循環が改善する

手足や体の片側に麻痺があって動かせなかったり、安静状態を続けて廃用症候群になったりすると、心臓の働きが著しく低下して、血液循環が悪くなります。その結果、体のすみずみまで酸素と栄養が運ばれなくなり、老廃物が蓄積して浮腫が起こります。また麻痺のある手足を支えるために、周囲の筋肉に大きな負担をかけます。

このような患者に対するマッサージは、体の「筋ポンプ作用」を促すように求心的に行います。筋ポンプ作用とは、筋肉が収縮することで筋肉の奥を走行する深部静脈が圧迫されて血液が心臓の方へ押し上げられる動きをいいます。筋ポンプ作用によって血液循環が改善すると、筋肉や神経の働きが高まり、血流のうっ滞や浮腫、痛み等が改善してきます。

在宅の患者に対するマッサージのポイント

在宅マッサージの患者は高齢の人や体力の弱っている人が多いので、「手掌軽擦」（図3-1）「把握」「把握揉捏」等を中心に施術プログラムを考えます。これらの施術法は手のひら全体を使って施術するので、筋線維への刺激が穏やかです。高齢者や体力が弱っている人にも使え、血液循環の改善に役立ちます。

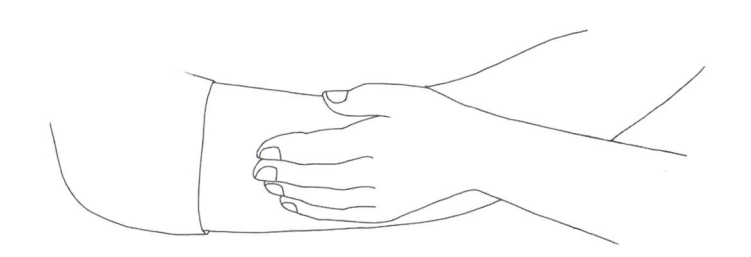

図3-1　在宅マッサージの基本（例・手掌軽擦の場合）
　○ 手のひら全体を使って大きく施術するため、筋肉への刺激が穏やかで、血液循環の改善に役立つ
　○ 高齢者や廃用症候群等の患者に適している

マッサージの基本手技

マッサージの基本的な手技は次の6つに分類されます。

①軽擦法（按撫法／図3-2）

施術者の手を患者の皮膚にぴったり当てて、なでたりさすったりする手技です。血管やリンパ管の経路に従って、体の末梢から心臓に向かって求心性に繰り返して行います。主な作用は、血液・リンパ液の循環を促進することで、それによって痛みやしびれを除き、冷えを防ぎ、浮腫を取り去るにはよい手技です。図のように5つの手技があります。

手掌軽擦法
施術者の手掌を患者の皮膚にぴったりつけて手掌全体でなで、さする

母指軽擦法
母指端か母指腹でなで、さする

二指軽擦法
母指と示指との間に施術部を挟んでなで、さする

四指軽擦法
母指を除いた四指の指腹を使ってなで、さする

指顆軽擦法
施術者の手を握って示指から小指までの手背の基節や中節で手関節を回転しながらなでる

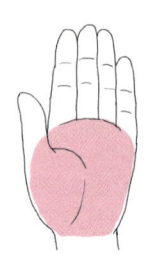

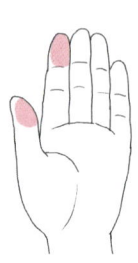

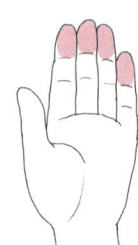

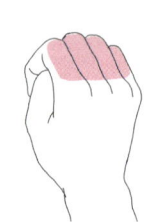

図3-2　軽擦法のいろいろ

手掌揉捏法
手掌全体で適度の力を加えて押さえ捏ねるようにもむ

把握揉捏法
四指と母指とで筋肉を大きく握り、絞るようにしながらもみ進める

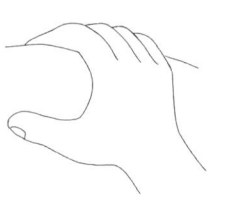

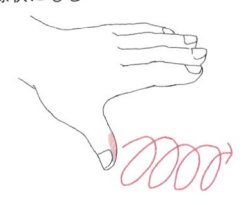

母指揉捏法
母指を使って圧を加え、輪状か線状にもむ

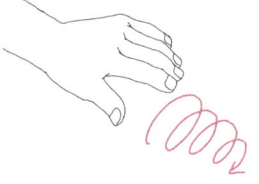

二指揉捏法
母指と示指で筋肉をはさみ、つかむようにしてもむ

四指揉捏法
母指を除いた四指の指腹でもむ

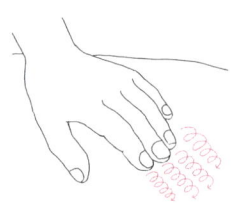

図3-3　揉捏法のいろいろ

②強擦法

　強擦法は、揉捏法と軽擦法との混合手法で、炎症などによる病的滲出物を押し、もみ、こねて細かく砕き、吸収を促します。また、癒着した組織をはがして関節の動きをよくしたり、皮膚瘢痕などの硬化をやわらかくして可動性を回復させたりします。主に関節や骨間部に応用する手技です。「うずまき状強擦法」と「らせん状強擦法」の2つがあります。

③揉捏法（揉撚法／図3-3）

　主に筋肉を対象として行い、筋肉を他動的に動かす手技ともいえます。筋肉を十分に弛緩させて施術者の手で握り、圧を加えて輪状か楕円形状に動揺させながら、もみ進めていきます。筋肉の走行と直角の方向に動かして揉むこともあります。揉捏法は、筋肉の収縮機能を活発にする効果があります。直接的には機械的な圧によって筋肉の静脈血の流れを促進し、反射的に血管を拡張させて充血を起こし、新陳代謝を盛んにさせます。

④叩打法（図3-4）

　施術者の手のいろいろな部分で、施術部を一定のリズムで軽く叩く手技です。両手で交互に行うときには、1秒間に2～5回程度の速さで行います。叩打法の作用は、手技、速さ、強さによって異なり、軽く短く行うと神経や筋肉の興奮を高め、強く長く行うと神経や筋肉を鎮静させる働きがあります。一般的には中等度の刺激で短時間に行うことが多く、神経や筋肉の興奮を高める方向に働きます。

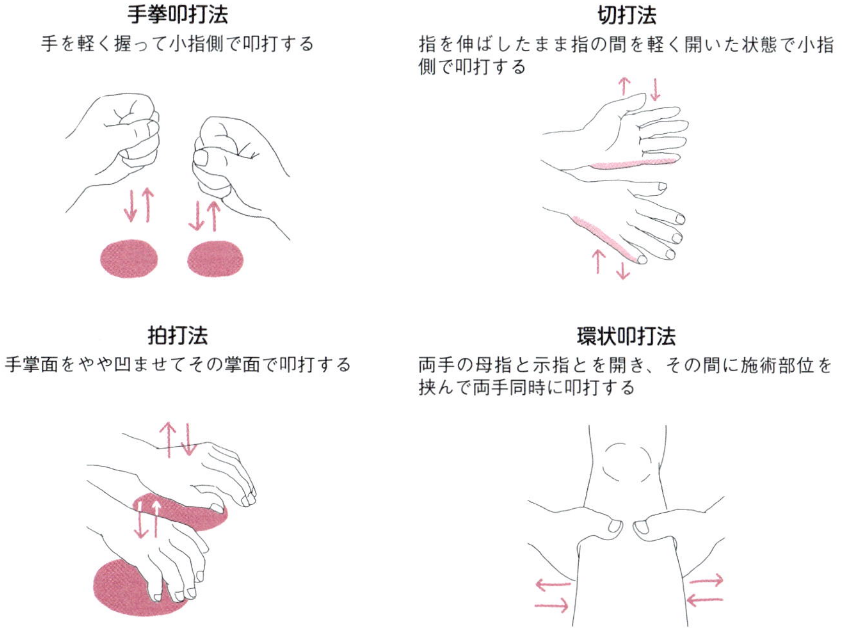

手拳叩打法
手を軽く握って小指側で叩打する

切打法
指を伸ばしたまま指の間を軽く開いた状態で小指側で叩打する

拍打法
手掌面をやや凹ませてその掌面で叩打する

環状叩打法
両手の母指と示指とを開き、その間に施術部位を挟んで両手同時に叩打する

図3-4　叩打法のいろいろ

⑤振せん法（図3-5）

　施術部を軽く押しながら細かく震わせ、振動を様々な組織に与える手技です。神経や筋肉の機能亢進と興奮を高める作用があります。「手掌振せん法」「指端振せん法」「牽引性振せん法」の3つがあります。振せん法には、神経や筋肉の機能亢進と興奮を高める作用があります。振せん法のリズミカルな刺激によって反射的に血管が拡張し、器械的な振動作用によって静脈血の還流を促進します。非常に精密な手技なので施術者が疲れやすく、あまり長時間は続けられないという欠点があります。

手掌振せん法
手掌を施術部に当てて震わせる手技で、母指球、小指球で振せんを行うこともある

指端振せん法
母指、示指、中指、環指の先で軽く押しながら震わせる手技

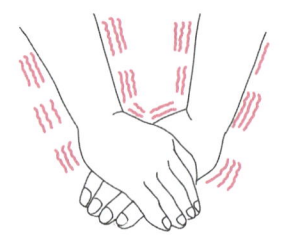

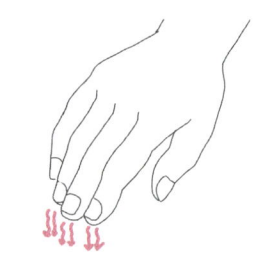

図3-5　振せん法のいろいろ

⑥圧迫法（図3-6）

　施術者の手指のいろいろな部位で、施術部を圧迫する手技です。主な作用は機能の抑制です。圧の度合いや時間の長短によって作用に多少の違いがあり、持続性圧迫法は神経や筋肉の機能を抑制し、神経痛や痙攣などの鎮痛・鎮痙効果が期待できます。間歇性圧迫法は、圧迫と弛緩によって血液とリンパ液の流れが促進されるので、浮腫を取り除く効果が期待できます。

間歇性圧迫法
圧迫したりゆるめたりを繰り返す

持続性圧迫法
一点部に徐々に力を加えながら圧迫し、一定深度に達したら3～5秒間くらいそのまま止め、次に徐々に力を抜いていく

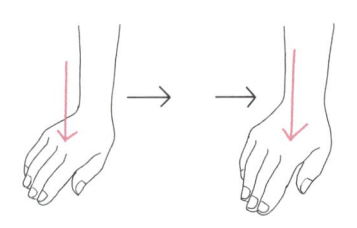

徐々に力を加える　3～5秒止める　徐々に力をゆるめる

図3-6　圧迫法のいろいろ

関節拘縮を改善する関節運動

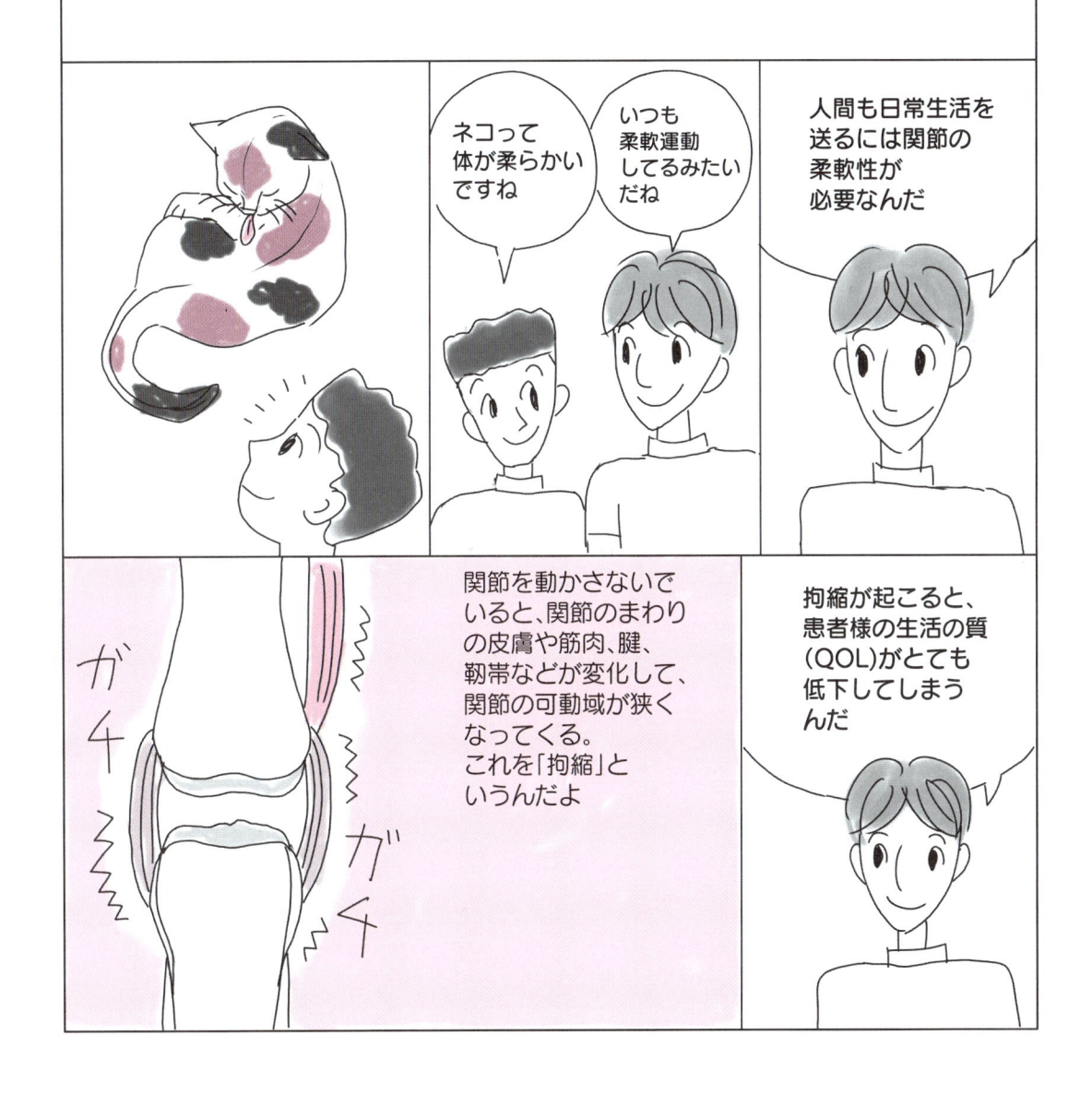

ネコって体が柔らかいですね

いつも柔軟運動してるみたいだね

人間も日常生活を送るには関節の柔軟性が必要なんだ

関節を動かさないでいると、関節のまわりの皮膚や筋肉、腱、靭帯などが変化して、関節の可動域が狭くなってくる。これを「拘縮」というんだよ

ガク ガク

拘縮が起こると、患者様の生活の質（QOL）がとても低下してしまうんだ

第3章 在宅マッサージに必要なテクニック

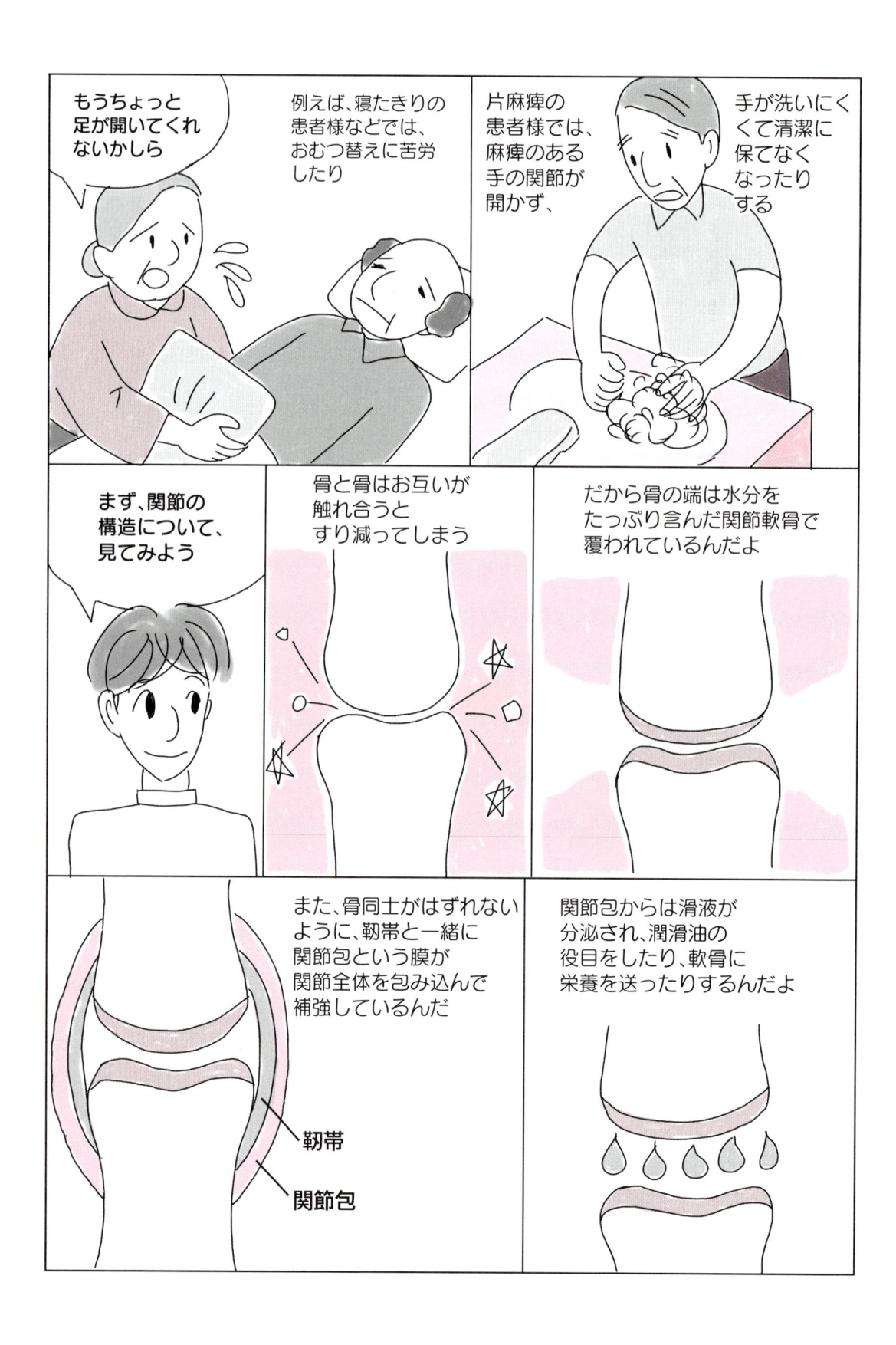

- もうちょっと足が開いてくれないかしら
- 例えば、寝たきりの患者様などでは、おむつ替えに苦労したり
- 片麻痺の患者様では、麻痺のある手の関節が開かず、
- 手が洗いにくくて清潔に保てなくなったりする

- まず、関節の構造について、見てみよう
- 骨と骨はお互いが触れ合うとすり減ってしまう
- だから骨の端は水分をたっぷり含んだ関節軟骨で覆われているんだよ

- また、骨同士がはずれないように、靭帯と一緒に関節包という膜が関節全体を包み込んで補強しているんだ
  - 靭帯
  - 関節包
- 関節包からは滑液が分泌され、潤滑油の役目をしたり、軟骨に栄養を送ったりするんだよ

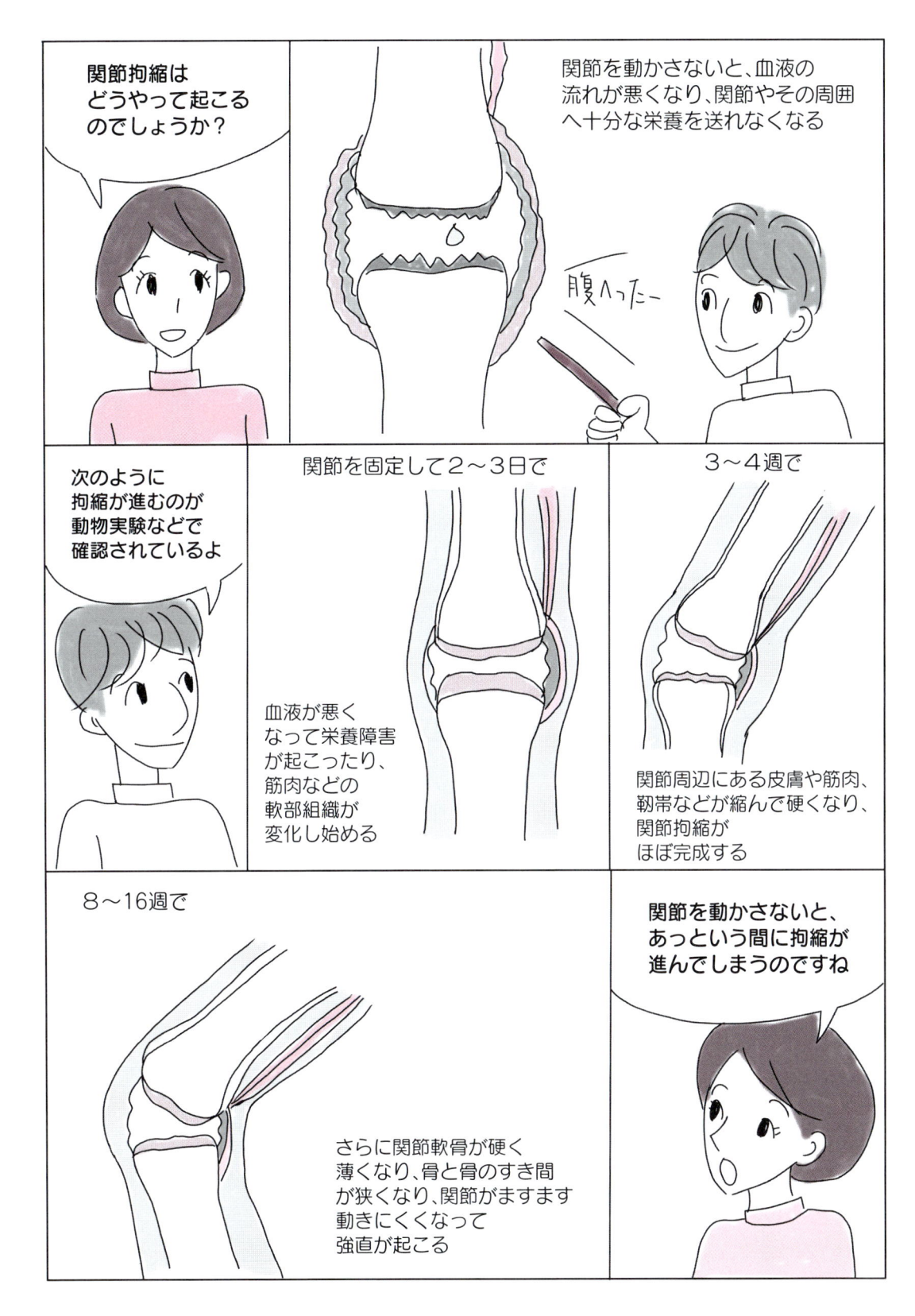

第3章 在宅マッサージに必要なテクニック

関節拘縮はどうやって起こるのでしょうか？

関節を動かさないと、血液の流れが悪くなり、関節やその周囲へ十分な栄養を送れなくなる

腹へったー

次のように拘縮が進むのが動物実験などで確認されているよ

関節を固定して2〜3日で

血液が悪くなって栄養障害が起こったり、筋肉などの軟部組織が変化し始める

3〜4週で

関節周辺にある皮膚や筋肉、靭帯などが縮んで硬くなり、関節拘縮がほぼ完成する

8〜16週で

さらに関節軟骨が硬く薄くなり、骨と骨のすき間が狭くなり、関節がますます動きにくくなって強直が起こる

関節を動かさないと、あっという間に拘縮が進んでしまうのですね

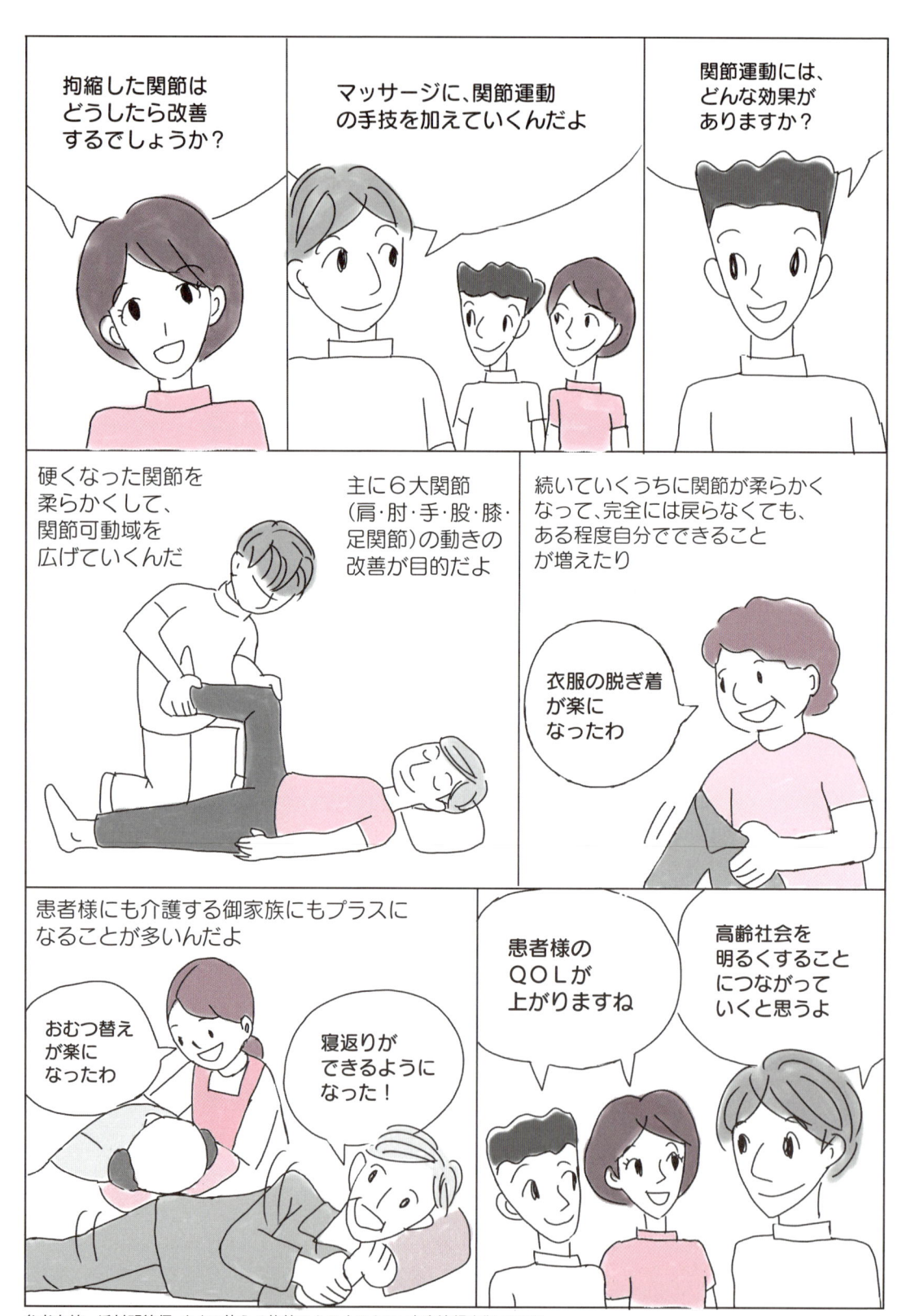

第3章 在宅マッサージに必要なテクニック

拘縮した関節はどうしたら改善するでしょうか？

マッサージに、関節運動の手技を加えていくんだよ

関節運動には、どんな効果がありますか？

硬くなった関節を柔らかくして、関節可動域を広げていくんだ

主に6大関節（肩・肘・手・股・膝・足関節）の動きの改善が目的だよ

続いていくうちに関節が柔らかくなって、完全には戻らなくても、ある程度自分でできることが増えたり

衣服の脱ぎ着が楽になったわ

患者様にも介護する御家族にもプラスになることが多いんだよ

おむつ替えが楽になったわ

寝返りができるようになった！

患者様のQOLが上がりますね

高齢社会を明るくすることにつながっていくと思うよ

参考文献　浜村明徳編. すぐに使える拘縮のある人のケア. 中央法規出版. 2009

2 関節の拘縮をやわらげる関節運動

脳卒中後の後遺症等で関節が動かなくなった患者の関節を柔らかくして、動く範囲を広げる方法に、「関節運動」があります。関節が動きやすくなると患者のADLが大きく向上し、家族にとっても「介護が楽になる」という利点があります。マッサージの後に行います。

関節拘縮とはこんな状態

マッサージに公的医療保険が適用されるための条件の1つに、「関節拘縮」があります。

関節のまわりには、皮膚や筋肉、腱、靱帯などの柔らかい部分が取り巻いています。「関節拘縮」とは、それらの柔らかい部分が変化して、関節の動く範囲（関節可動域）が狭くなることをいいます。

関節の動く範囲が狭くなると、動作が制限されたり、日常生活の中でできること（ADL）が制限されたり、血液循環が悪化して浮腫や痛みなどが出てきます。介護する人にとっても、「拘縮のある部分が洗いにくい」「おむつ替えがしづらい」「夜中の体位変換が大変」など、大きな負担がかかります。

関節可動域を広げる関節運動

硬くなった関節を柔らかくして、関節可動域を広げるには、「関節運動」（表3-3）を行います。関節運動は、理学療法では「関節可動域（ROM = Range of Motion）訓練」といいます。主に6大関節（肩・肘・手・股・膝・足関節）の動きをよくすることを目的に行います。

表3-3　関節運動を行うときの注意点

- 拘縮を起こしている関節を、可動範囲内でゆっくりと動かす
- 速い動きは筋肉の緊張を高めて、施術もしにくくなるので、ゆっくりと行う
- 関節運動法を行うときは、「今から関節を動かしますよ」「手・足を動かしますね」など、患者がわかってもわからなくても必ず声をかける
- 関節の状態を確かめ、また患者の顔を見ながら、痛みがないかを確認しながらゆっくり行う
- 反動をつけないで行う
- ロックがかかった状態になったら、それ以上は動かさないで、動く範囲内で行う
- 伸展の際には、関節が反り返らないように必ず施術者の反対側の手を当てて保護する

関節運動には自動運動、自動介助運動、他動運動、抵抗運動、伸張運動、矯正の6つがあり、ここではその中でよく使われる関節運動を紹介します。この中から、患者の状態に応じて適宜組み合わせて施術しますが、在宅マッサージでは1つの動きをゆっくりと、患者の痛みや筋・関節の抵抗を確かめながら動かすことが重要です。

　関節運動を根気よく続けているうちに、関節の動く範囲が少しずつ広がって、動きがスムーズになってきます。

肩関節の動きをよくする関節運動

　肩から手にかけて施術する時は、①肩、②肘、③手の順に行います。体幹部に近い方から行うと、筋肉の緊張がほぐれます（写真では患側を右と想定）。

肩関節①　肩甲骨を動かす関節運動

　肩甲骨を動かすことで、拘縮のある肩の回りの緊張が解けます。

(1) 麻痺のある上肢を上にして側臥位になってもらい、施術者は患者の背部に座る。患者の麻痺のある上腕の下から右手を通し、肩が落ちないように支える。施術者は片ひざを立てる等、安定した姿勢をとり、左の手掌でしっかり肩甲骨を押さえる。

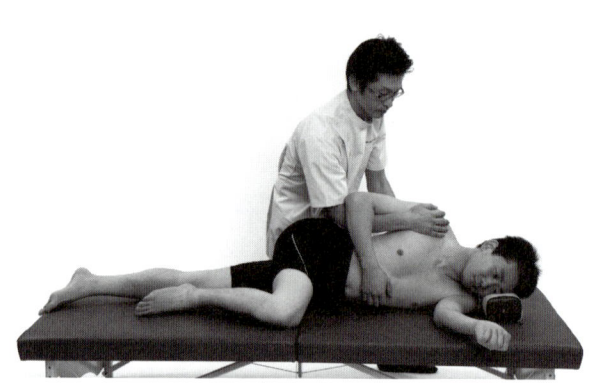

(2) 右手で患者の肩を支えながら、左の手掌で肩甲骨を押さえ、ゆっくり前後に動かす。

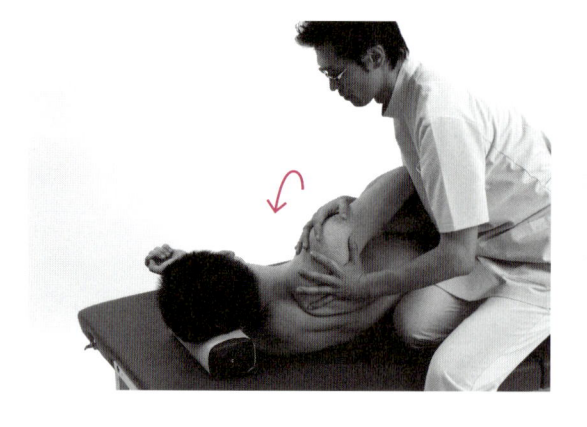

(3) 肩甲骨をゆっくり回す（右手でしっかり支えないと肩を痛めることがあるので注意する）。

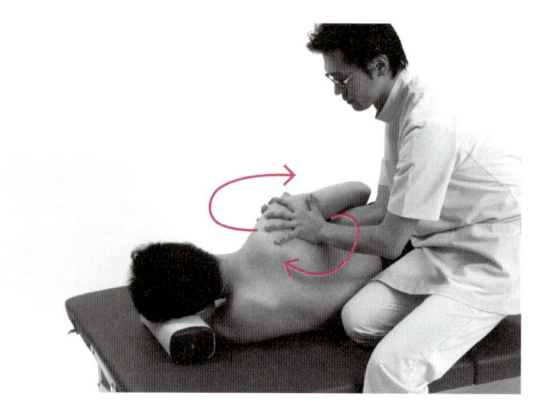

施術：有賀　広

肩関節② 肩関節を柔らかくする関節運動

肩を屈曲したり外転したりする訓練です。肩の関節が動く範囲を拡げます。

(1) 肩を支えながら、右手で麻痺側の手関節を握ってゆっくり挙上する。声をかけ、痛みを確認しながら行う。
〈注意！〉日常生活に支障がない程度まで上がれば十分なので、無理をしない。肩を痛めないよう、麻痺側の肩を必ず支える。

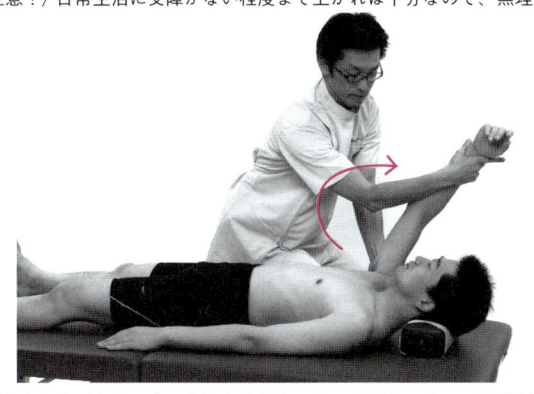

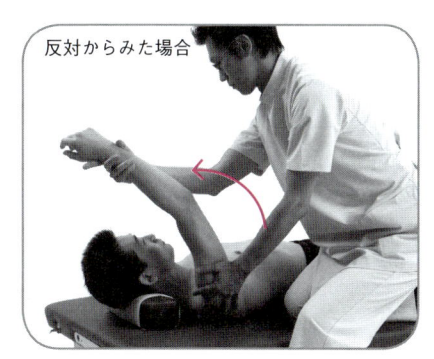

反対からみた場合

(2) 肩を支えながらゆっくり上肢を伸展させる。時間をかけて10回程度繰り返す。

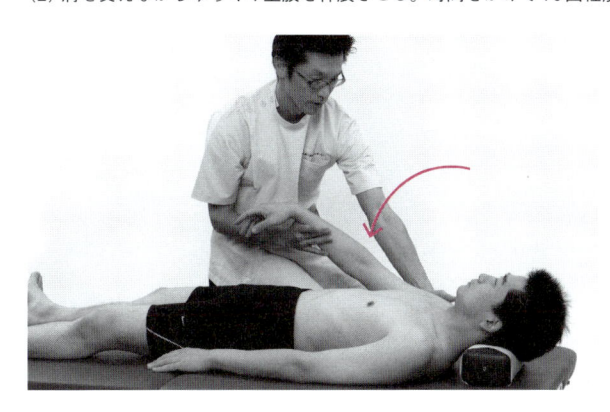

肩関節③ 拘縮が強い場合の関節運動

拘縮が強い場合は、手関節ではなく上腕を下から支えて行います。大胸筋を軽く動かして、柔らかくしてから行うと、より安全でしょう。

(1) 患者は背臥位、施術者は麻痺側に座る。

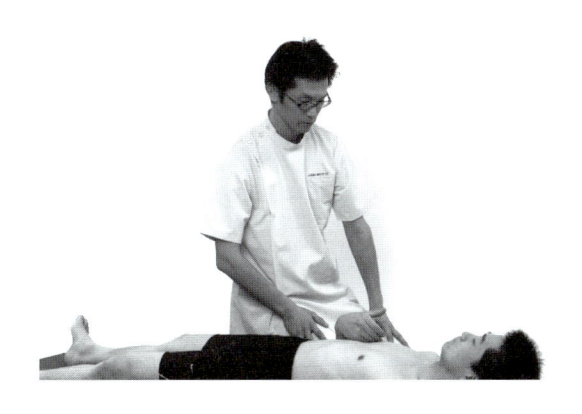

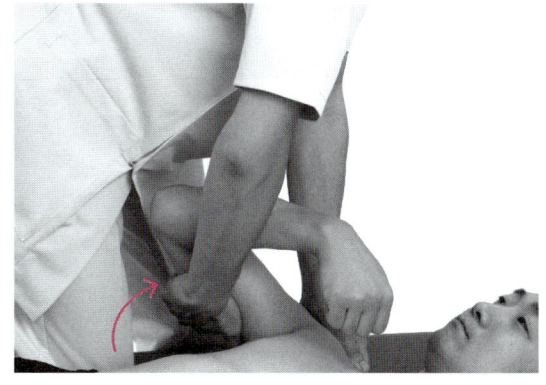

(2) 左手で肩を支え、上腕を下から支えて挙上していく。

(3) 拘縮が強い場合は、施術者は手だけでなく自分の体重を利用して挙上していく（いきなり強い力を加えないで、ゆっくり力を加え、上がるところまででやめる）。

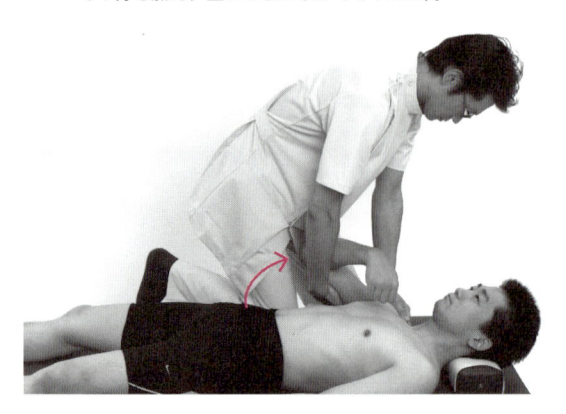

(4) 上腕を持って外転させる。本人が痛がるところまで行うと関節を傷つけることもあるので無理をしない。

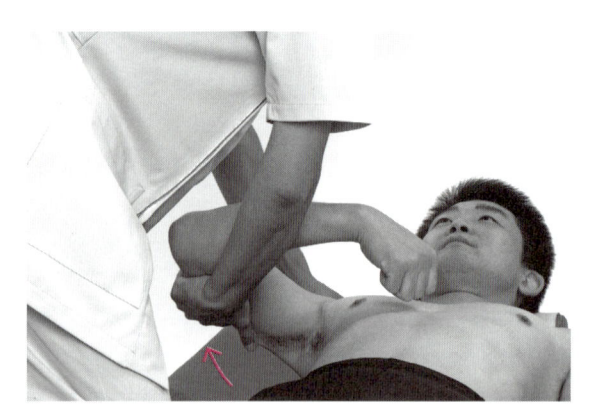

肘関節の動きをよくする関節運動

肘関節を伸展させる関節運動

麻痺側の手関節を持って、肘関節をしっかり支えて行います。拘縮が強い人の場合、いきなり伸ばそうとすると筋を痛めることがあります。ゆっくり、少しずつ筋が伸びるのを確認しながら行います。

(1) 施術者は麻痺側の手関節を握って、もう一方の手で肘関節を支える。

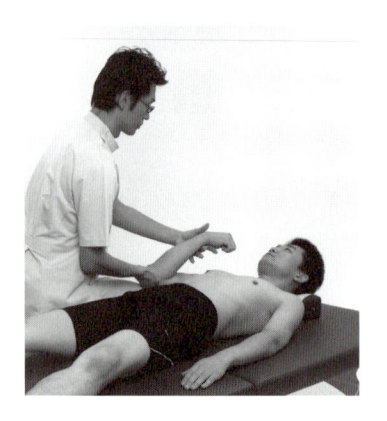

(2) 心の中でゆっくり「いち、にぃ、さん」と数えるくらいのスピードで伸ばす。

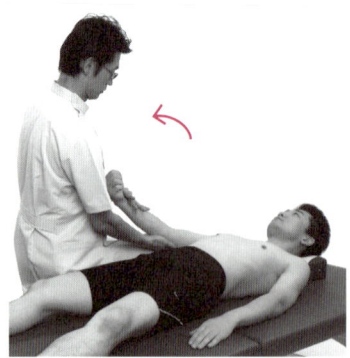

(3) 拘縮が強い場合は上腕二頭筋をよく揉んでほぐすと、肘が伸びやすくなる。

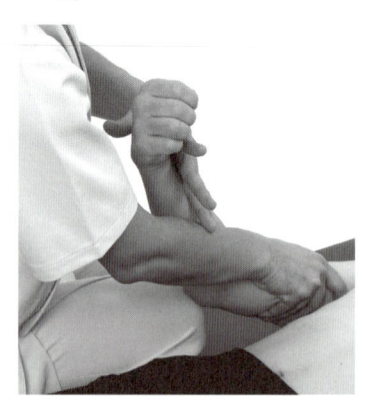

手関節の動きをよくする関節運動

手関節を伸展させる関節運動

拘縮のある手掌に指を差し入れ、もう一方の手で手関節をしっかり握って固定し、手掌を拡げるようにして、手関節を伸展させます。拘縮が強い場合は、前腕前面の筋肉をよく揉んでほぐしてから行うと、伸展しやすくなります。

(1) 施術者は麻痺側に座って左手でしっかり手関節を握る。

(2) 右手の指を拘縮のある手掌に差し入れる。

(3) 差し入れた指を手前に返すようにして、手関節をゆっくり伸展させる。

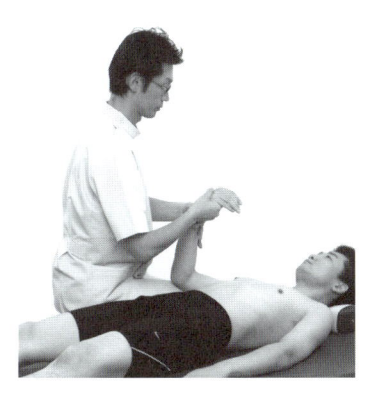

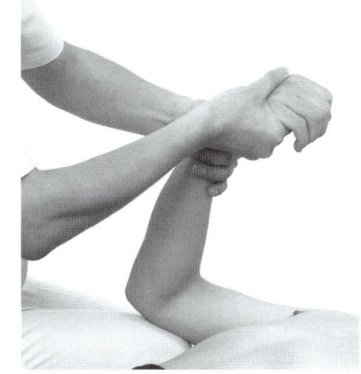

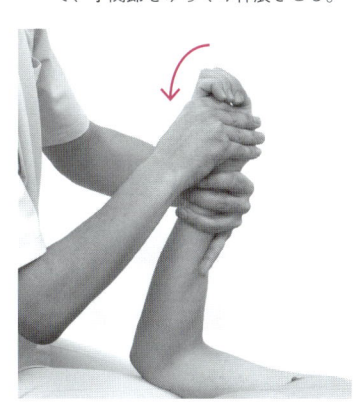

手指を開きやすくする関節運動

手指が開きやすくなると、手掌の清潔が保てるようになります。

手指① 手指を開く関節運動

手指と手掌の間に、施術者の手指を差し入れ、ゆっくりと開きます。指先だけ持って行うと痛みが出ることがあるので、指全体を持って行います。

(1) 施術者は麻痺側に座って両手で手を握る。

(2) 左手で患者の母指球を握り、右手を示指から小指までの4本の指に差し入れる。

(3) 患者の4本の指を持ってゆっくり開く。〈注意！〉痛みが出やすいので、指先を持たないようにする。

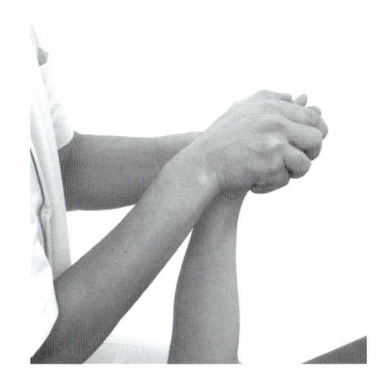

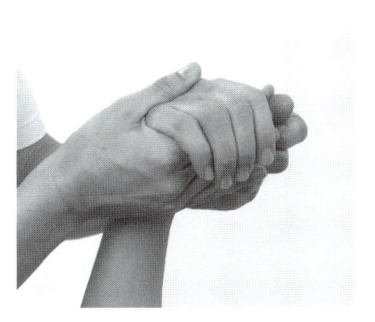

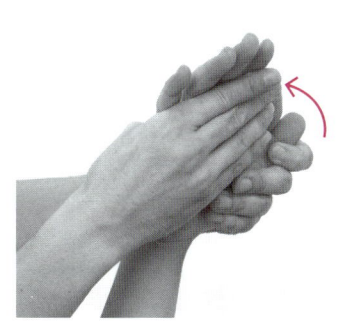

手指②　拘縮が強い場合

なかなか開かない場合は、いったん手の甲を押して手関節を屈曲させると筋が伸び、指が開きやすくなります。

(1) 右手で患者の前腕を支え、左の母指で患者の手背を押す。手関節が屈曲して指が開きやすくなる。

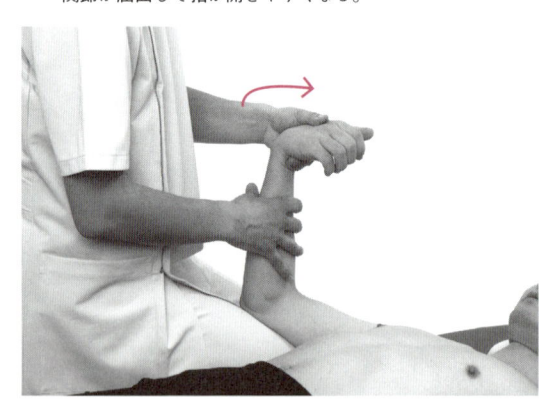

(2) 左手で患者の母指を握り、右手で残りの4本の指を包むように握る。

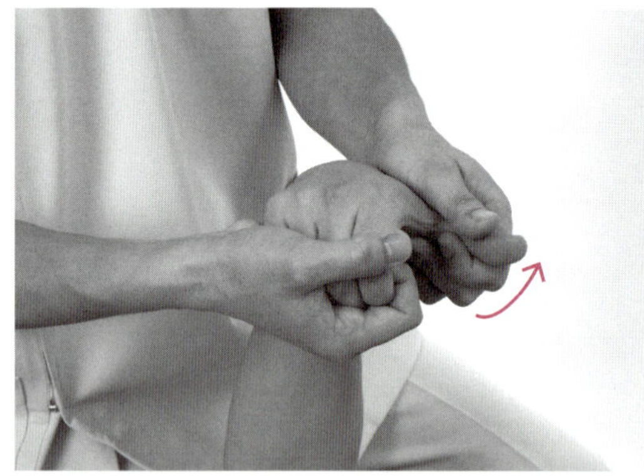

(3) 痛くないか確認しながら少しずつ開く。

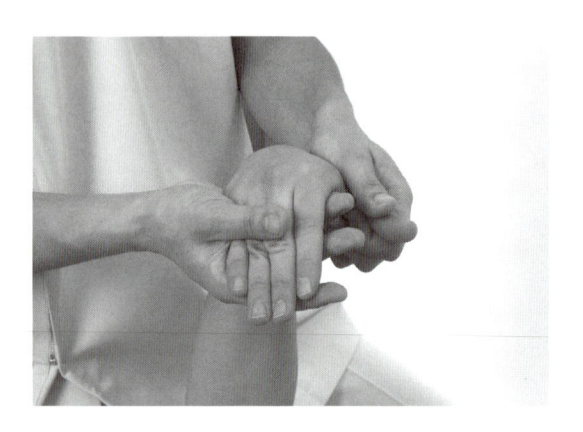

(4) まっすぐに伸びなくても効果はあるので、開く範囲で止め、無理に開かない。

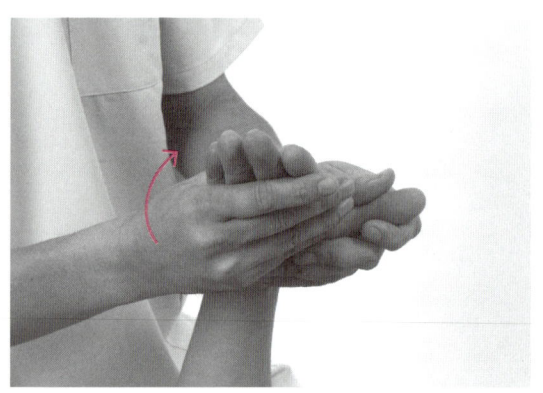

股関節を柔らかくする下肢の関節運動

拘縮があるために歩行が困難な人には、股関節を柔らかくする訓練が役立ちます。拘縮がない人に行えば、転倒予防になります。

股関節①　股関節の関節運動（屈曲）

踵を持ちながら股関節と膝関節を屈曲していきます。

(1) 患者の膝窩と踵を持って、下肢を持ち上げる。

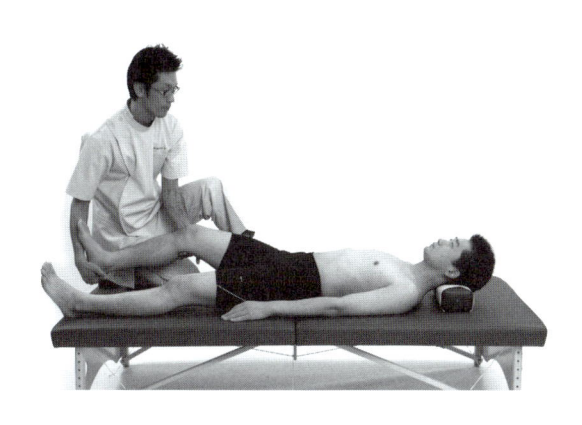

(2) 膝関節を屈曲し、股関節を同時にゆっくり屈曲していく。

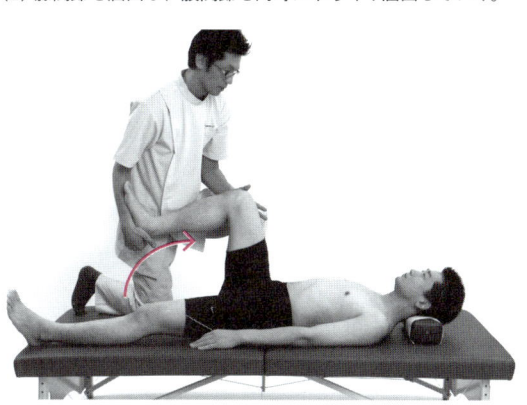

(3) 膝関節と股関節をさらに屈曲させる。深く屈曲できない時は、(2)の図の角度までにしておく。

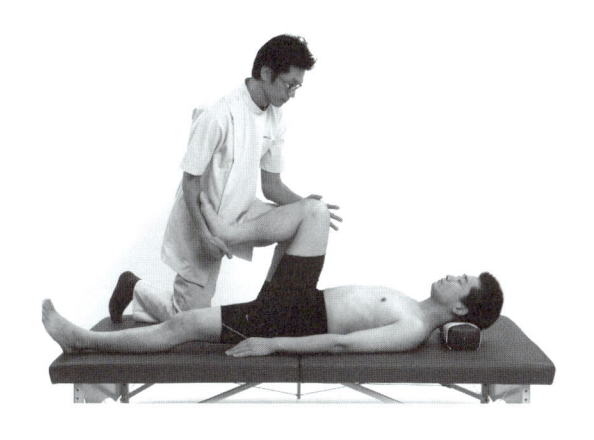

股関節② 股関節の関節運動（外転）

股関節を外転させることで、大腿部内側の筋肉を伸ばします。

（1）施術者は膝窩と足関節を持って、下肢を持ち上げる。

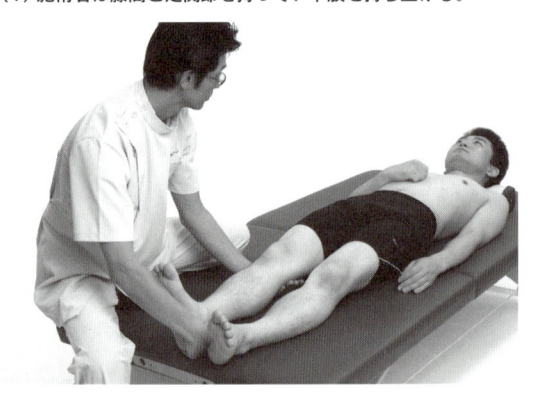

（2）ゆっくり外転していく。

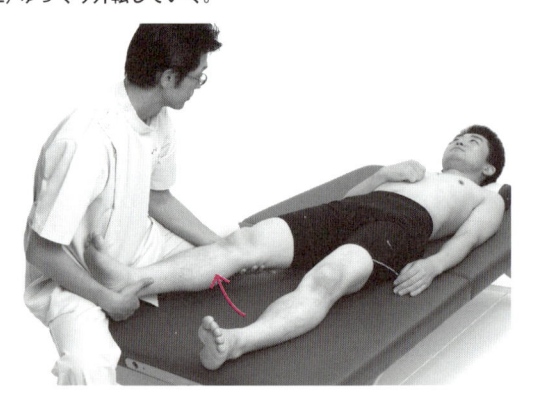

股関節③ 拘縮が強い場合

寝たきりの人の中には、膝が曲がって股関節が開きにくくなっている人がいます。いきなり拡げようとせず、クッションを利用して少しずつ拡げます。

（1）股関節が開きにくい場合は、両膝の間にクッションを挟む。

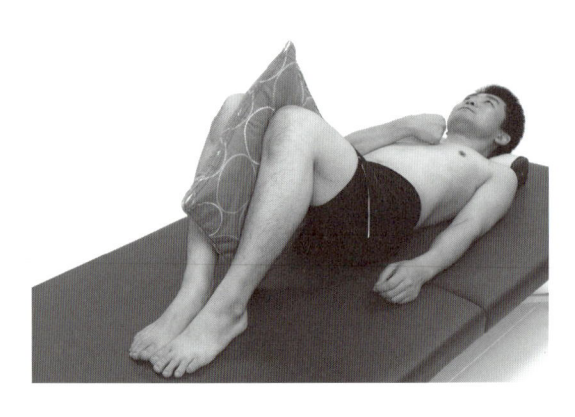

（2）右手は患者の左膝の内側に置き、左手は右膝の内側に置くようにして手をかける。

（3）両手で膝を押していき、徐々に膝を開いていく。筋交いに手を置くと、押す力で足を拡げることができ、力も入りやすく、少しずつ力を加えられる。

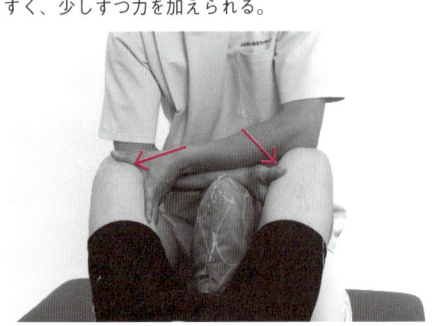

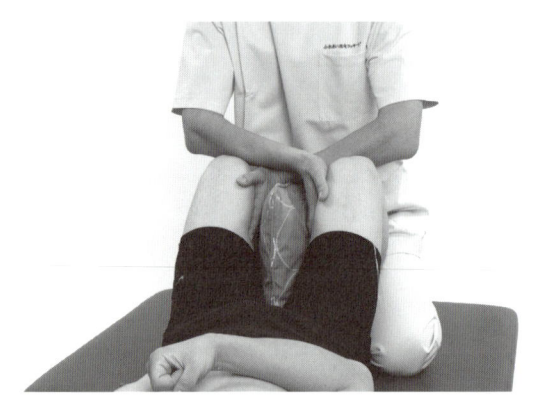

〈注意！〉筋交いにしないと操作しにくい。

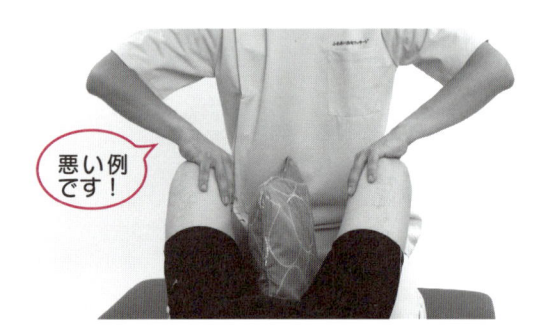

悪い例です！

膝関節の動きをよくする関節運動

膝関節を屈伸させることで、拘縮を柔らげます。無理に押したり引いたりしないようにしましょう。

膝関節① 膝関節を屈曲する関節運動

下腿上部を両手で持ち、膝関節が屈曲するようにゆっくり押していきます。

(1) 膝関節を抱えてゆっくり持ち上げる。

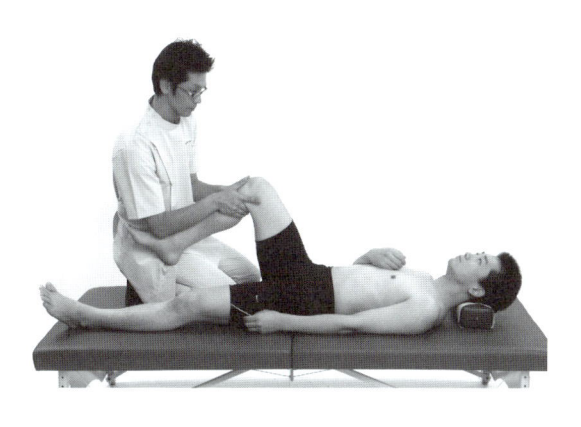

(2) 下腿上部を両手でくるむように持つ。

(3) 押すようにしながら患者の膝関節を屈曲させる。

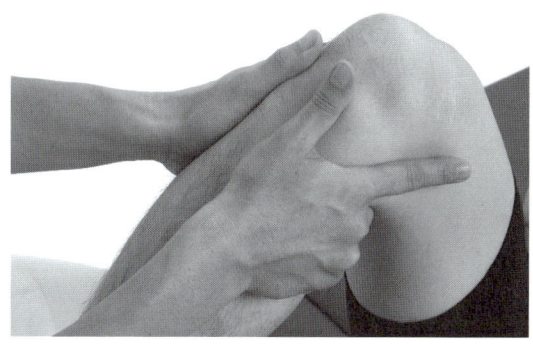

(4) 十分に屈曲させる。〈注意！〉足関節等、膝関節から離れたところを力まかせに押すと、膝関節に負担がかかるので無理はしない。

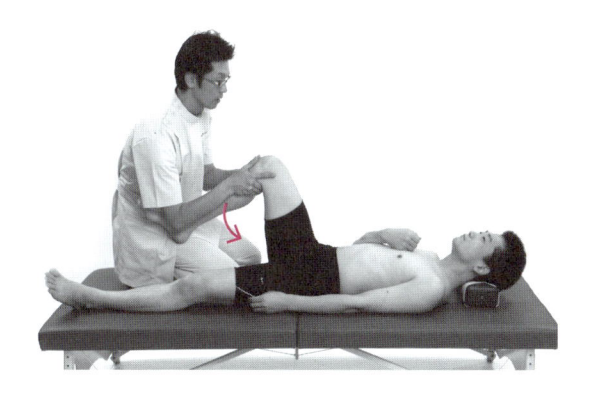

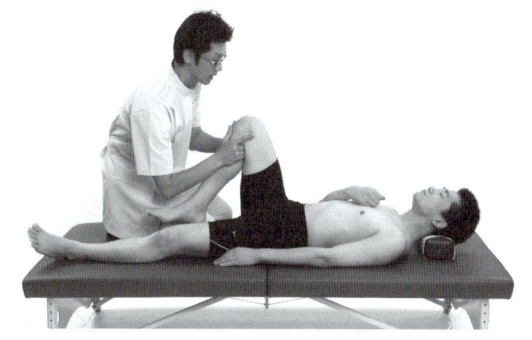

膝関節② 膝関節を伸展させる関節運動

(1) 施術者は左手を大腿前面下部に置き、右手で腓腹筋上部を支える。

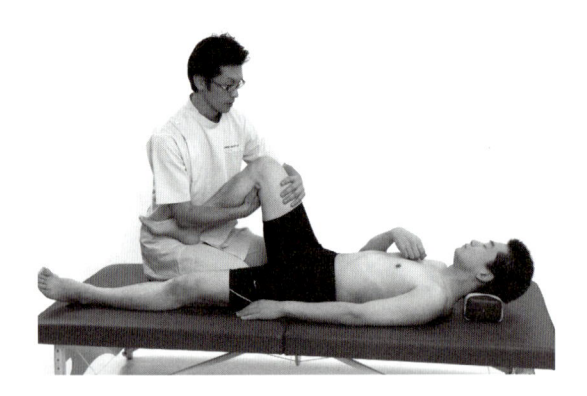

(2) 後方に重心移動しながら腓腹筋を手前に引く。〈注意！〉伸びないからと上から無理に押すと、骨折の怖れが出てくるので、無理に押さない。

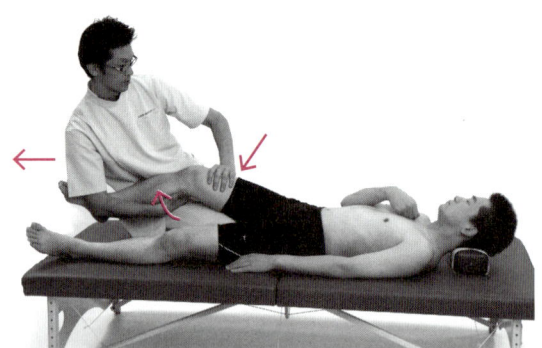

足関節・足趾の動きをよくする関節運動

　アキレス腱を伸ばして足関節を動きやすくします。足趾を訓練する際は、1本ずつ持って行うと趾を痛めることもあるので、5本の趾を全部持って行います。

足関節を背屈させる関節運動
〈膝関節を屈曲して行う方法〉ヒラメ筋を伸ばすやり方

(1) 左手で足関節を支え、右手で踵を持つ。

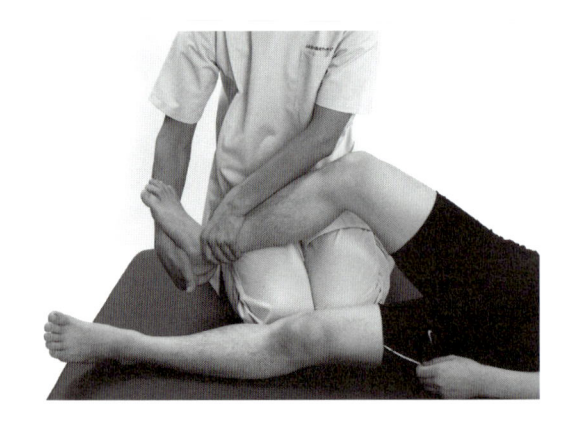

(2) 足底を押しながら、足関節を背屈させてヒラメ筋を伸ばす。施術者は体を傾け、自分の体重を利用する。

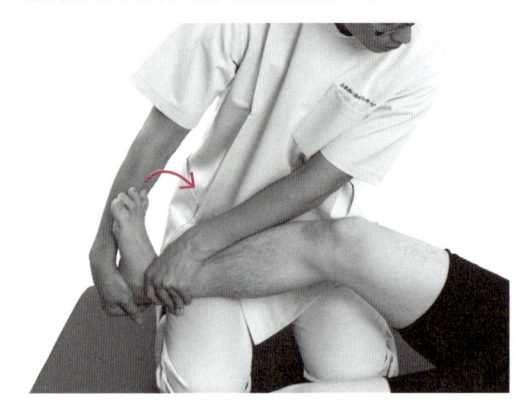

〈膝関節を伸展して行う方法〉腓腹筋を伸ばすやり方

(1) 患者の膝関節を伸展させ、下肢を持ち上げる。

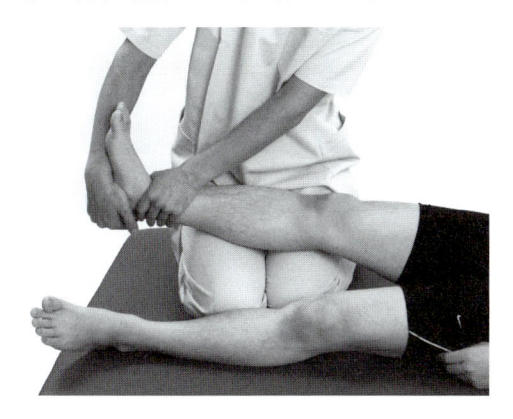

(2) 足底を押しながら、足関節を背屈させて腓腹筋を伸ばす。

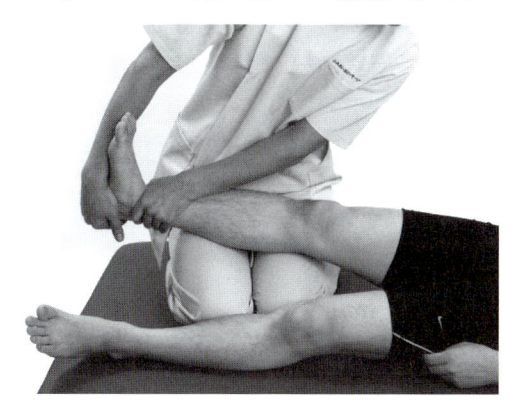

足趾の動きをよくする訓練

　　片方の手で土ふまずを押さえ、反対側の手で足趾を全部握り、ゆっくり屈曲してから伸展させます。

(1) 左手で土ふまずを持ちながら、右手で足趾全部を握る。

(2) 足趾をゆっくりと屈曲させる。

(3) 足趾をゆっくりと伸展させる。

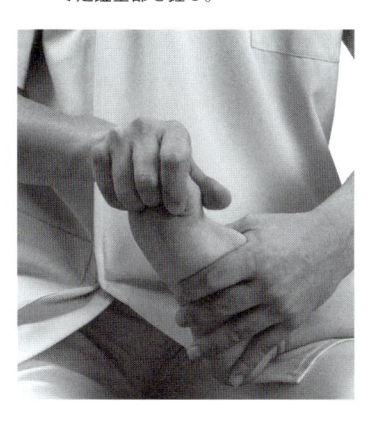

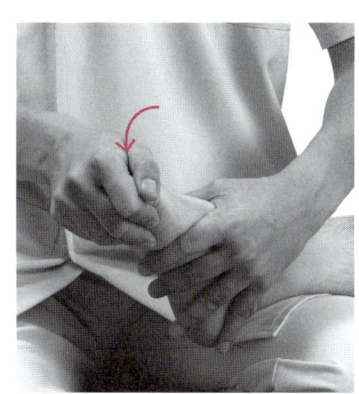

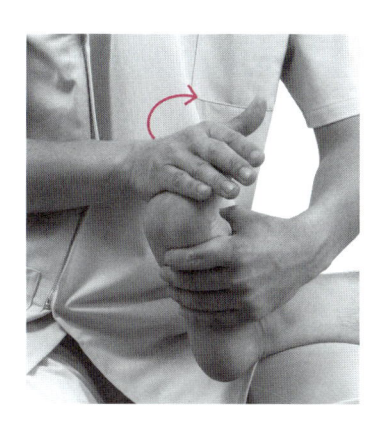

衰えた筋力を回復させる筋力増強訓練とは？

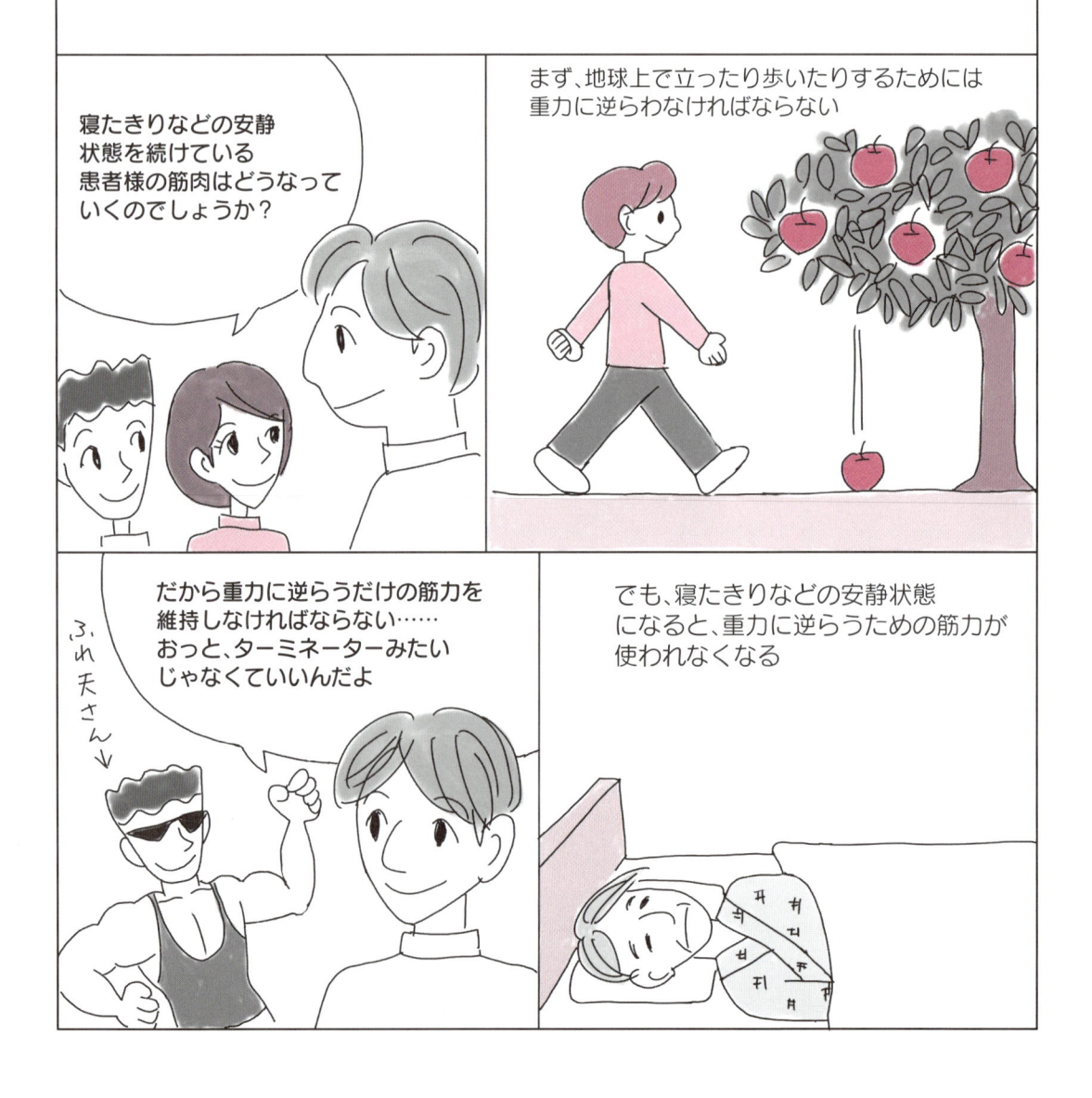

寝たきりなどの安静状態を続けている患者様の筋肉はどうなっていくのでしょうか？

まず、地球上で立ったり歩いたりするためには重力に逆らわなければならない

だから重力に逆らうだけの筋力を維持しなければならない……おっと、ターミネーターみたいじゃなくていいんだよ

←ふれ天さん

でも、寝たきりなどの安静状態になると、重力に逆らうための筋力が使われなくなる

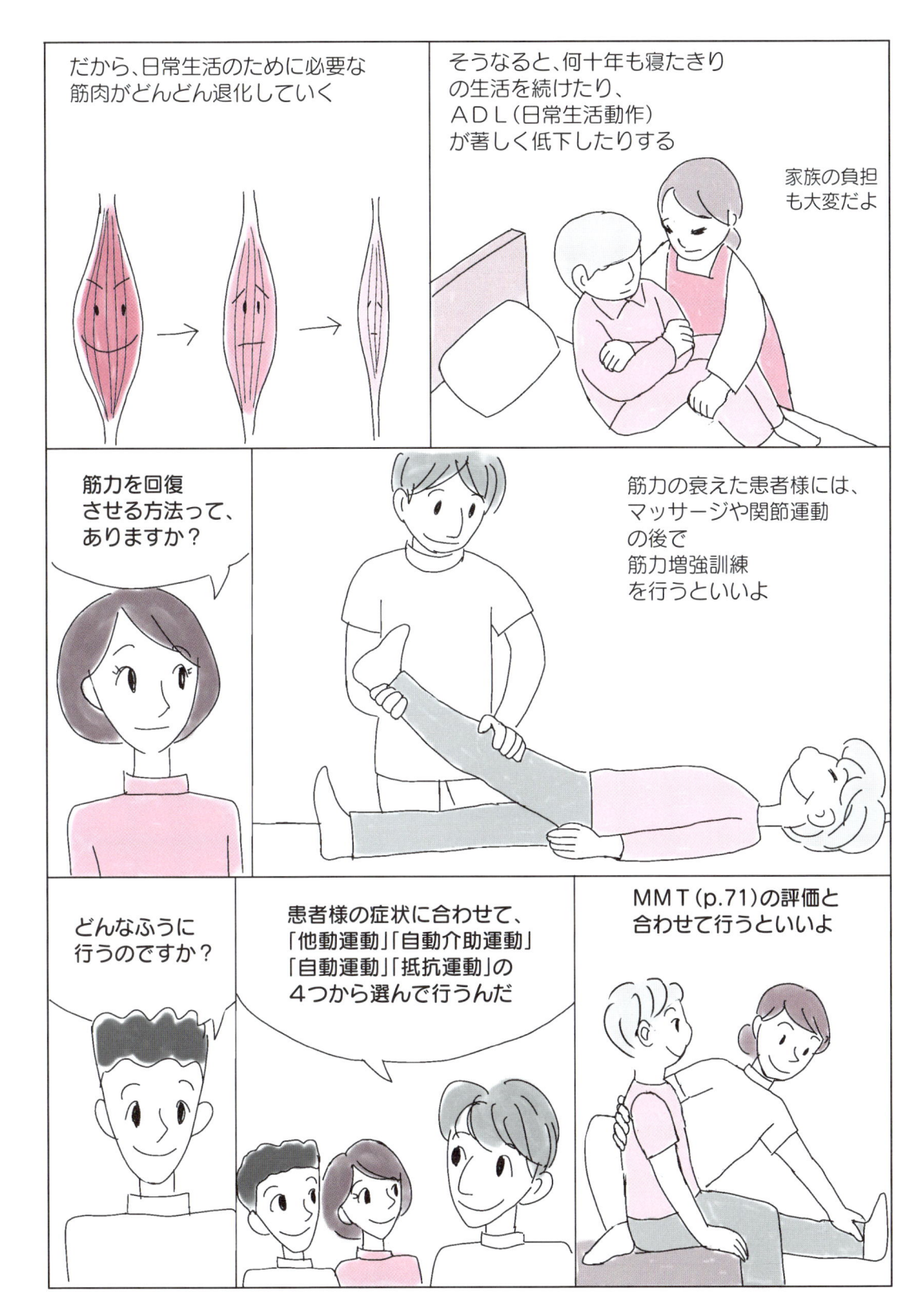

第3章 在宅マッサージに必要なテクニック

だから、日常生活のために必要な筋肉がどんどん退化していく

そうなると、何十年も寝たきりの生活を続けたり、ADL（日常生活動作）が著しく低下したりする

家族の負担も大変だよ

筋力を回復させる方法って、ありますか？

筋力の衰えた患者様には、マッサージや関節運動の後で筋力増強訓練を行うといいよ

どんなふうに行うのですか？

患者様の症状に合わせて、「他動運動」「自動介助運動」「自動運動」「抵抗運動」の4つから選んで行うんだ

MMT（p.71）の評価と合わせて行うといいよ

3 衰えた筋力を回復させる筋力増強訓練

疾病や外傷の後で麻痺が起こったり、長期間ベッドで安静にしていなければならなかった人には、筋力の衰えがよく見られます。筋力増強訓練は、衰えた筋力を強化することを目的に行う訓練です。

▍筋力を増強させる4つの運動

施術の基本的な流れとして、マッサージや関節運動のあとで筋力増強訓練を行います。衰えた筋力を強化するには、次の4種類があります。

①他動運動
施術者や器具によって動かし、筋肉の自動収縮は伴いません。筋肉を弛緩させて力を抜き、痛まない範囲でできるだけ大きく運動を繰り返します。

②自動介助運動
施術者や器具の介助のもとに、筋肉の自動収縮によって行われる運動です。

③自動（自由）運動
自分で行う運動で、介助も抵抗も伴わない、自主的な運動です。

④抵抗運動
自分で行う運動に、徒手または機械による抵抗が加わったものです。
筋力増強訓練は、MMT（p.71）の評価と合わせて行うとよいでしょう。

▍主な抵抗運動（MMT：レベル4、5向き）

他動運動（MMT：レベル0向け）、自動介助運動（MMT：レベル1、2向け）、自動運動（MMT：レベル3向け）は「関節運動」（p.99～109）をもとに行えるので、ここではMMTのレベル4、5の患者に用いる抵抗運動について写真入りで説明します。

どの抵抗運動も、最初に関節可動域を確認してから行います。これも患者の状態によって選び、組み合わせて施術します。

肩関節の屈曲・外転　〔作用筋〕三角筋、棘上筋

側屈や体幹が後ろに下がるなどの代償動作が起こらないように、目で確かめながら圧をかけます。肘関節に屈曲拘縮があるときは、肩関節と肘関節の周囲に手を添えます。亜脱臼のときは無理に行わないようにします。

〔屈曲〕
(1) 施術者は患者の上腕部に手を置き、前腕部で手を支える。 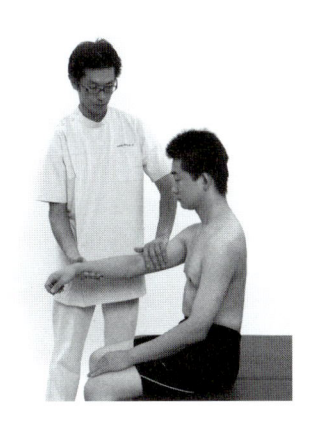
(2) 上腕部に置いた手に抵抗をかけ、それに対して反発してもらうように肩の屈曲運動を行う。

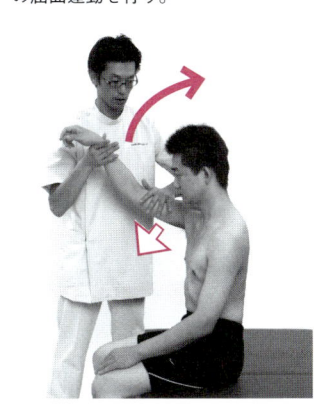

〔外転〕
上腕に、下方に押すように抵抗をかけ、それに対して反発するように手を上げてもらう。

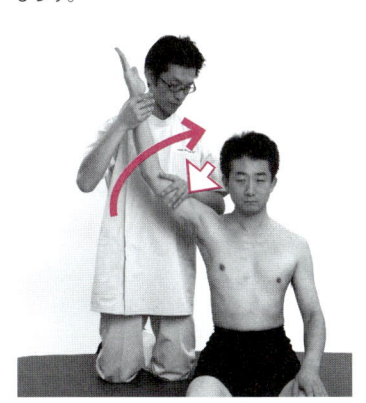

肘関節の屈曲　〔作用筋〕上腕二頭筋

(1) 施術者は肘下と前腕を支える。 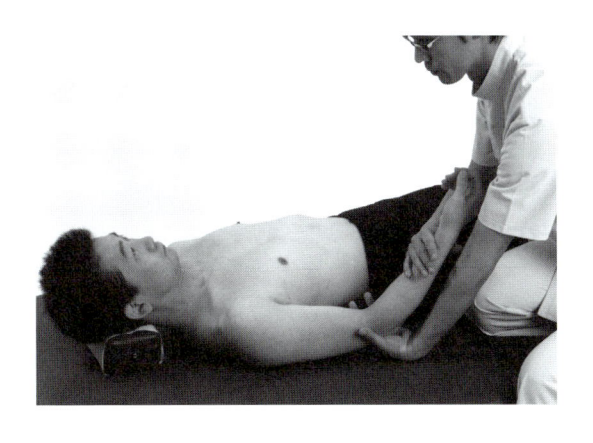
(2) 前腕に置いた手を床に下ろすように抵抗をかけ、それに反発するように訓練する。

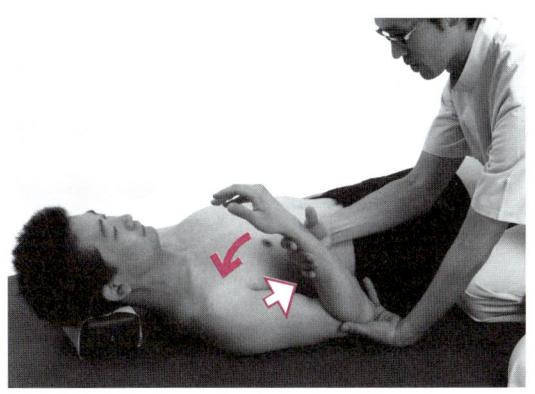

➡ 動作、⇨ 抵抗をかける方向を示す（以下同）

手関節の掌屈　〔作用筋〕円回内筋、橈側・尺側手根屈筋、長掌筋

(1) 施術者は患者の手を握り、もう一方の手は橈骨茎状突起の下あたりを握り、手関節を保護する。

(2) 施術者は背屈方向に抵抗をかけ、それに反発するように掌屈してもらう。

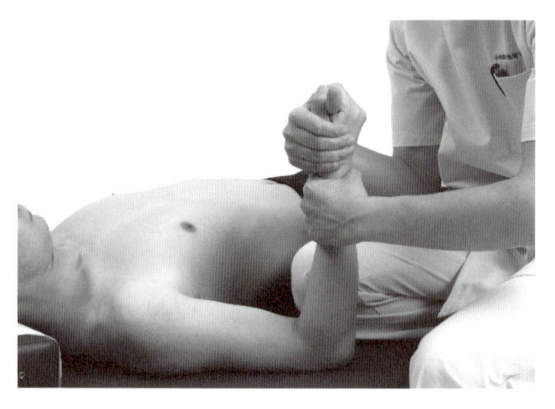

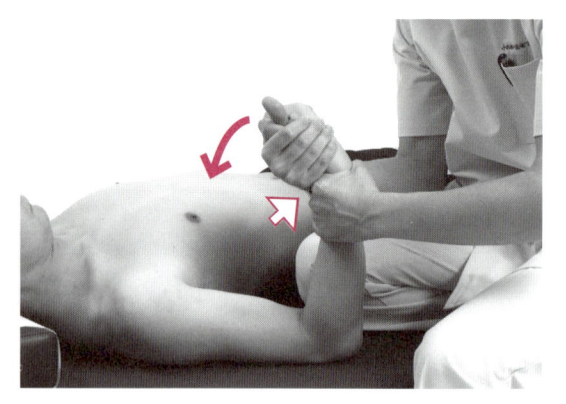

股関節・膝関節の屈曲・伸展

〔作用筋〕腸腰筋、大腿四頭筋、縫工筋、ハムストリングス

関節リウマチ、変形性関節症（炎症性・疼痛を伴う場合、人工関節置換後）の患者には無理に行わないようにします。そのような患者の場合は、等尺性運動（関節の角度は変えず圧だけを加える）が有効です。

(1) 施術者は膝関節の下と踵骨の部分に手を置き、まず屈曲肢位にもっていく。

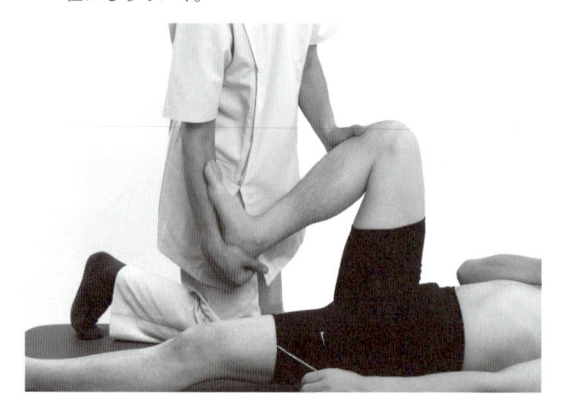

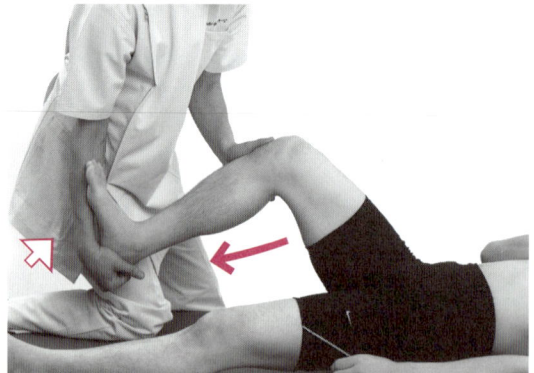

(2) 伸ばす方向と反対方向に圧をかけてから、伸展してもらう。圧を入れるのは、踵の方の手だけでよい。

背臥位での下肢の挙上＝股関節の屈曲　〔作用筋〕腸腰筋、縫工筋、薄筋

腰痛症や関節リウマチ・変形性関節症（炎症性・疼痛を伴う場合、人工関節置換後）の患者には無理に行ってはいけません。そのような場合は等尺性運動が有効です。

(1) 患者の大腿部前面と足関節に手を添える。

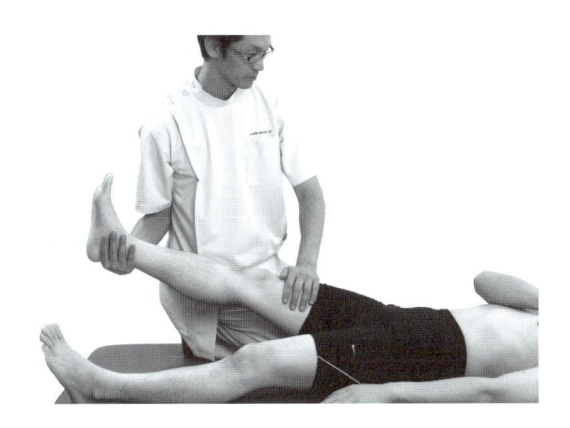

(2) 大腿前面に置いた手を押して、抵抗をかけながらそれに反発するように下股を挙上してもらう。

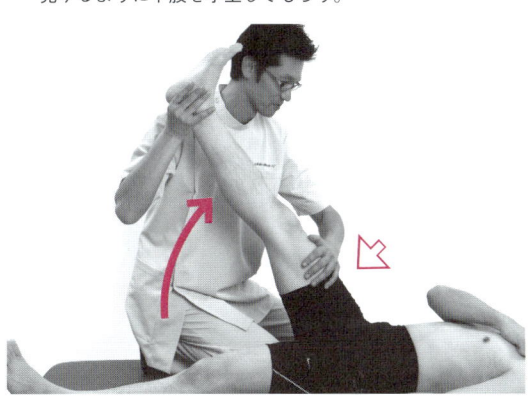

側臥位での下肢の挙上＝股関節の外転

(1) 施術者は足関節内側と大腿部外側に手を置き、患者に股関節を外転してもらう。

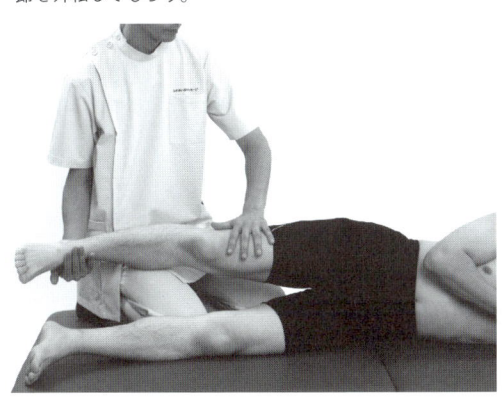

(2) 大腿部に置いた手でベッドの方向に抵抗をかけ、それに反発するように下股を挙上してもらう。

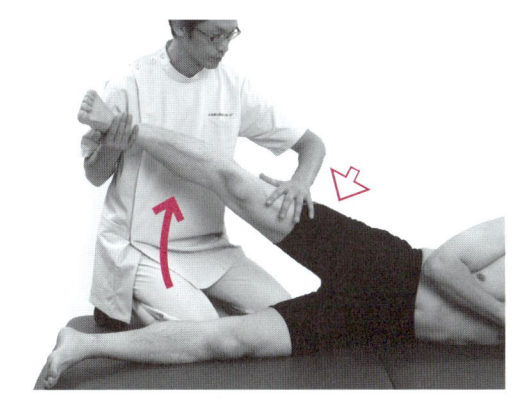

側臥位での下肢の挙上＝股関節の伸展

(1) 施術者の手で患者の膝関節内側を支え、もう一方の手は殿部に置く。

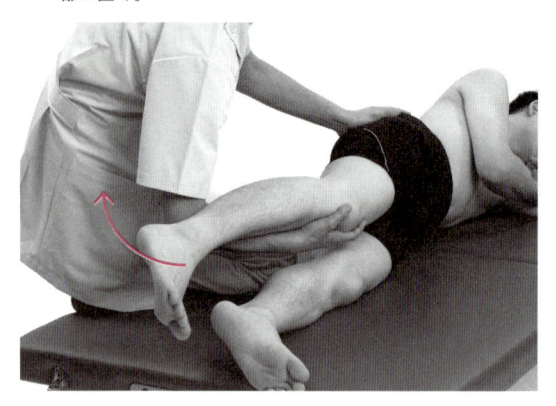

(2) 下肢を伸展してもらう。患者自身の体重だけで十分に抵抗になるので、施術者は抵抗をかけずに行う。

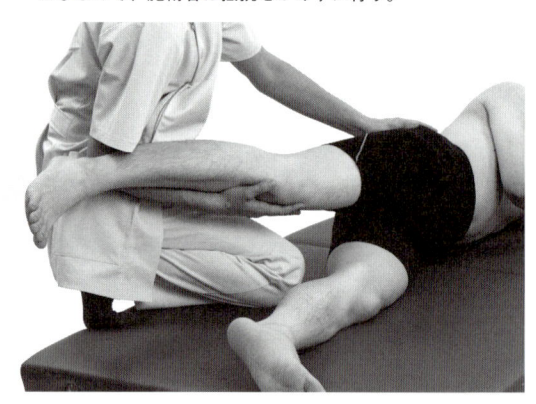

パテラセッティング＝膝関節の伸展　〔作用筋〕大腿四頭筋

(1) 膝蓋骨の動きをチェックしながら周囲の筋をゆるめる。

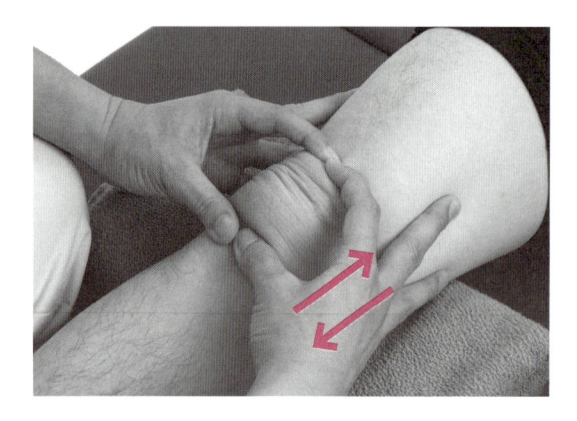

(2) 下に敷いたタオルを押し込むようにして、膝関節を伸展させる。

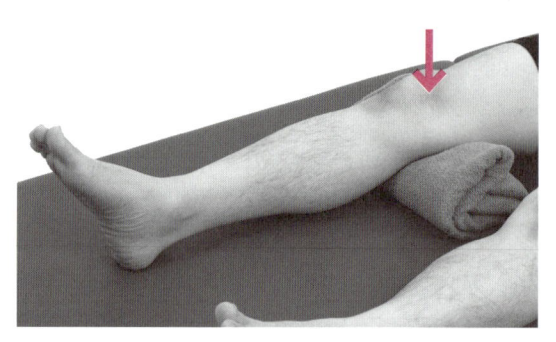

〔発展型〕
足関節を背屈させた状態で行う。

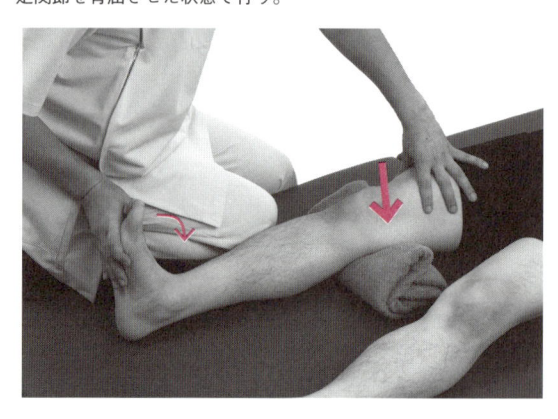

骨盤挙上運動（ブリッジング）
〔作用筋〕脊柱起立筋、大殿筋、ハムストリングス

(1) 患者に背臥位で膝を立ててもらう。施術者はその足を囲うように座り、膝関節のまわりに腕を添えて、下肢の外転・外旋を防ぐ。

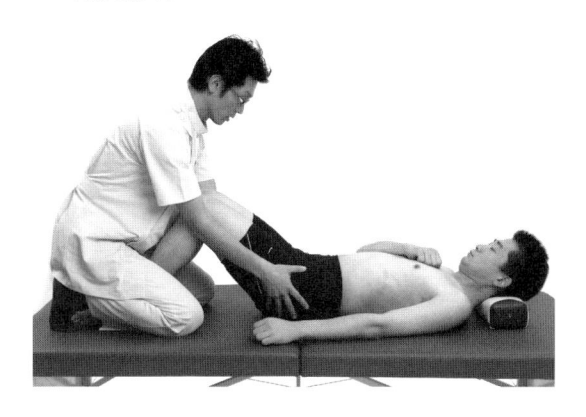

(2) 骨盤を挙上してもらう。または膝関節を施術者側へ押し出すように、骨盤を挙上してもらう。

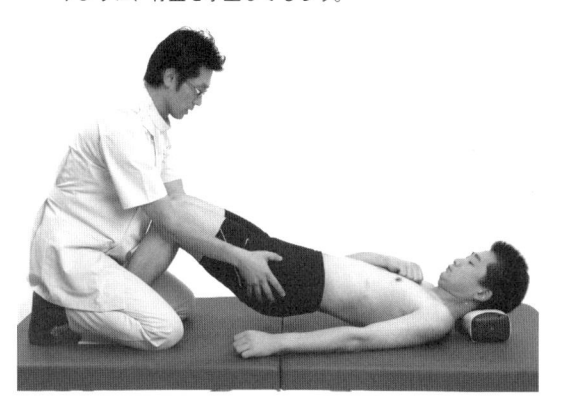

4 覚えておきたい基本動作訓練の基礎知識

基本動作訓練はどちらかというと理学療法の領域です。しかし知識として知っていれば、患者への施術に役立つことも多いものです。

マッサージ師も知っておきたい基本動作訓練

　基本動作訓練には、寝返り、起き上がり、ベッド上の移動、座位、立ち上がりなどの起居起立動作訓練と、車椅子への移乗動作、歩行などの移動動作訓練が含まれます。病院などの保険医療機関で行われているリハビリテーションがこれにあたります。最初は介助して寝返り、起き上がり、ベッド上の移動などの動作を指導し、徐々に自力で行えるように訓練していきます。

　基本動作訓練はどちらかというと、理学療法士が担当するものとされています。しかし、在宅の患者にとっては大切な訓練ですから、知識として知っていればよりよい施術につながります。

パターン①　寝たきりの状態（臥床期）の運動療法
寝返り（以降、右側に麻痺がある場合とする）

(1) 健側の膝を曲げて足部を患側下肢の下に入れ、健側の手で患側の手を握り、顔を寝返りする方に向ける。

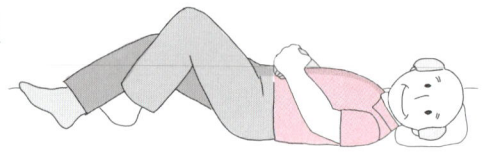

(2) 両腕を顔の上あたりまで持ち上げる。

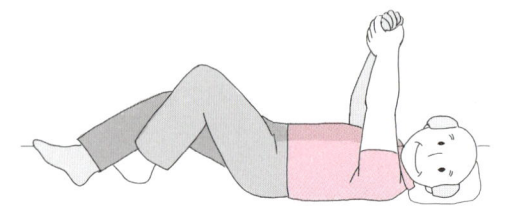

(3) 健側に腕を倒し、同時に健側の足で患側の足をすくって、下肢を健側に倒す。

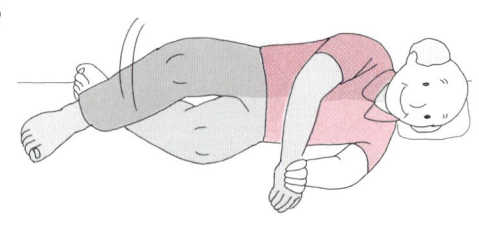

起き上がり

(1) ベッドから落ちないように十分に余裕を持たせ、麻痺のない側に体をずらす。

(2) 健側の手で患側の手を握り、患側下肢の下に健側下肢を滑り込ませて、健側に寝返りする。

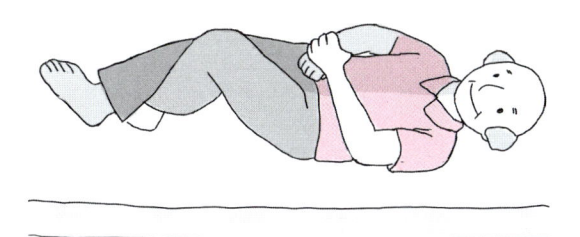

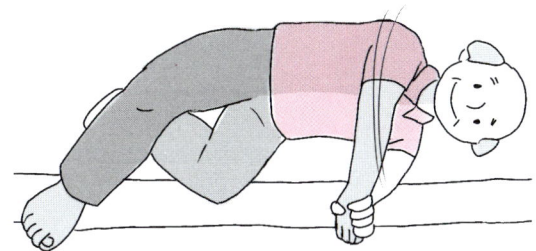

(3) 健側のひじをついてから、手の方へ体重を移しながら肘関節を伸ばして、上半身を起こす。

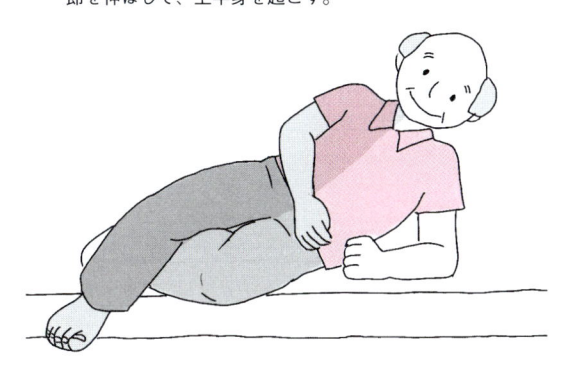

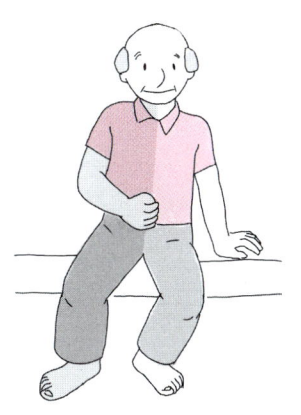

(4) 健側の足で患側の足をすくって床に下ろす。

パターン② 座位が自力で可能になったら
座位保持

端座位（足を下ろして座っている状態）の時は、両足底が踏みしめられるように、低いベッドを使用するか、足台を用意して必ず床につけるようにする。特に患側下肢への荷重は尖足の予防に有効。

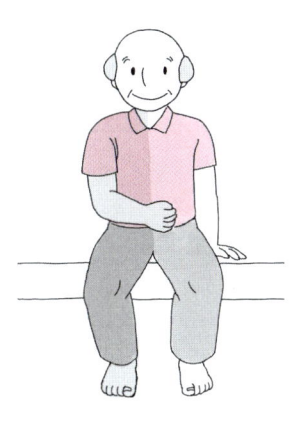

座位バランス①体幹へのアプローチ

座位を保持した状態で体幹の屈曲（右図）や回旋、麻痺側への荷重（左図）などを行う。患者の足底を床につけ、健側の手をベッドにつかせるか手すりを握ってもらう。

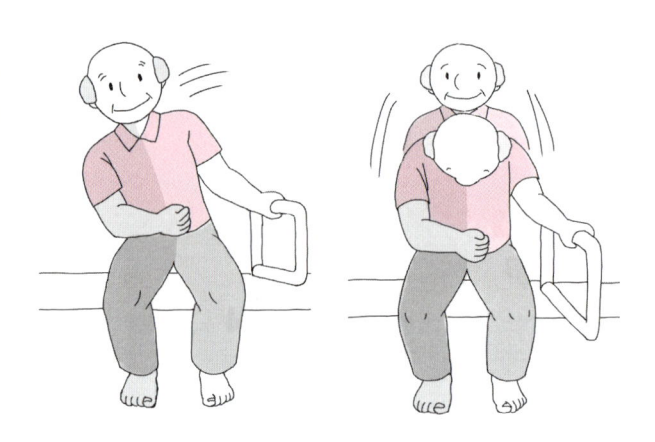

座位バランス②座位耐性へのアプローチ

　座位バランス①と並行して、座位保持時間を伸ばす訓練を行います。食事の時間を利用するとよいでしょう。

　ベッド上での座位保持が30分以上できるようになったら、車椅子での座位保持時間の延長をはかります。

座位バランス③下肢へのアプローチ

　安定して座位を保持できる患者には、下肢の運動を行ってもかまいません。健側下肢（患側が随意運動ができれば患側下肢も行う）、体幹筋の廃用性萎縮の予防と筋力増強を目的に、筋力訓練を行います。

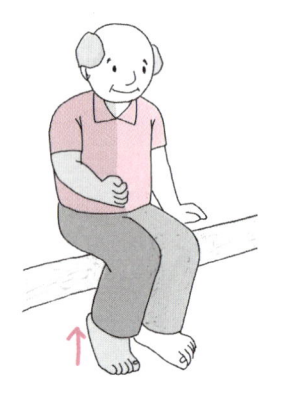

踵を上げる運動　　　　　　　　　　股関節を外に開く運動

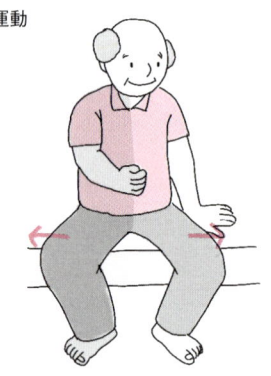

起立訓練

端座位をとれるようになったら、起立訓練をはじめます。最初は立ち上がりやすいように、座面の高いいすなどを用意するとよいでしょう。

(1) 健側上肢で手すりを握る。

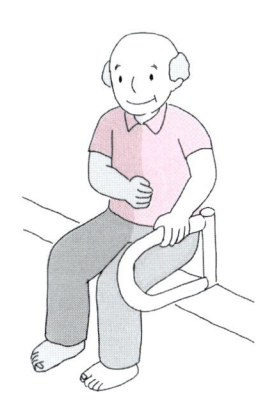

(2) 健側の足を患側よりも少し後ろに引く。

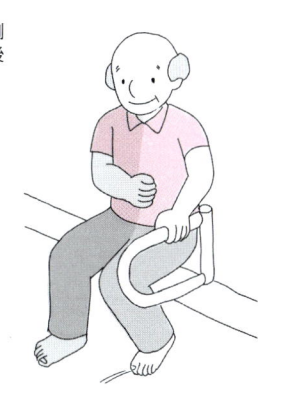

(3) 体幹を前傾させる。

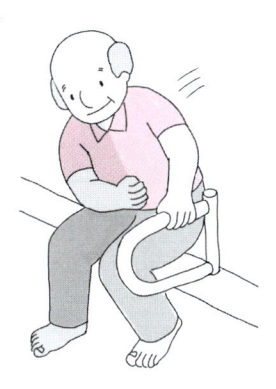

(4) 健側下肢でしっかり体重を支えて立ち上がる。

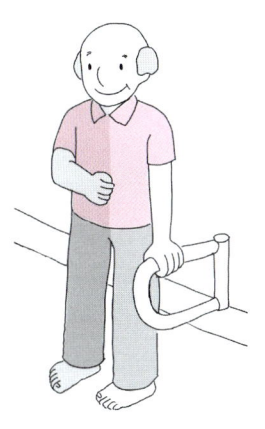

立位バランス

立位を保持した状態で、スクワットやかかと上げ、片足立ち、足踏み、麻痺側への荷重などを行う。

(1) 健側上肢で手すりを握った状態で、健側下肢での立位保持を練習する。

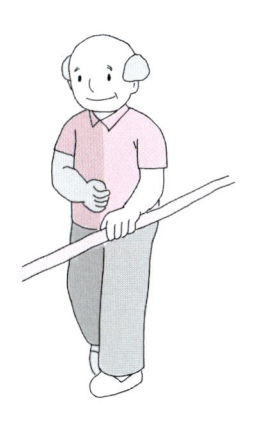

(2) 健側下肢での立位保持が可能になったら、患側下肢への体重移動を行って、患側下肢でも体重を支えられるように訓練する。

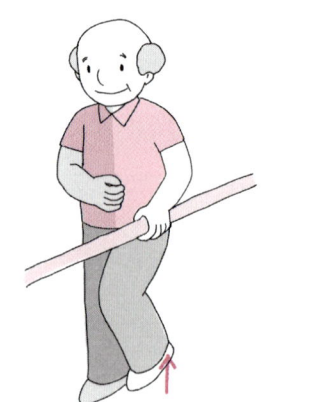

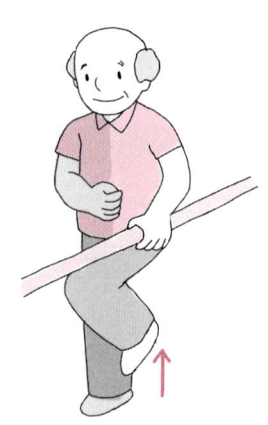

歩行訓練

患者の評価に合わせて、前方歩行、横歩き、後方歩行、腿上げ歩行、大また歩き、踏み台昇降などを行う。

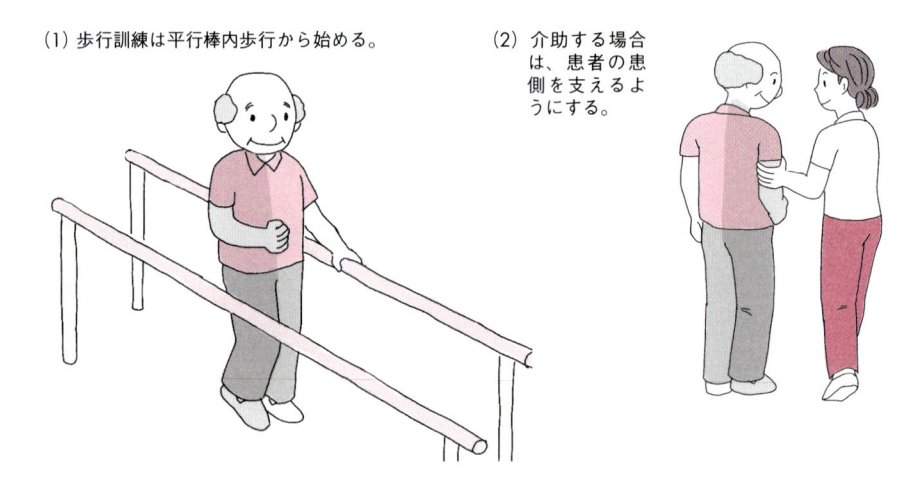

(1) 歩行訓練は平行棒内歩行から始める。

(2) 介助する場合は、患者の患側を支えるようにする。

移乗動作訓練

　移乗動作訓練とは、ベッドから車椅子に移るなど、ある場所から隣接した他の場所に移るときに用いられる動作です。この動作を獲得することが、ADLの拡大につながります。脳卒中の患者に対する運動療法のプログラムの中でも、最も重要なものの1つです。

　介助によって起立と立位保持が可能になったら、まずベッドから車椅子への移乗動作訓練を行います。

(1) ベッドの端に座った患者の健側のななめ前に車椅子を置く。車輪はロックしておく。

(2) 車椅子の遠い方の肘台を利用して立ち上がる。

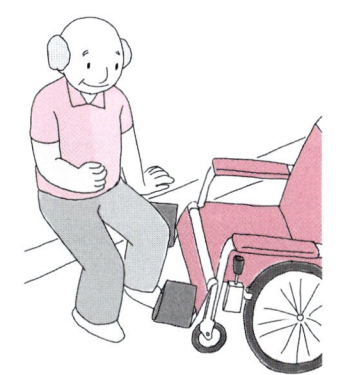

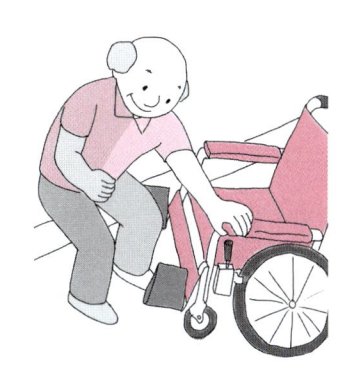

(3) 体を健側の方向へ回旋して座る。健側の足を使って、患側の足を足台に乗せる。

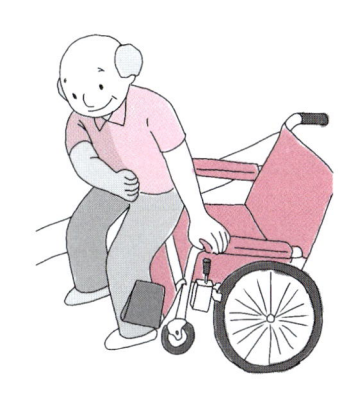

ADL訓練

　立位のバランスや、車椅子への移乗などの訓練によって、ADLは飛躍的に高まります。

　ベッドから車椅子に移乗してトイレや洗面所まで移動し、さらに便器で排泄したり、洗面所で歯みがきや洗面などができます。立位バランスが確立していれば、衣服の上げ下げも自力でできます。

　また、麻痺が利き手にある場合は、麻痺側の上肢を補助手として利用することを指導すると同時に、利き手交換（利き手が右で麻痺側の場合、利き手ではない左上肢を利き手として再教育すること）を積極的に行います。

在宅マッサージに欠かせないリスク管理の知識

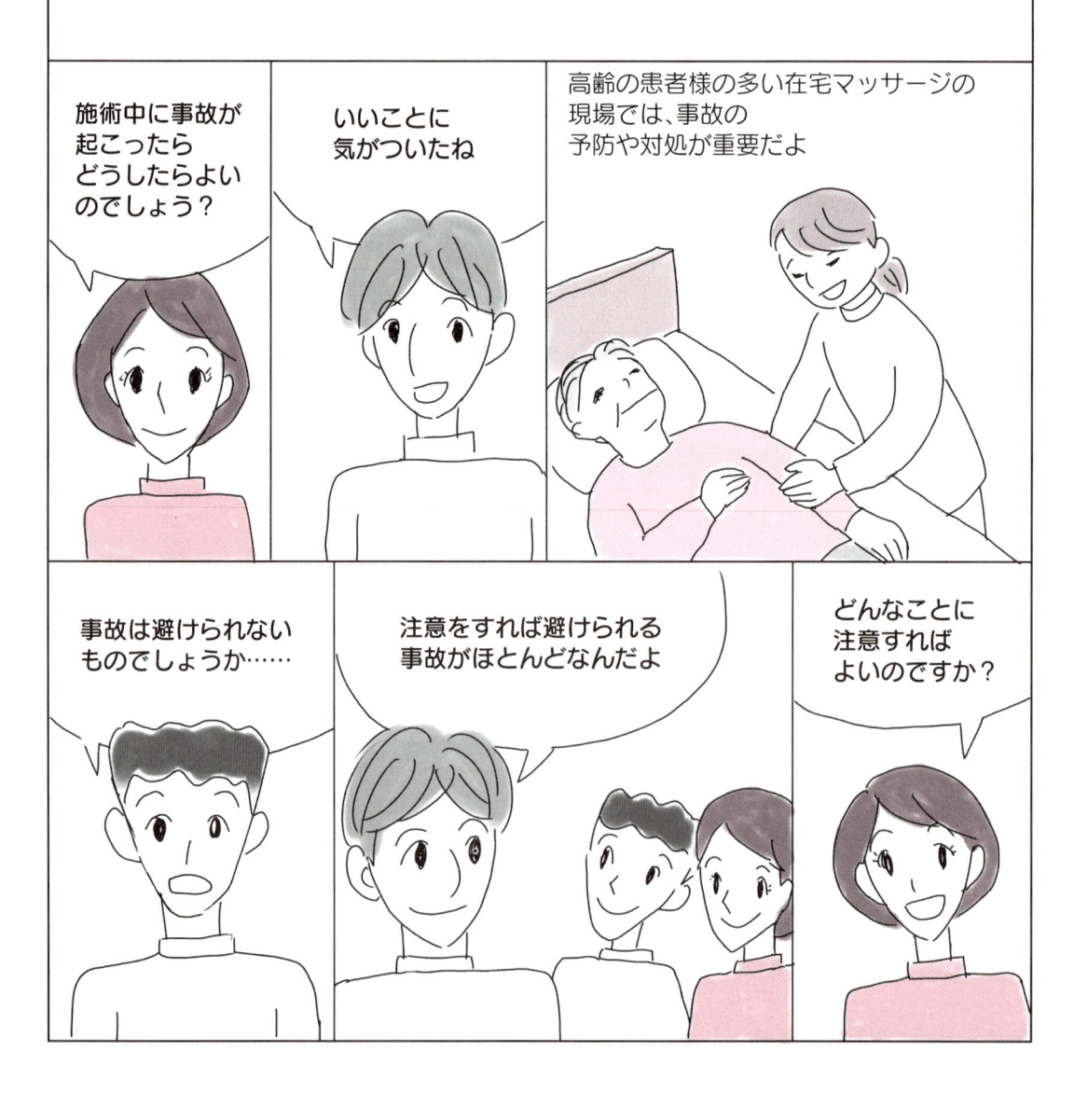

施術中に事故が起こったらどうしたらよいのでしょう？

いいことに気がついたね

高齢の患者様の多い在宅マッサージの現場では、事故の予防や対処が重要だよ

事故は避けられないものでしょうか……

注意をすれば避けられる事故がほとんどなんだよ

どんなことに注意すればよいのですか？

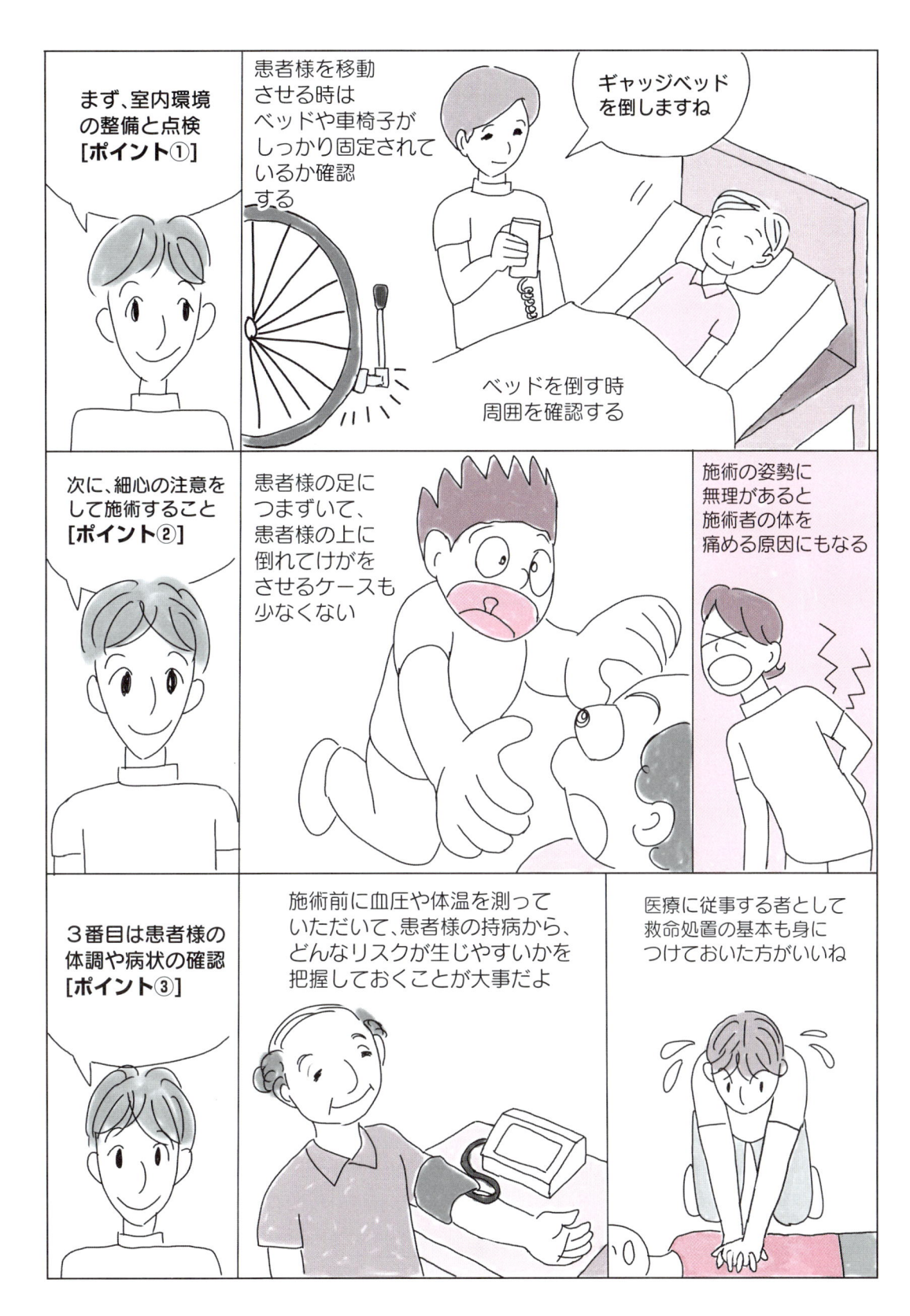

まず、室内環境の整備と点検
[ポイント①]

患者様を移動させる時はベッドや車椅子がしっかり固定されているか確認する

ギャッジベッドを倒しますね

ベッドを倒す時周囲を確認する

次に、細心の注意をして施術すること
[ポイント②]

患者様の足につまずいて、患者様の上に倒れてけがをさせるケースも少なくない

施術の姿勢に無理があると施術者の体を痛める原因にもなる

3番目は患者様の体調や病状の確認
[ポイント③]

施術前に血圧や体温を測っていただいて、患者様の持病から、どんなリスクが生じやすいかを把握しておくことが大事だよ

医療に従事する者として救命処置の基本も身につけておいた方がいいね

5 リスク管理─事故の予測と予防、起こった時の対処法

「患者に姿勢を変えてもらった拍子にベッドから落ちた」「関節運動の後で痛みが強くなった」等、施術の現場にはリスクが数多く存在します。しかし、多くは予防可能です。その因子をよく踏まえ、対処することで、在宅マッサージでの事故はかなり予防できます。

リスク管理を実践するための3つの柱

「このくらいなら大丈夫だ」「慣れているから心配ない」という油断や慣れ、過信などによって、思わぬ事故が起こることがあります。安全確認は常に十分に行いたいものです。

さらに、施術する場所が十分に広くない、いろいろなものがあって雑然としている等、環境の不整備によって、事故が起こることもあります。

どんなに慣れていても患者の状態や周囲の環境に気を配って施術することは、事故を未然に防ぐだけでなく、適切な施術にもつながります。次の3点は事故を未然に防ぐために重要なポイントですから、特に注意しましょう。

①室内環境の整備と点検

施術をする前に、施術のさまたげになるものを移動します。終わったらすべて元に戻します。

ギャッジベッドを上げ下げする時や、転落防止柵を取り外す時等は、患者の体が挟まれないか、点滴ラインや導尿カテーテル、酸素チューブなどが引っかかっていないか等の確認をしてください。また、車椅子からベッドに患者を移動させる時は、あらかじめベッドや車椅子がしっかり固定されているかどうかを確認すれば、転倒や転落が予防できます。

②細心の注意を払って施術を行う

刺激が強すぎたり、無理な体位だったり、関節を伸ばしすぎたりすることによって、もみ返し、脱臼、捻挫、関節痛、骨折等が起こることがあります。施術前から終了まで、常に細心の注意を払ってください。

施術時、圧迫する力が強すぎると、筋線維が壊れてもみ返しが起こることがあります。もみ返しは、軽擦を十分にすることによってある程度予防できます。万が一もみ返しを起こし、その部位が熱を持っている時は、患部を冷やしてく

ださい。

　無理な体位によって施術者が体を痛めたり、施術中にバランスを崩して患者にけがをさせる危険もあります。体位を変えた際等には必ず、「姿勢は楽でしょうか」「痛いところはないでしょうか」と聞いてください。言葉が不自由な患者の場合、表情や態度等を観察します。家族や介護者に聞いてもよいでしょう。痛いところがあったり無理な姿勢になったりしていれば、姿勢を変えます。

　関節運動をしているときに関節に無理な力がかかると、脱臼や捻挫、関節痛等の原因になります。特に、麻痺や筋力低下がある患者は肩関節の運動によって、人工骨頭置換術後の患者は股関節の無理な運動によって、脱臼が起こりやすくなります。リウマチの変形のある患者にも注意が必要です。

　もしも脱臼が起こったら、関節を動かさないように固定して、すぐに医療機関を受診します。打撲や関節痛等の腫れや痛みには、「RICE*」の法則を用います。

　麻痺や疼痛、感覚障害、関節拘縮、脱臼、外傷、床ずれなどのある人や、人工関節の手術をした人等は、施術の体位に注意や制限が必要なこともあります。骨粗鬆症の患者は、軽くぶつけただけでも骨折することがありますから、経過をよく観察します。

　やけどは高温の時だけでなく、45℃くらいの低温でも長時間接触していると「低温やけど」が起こります。特に糖尿病の人や、脊髄損傷で温冷覚が麻痺している患者には、気をつけてください。

---

* **RICEの法則**
　「Rest（安静）」「Icing（冷やす）」「Compression（圧迫）」「Elevation（挙上）」の頭文字をとったもので、傷害を負ってから病院を受診するまでの間に、できるだけ患部の炎症や出血を抑える方法です。

Rest（安静）
患部を動かさないように添え木などで固定して安静を保つ。

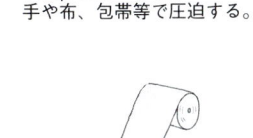

Icing（冷やす）
患部にタオルをのせ、その上を氷で冷やす。

Compression（圧迫）
手や布、包帯等で圧迫する。

Elevation（挙上）
患部を心臓よりも高くする。

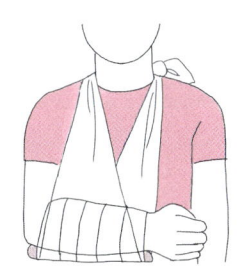

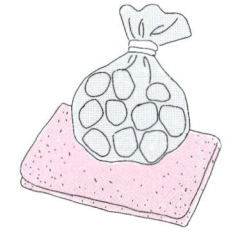

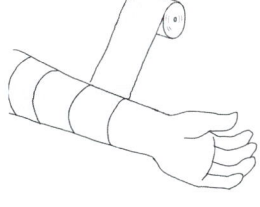

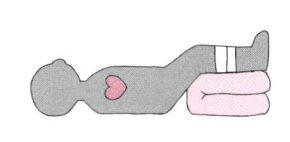

③**体調、病状の確認**

　患者の体温、血圧、脈拍、疼痛、しびれ、めまい、呼吸等、できる限りの情報を収集します。施術の前には、脈拍・体温・血圧・呼吸のバイタルチェックを必ず行いましょう。

　さらに、「今日の体調はどうか」「痛いところやしびれるところはないか」等、患者の訴えをよく聞き、顔色や、目の輝き、表情、しぐさ等を観察して、異常がないか気をつけます。また、体に触ってみて、腫れているところや痛むところ、熱を持っているところはないかを確認します。「いつもと同じ」と過信しないで、新たに評価するつもりで行ってください。

　患者の体調や病状によっては、その日の施術をやめたり、施術時間を短くしたり、体位を変えたりした方がよい場合もあります。

〈脈拍・体温・血圧・呼吸の注意点〉

○ **脈拍**

　健康な成人男性の1分間の脈拍数は65〜75、女性では70〜80、高齢者では、60〜70といわれています。

　運動した後や病気の時等には脈拍数が多くなります。

　脈拍数が1分間に60を下回る状態（高齢者の場合は50未満）を徐脈といい、脈拍数が異常に速くなって1分間に100を超えることを頻脈といいます。心臓病や動脈硬化等が原因で起こることが多いので、医療機関を受診するよう勧めてください。

○ **体温**

　健康な成人で36℃〜37℃、高齢者はそれよりもやや低いとされています。

　一般的には、36℃未満を低体温、37℃を超えると発熱といいます。しかし、体温と患者の体調との関係には個人差があるので、患者の平熱が何度かによって判断することが必要です。

表3-6　成人における血圧値の分類（mmHg）

	分類	収縮期血圧		拡張期血圧
正常域血圧	至適血圧	<120	かつ	<80
	正常血圧	120〜129	かつ／または	80〜84
	正常高値血圧	130〜139	かつ／または	85〜89
高血圧	Ⅰ度高血圧	140〜159	かつ／または	90〜99
	Ⅱ度高血圧	160〜179	かつ／または	100〜109
	Ⅲ度高血圧	≧180	かつ／または	≧110
	（孤立性）収縮期高血圧	≧140	かつ	<90

高血圧治療ガイドライン（日本高血圧学会2014年）をもとに作成

1日の最高体温と最低体温の差が1度を超えたら、何らかの異常が想定されます。

なお体温は、脇の下で測るよりも舌下で測る方が高い、というように、測定部位によっても温度差があります。

○ 血圧

日本高血圧学会による高血圧治療ガイドライン（2014年版）では、診察室で測った血圧が、収縮期血圧／拡張期血圧のどちらか一方、あるいは両方が140／90㎜Hg以上であれば、高血圧と診断されます。

急に血圧が高くなったり、何らかの症状を伴っている場合は、心臓病や脳血管障害等の重篤な病気が疑われます。

○ 呼吸

健康な成人は1分間に12〜20回呼吸します。

異常な呼吸を観察する場合は、数や深さ等のパターンや、チアノーゼ（血中の酸素濃度が低くなって爪や唇が紫色になること）の有無、呼吸音の種類等をチェックします。

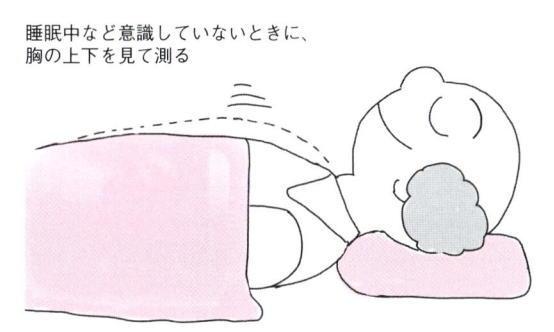

睡眠中など意識していないときに、胸の上下を見て測る

図3-6　呼吸数の測り方

＊参考：ヒヤリ・ハット

ふだんの施術の中で、「ヒヤリとした」「ハッとした」ということはないでしょうか。「ヒヤリ・ハット（Medical incident：インシデント）は、人的エラーは発生したけれど事故には至らなかった場合をいいます。

「ヒヤリ・ハット」は、医療事故を防ぐための情報や、施術計画の見直しが必要なケースの発見等に大いに役立つものです。「ヒヤリ・ハット」をそのままにしておかないで、「ヒヤリ・ハット報告書」として情報を共有し、医療事故の予防や、よりよいサービスのために役立てましょう。

＊参考：ハインリッヒの法則

「ハインリッヒの法則」とは、1件の重大事故（重症以上）があれば、その背後に30件の軽度の事故があり、300件のインシデントが潜んでいるというものです。この法則にしたがって予測可能な不安全行動や不安全状態をなくすことで、重大事故のリスクを減少できるとされています。

呼吸数が増加する頻呼吸では心不全や肺炎、減少する徐呼吸では、脳腫瘍や気管支閉塞が疑われます。

　「ヒューヒュー」「ゼロゼロ」等の喘鳴が聞かれる場合は、気道が狭くなっている可能性があり、誤嚥、心臓喘息、気管支喘息等が疑われます。

> ☑ check!
>
> ### 鍼灸マッサージ師向け賠償責任保険に入っておきましょう
>
> 　どんなに予測して策を講じても、事故が起こってしまうことがあります。患者にけがをさせてしまったり、持ち物をこわしてしまったりして、患者やご家族に大きな損害を与えてしまった時のために、鍼灸マッサージ師向けの賠償責任保険に入っておきましょう。

6 覚えておきたい救命処置

在宅マッサージの患者の多くは高齢で、循環器疾患や脳神経疾患の既往歴のある人が少なくありません。ここでは、救命処置が必要になった時に備えて、最低限必要な知識を取り上げます。在宅マッサージ師も医療従事者として、救命処置についての知識と技術が必要です。救急講習等で、救命技能について定期的に学習しておきましょう。

患者が急に意識を失ったら

患者が急に意識を失った時、あるいは外出先でこういう状況に遭遇した場合に備えて、次の7つの方法を覚えておいてください。

①意識を確認する

肩をたたきながら耳元で、「わかりますか」「大丈夫ですか」などと呼びかけるか、爪の根元を強く押します。絶対に頭をゆすらないでください。

同時に外傷がないか調べ、頭や首に外傷がありそうな時は、動かさないようにします。

②助けを呼ぶ

意識がない場合には、周囲の人に声をかけて、救急車を呼んでもらったり、AED（自動体外式除細動器）を持ってきてもらいます。

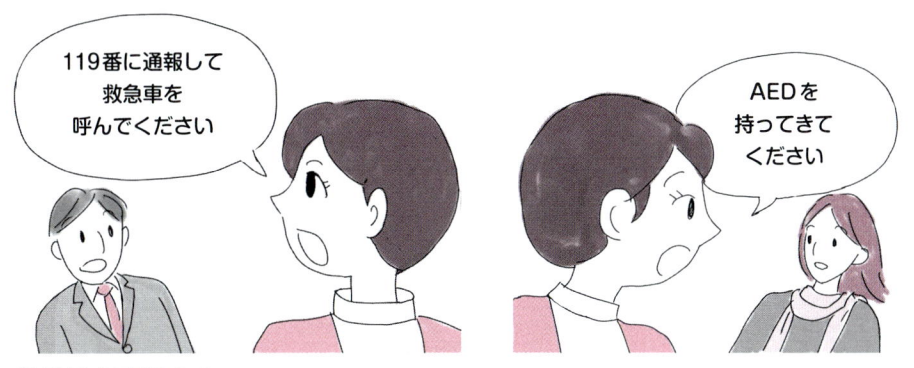

③呼吸を確認する

患者の胸や腹部の動きを見て、普段通りの呼吸をしているかどうかを確認します。「胸や腹部の上がり下がりがない」「10秒間確認しても、呼吸しているかどうかわからない」「しゃくりあげるような、途切れ途切れに起きる呼吸がみられる」場合は、普段通りの呼吸がないと判断し、直ちに胸骨圧迫を開始します。

④胸骨圧迫

患者が柔らかいところに寝ていると、胸骨圧迫の効果が半減しますから、背中に板を入れるとよいでしょう。

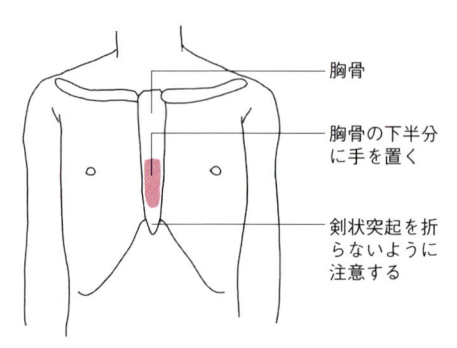

図の注釈:
- 胸骨
- 胸骨の下半分に手を置く
- 剣状突起を折らないように注意する
- 腕は垂直に

(1) 胸骨の真ん中より下に手のひらを置き、少なくとも5cm以上沈むように圧迫する。

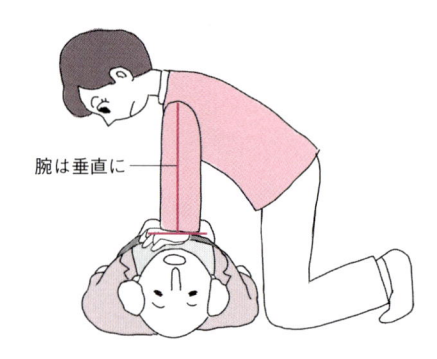

(2) ひじをまっすぐに伸ばし、約100回／分の速さで圧迫を繰り返す。

⑤人工呼吸

30回の胸骨圧迫終了後、口対口人工呼吸により息を吹き込みます。

(1) 気道を確保する

意識がなくなると舌が落ち込んで気道をふさぎやすくなるので、気道の確保が必要です（右図）。

固い地面の上にあおむけに寝かせ、片方の手で額を押さえ、もう一方の示指と中指であごを上に持ち上げる。首に損傷が疑われるときは、ゆっくり首をそらす。

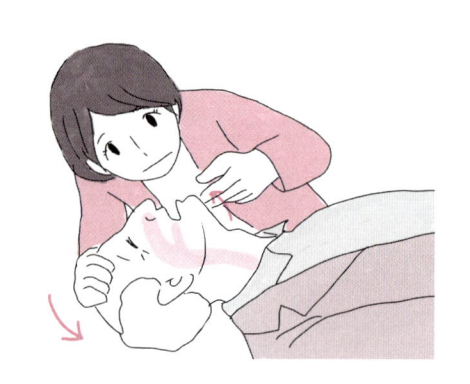

(2) 人工呼吸

下記のような要領で人工呼吸をします。

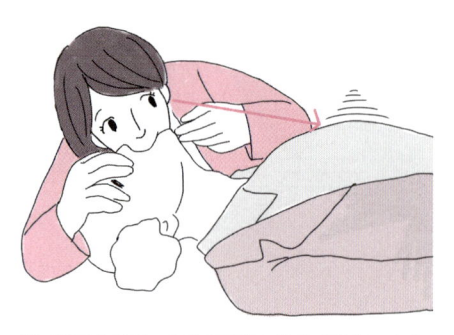

(1) 額にあてている手の母指と示指で鼻をつまみ、空気が漏れないようにしてから約1秒間、胸部が軽く膨らむことを確認しながら、息を吹き込む。

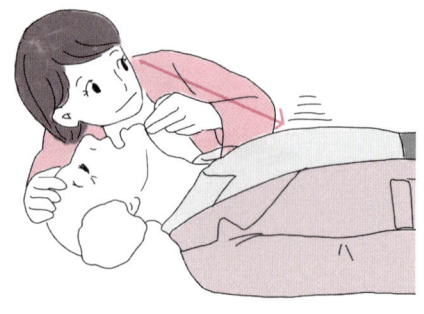

(2) いったん口を離して、胸が自然にしぼむのを待ち、もう一度同じ要領で吹き込む（合計2回）。

2回の吹き込みで、いずれも胸が上がるのが理想ですが、もし胸が上がらない場合でも吹き込みは2回までとし、すぐに胸骨圧迫に進みます。

患者の口のまわりに出血などがあって人工呼吸がためらわれる場合は、人工呼吸を省略し、胸骨圧迫のみを続けます。

⑥心肺蘇生（胸骨圧迫と人工呼吸）の継続

胸骨圧迫を30回連続して行った後に、人工呼吸を2回行います。救急隊に引き継ぐまで、この組み合わせを絶え間なく続けます。

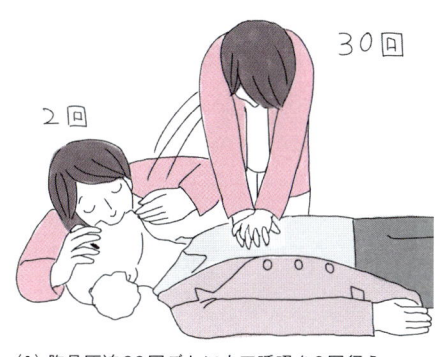

(1) 胸骨圧迫30回ごとに人工呼吸を2回行う。

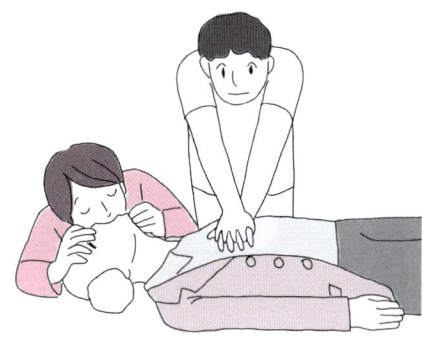

(2) 2人以上いる場合は、30：2の心肺蘇生を1サイクルとし、5サイクルごとに胸骨圧迫と人工呼吸を交代する。心肺蘇生の中断を最少にとどめる。

⑦誰でも使えるAEDによる救助

心停止の原因として心室細動（心臓の筋肉が細かく震える不整脈）が多いことがわかっています。このような心臓の動きを元に戻すには、電気ショックが最も有効です。心室細動は発生から分単位で徐々に電気ショックの効果が悪くなるといわれています。ですから、救命のためにはできるだけ早く（心停止から5分以内）電気ショックをかけることが重要です。

自動体外除細動器（AED）は、一般の人が救急の現場で電気ショックをかけられるように設計された機器です。電源を入れて、電極パッドを貼るだけで、自動的に電気ショックが必要かどうかを解析します。

次頁の図を参考にしてください。

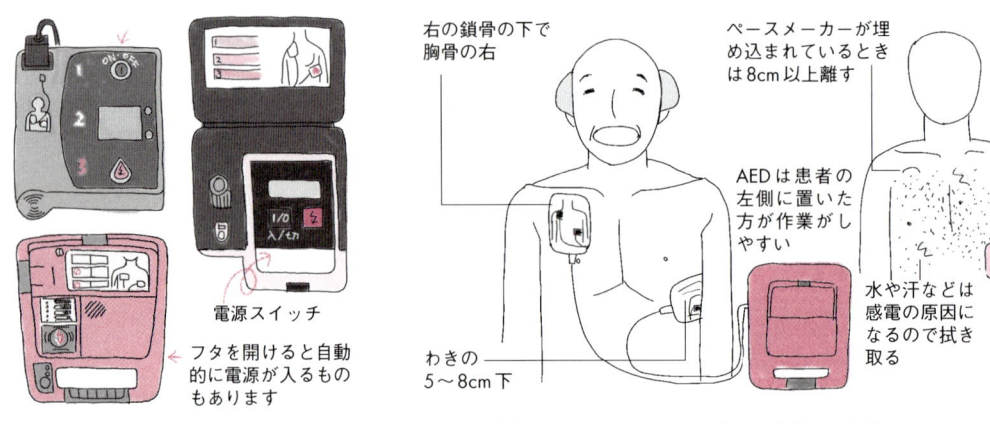

(1) AEDの電源を入れる。

電源スイッチ
フタを開けると自動的に電源が入るものもあります

(2) パッドに示されている位置を参考に、心臓をはさみこむように右前胸部と左側胸部に貼る。すき間があると通電しにくくなるので、しっかり皮膚に密着させる。

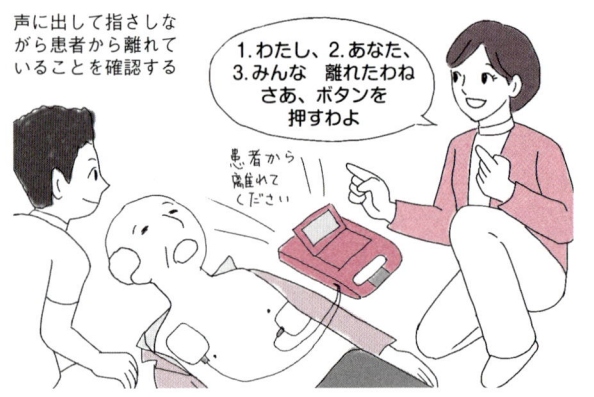

右の鎖骨の下で胸骨の右
ペースメーカーが埋め込まれているときは8cm以上離す
濃い胸毛は通電をさまたげるので剃るか替えのパッドではがす
AEDは患者の右側に置いた方が作業がしやすい
水や汗などは感電の原因になるので拭き取る
貼り薬はやけどの原因になるのではがす
わきの5〜8cm下

(3) AEDが心拍を自動的に解析して、徐細動が必要であれば指示が出るので、周囲の人が患者の体に触れていないことを確認してから通電ボタンを押す。

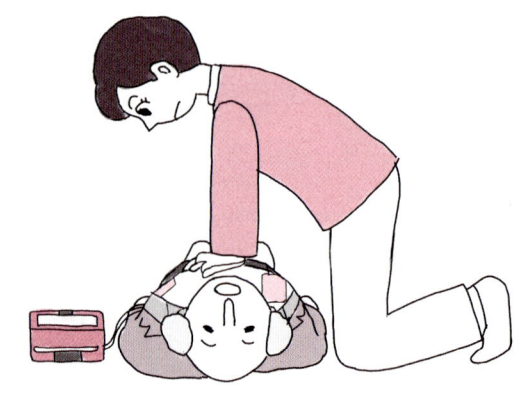

声に出して指さしながら患者から離れていることを確認する

「1. わたし、2. あなた、3. みんな 離れたわね さあ、ボタンを押すわよ」

患者から離れてください

(4) 電気ショックを行った後は、すぐに心肺蘇生を行う。心電図解析後「電気ショックは必要ありません。ただちに胸骨圧迫を開始してください」という指示があった時も、心肺蘇生を行う。電極パッドは貼ったままにしておく。

☑ check!

救急救命講習を受講しておこう！

　知識として知っていても、その場に立たされた時に救命処置を行えるかどうかはわかりません。消防署や日本赤十字社等では、一般の人向けに救急救命講習を行って、心肺蘇生法やAEDの使い方等を指導しています。専用の人形を使って、救命できるにはどのくらいの強さが必要か等も、実際に学べます。授業時間は、最も基本的なもので3時間ほどです。住んでいる地域の講習の情報は、市区町村の広報やインターネットのホームページ等でわかります。

column

実際の施術の流れとは？

　実際、第3章で紹介した運動や訓練を、どのように組み合わせて施術を行うのでしょうか。

　在宅マッサージで保険適応になる患者は、ささいな日常生活動作も難しい状態です。患者に負担をかけずにどの程度施術をするか、また時間配分の仕方等、施術プログラムを考えるのは決して簡単なことではなく、経験が必要になります。ですが、実際に何をポイントにして、どんな流れで施術をするのかがわかると、在宅マッサージを始めるにあたって、どんな知識や訓練が必要か、大体想定できるのではないでしょうか。第2章とあわせて、実際の施術プログラムを考えてみましょう。

> 患者モデルAさん（78歳男性）を例とした施術プログラムの組み立て方

1．患者の主訴や既往歴、同意書の記載情報をまとめる（第2章p.62〜65参照）

■主訴■
- ・右腕が重だるい
- ・足がむくんで冷える
- ・腰が張って痛い
- ・ベッドから車椅子への移動時に力が入らなくなってきた

■既往歴■
- ・高血圧

■同意書の記載情報■
- ・傷病名：脳梗塞後遺症（右片麻痺）
- ・発病年月日：5年前
- ・症状：筋麻痺、関節拘縮（右上肢、右足関節）、浮腫（両足部）、腰痛
- ・施術の種類：マッサージ、変形徒手矯正術
- ・施術部位：躯幹、右上肢、右下肢、左下肢

2．患者を評価する

●ADL〔バーセルインデックス〕（第2章p.67〜68参照）

食事、整容、トイレ動作：自立
入浴、着替：部分介助
排便、排尿コントロール：問題なし
車椅子からベッドへの移動：軽度の部分介助または監視を要する
歩行：車椅子使用
階段昇降：不能

●MMT（第2章p.71～76参照）
　左上肢（上腕二頭筋）：4
　左下肢（大腿四頭筋）：3＋
　体幹（腹直筋）：3＋
●ROM（第2章p.77～79参照）
　右肩関節：屈曲120°
　右肘関節：伸展－90°
　右手関節：伸展－45°
　右手指：伸展制限
　右足関節：内反尖足
●ブルンストロームのステージ（第2章p.80～83参照）
　右上肢：Ⅱ
　右下肢：Ⅲ

3．問題点から課題をあげる
　・右上下肢の関節拘縮　→　関節可動域の拡大
　・健側下肢体幹の筋力低下　→　筋力の向上
　・起立動作能力の低下　→　起立動作能力の向上
　・両足部の浮腫　→　浮腫の軽減
　・腰部の疼痛　→　疼痛の緩和

4．施術内容を考える
　・患側上下肢への関節可動域訓練（変形徒手矯正術）
　・健側下肢への筋力増強訓練
　・起立訓練
　・両足部へのマッサージ
　・腰部へのマッサージ
■施術の流れ■（約20分を設定）
＜背臥位＞
　①健側下肢（約4分）
　・全体への手掌軽擦
　・浮腫がある足部への指顆軽擦、母指圧、母指揉捏
　・筋緊張部位があれば同部位への把握揉捏、母指圧、母指揉捏
　・筋力増強訓練（股関節・膝関節の屈曲・伸展）5～10回（第3章p.105参照）
　②患側下肢（約4分）

- ・全体への手掌軽擦
- ・浮腫がある足部への指顆軽擦、母指圧、母指揉捏
- ・筋緊張部位があれば同部位への把握揉捏、母指圧、母指揉捏
- ・足関節の関節可動域訓練　2回程度（第3章p.108参照）

③患側上肢（約4分）
- ・全体への手掌軽擦
- ・筋緊張部位があれば同部位への把握揉捏、母指圧、母指揉捏
- ・肘関節への関節可動域訓練　5回程度（第3章p.102参照）
- ・手関節への関節可動域訓練　5回程度（第3章p.103参照）
- ・手指への関節可動域訓練　5回程度（第3章p.104参照）

＜背臥位→側臥位＞（約30秒）
　　④寝返り訓練　1回程度（第3章p.118参照）

＜側臥位＞（約1分）
　　⑤右肩関節：肩甲骨を動かす関節運動（第3章p.100参照）

＜側臥位→座位＞（約30秒）
　　⑥起き上がり訓練　1回程度（第3章p.119参照）

＜座位＞
　　⑦背腰部（約3分）
- ・全体への手掌軽擦
- ・筋緊張部位への手根揉捏、母指圧、母指揉捏、叩打法

＜座位→立位＞（約3分）
　　⑧起立訓練　3回程度（第3章p.121参照）

第3章の参考文献
1) 浜村明徳編.すぐに使える拘縮のある人のケア.中央法規出版.2009
2) 中村隆一他.基礎運動学 第6版.医歯薬出版.2003
3) 財団法人救急振興財団編.応急手当講習テキスト.改訂4版.東京法令出版

第4章 開業期・成長期のポイント

開業期はここに注意！

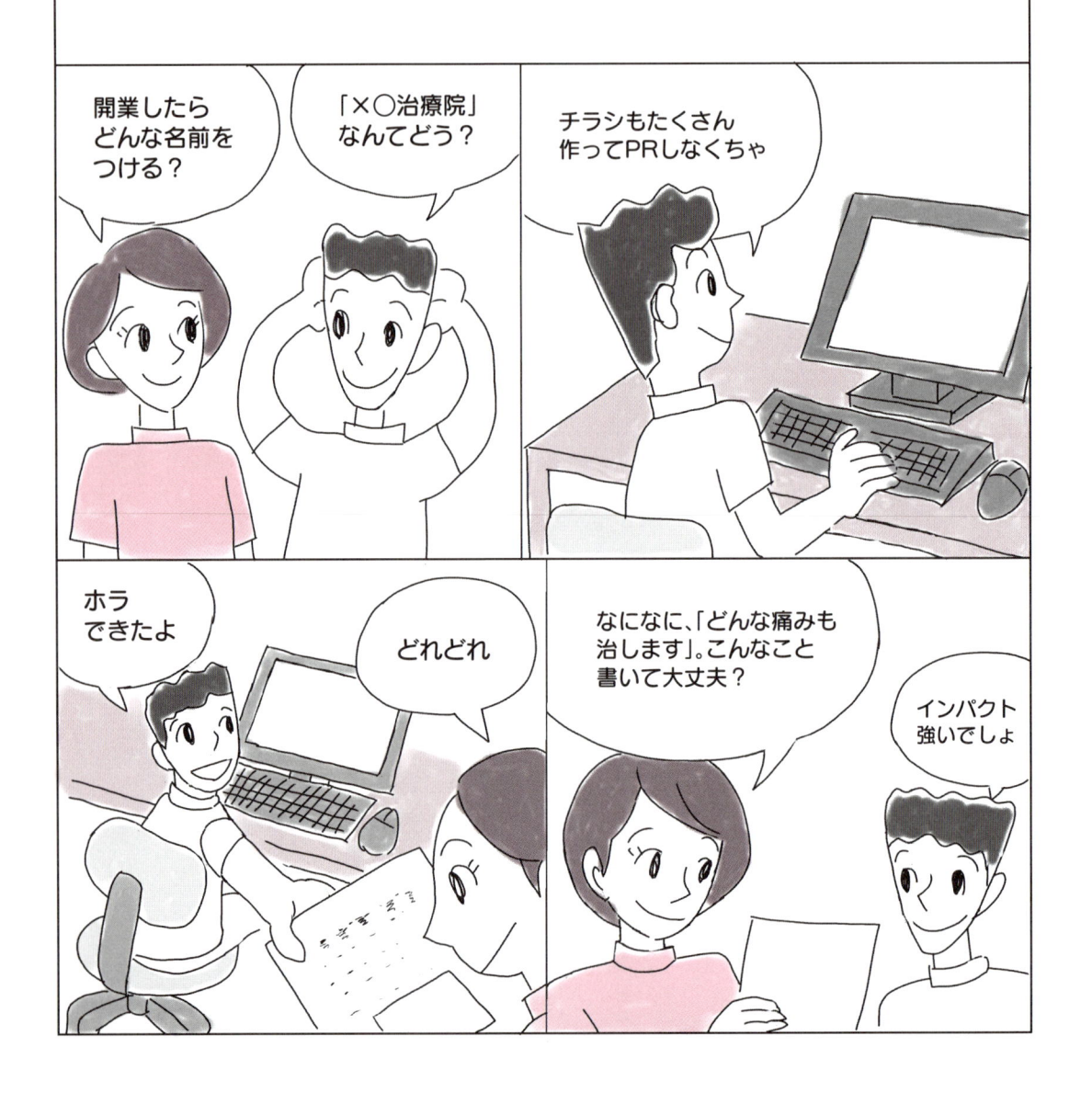

開業したらどんな名前をつける？

「×○治療院」なんてどう？

チラシもたくさん作ってPRしなくちゃ

ホラできたよ

どれどれ

なになに、「どんな痛みも治します」。こんなこと書いて大丈夫？

インパクト強いでしょ

ちょっと待って、お2人さん

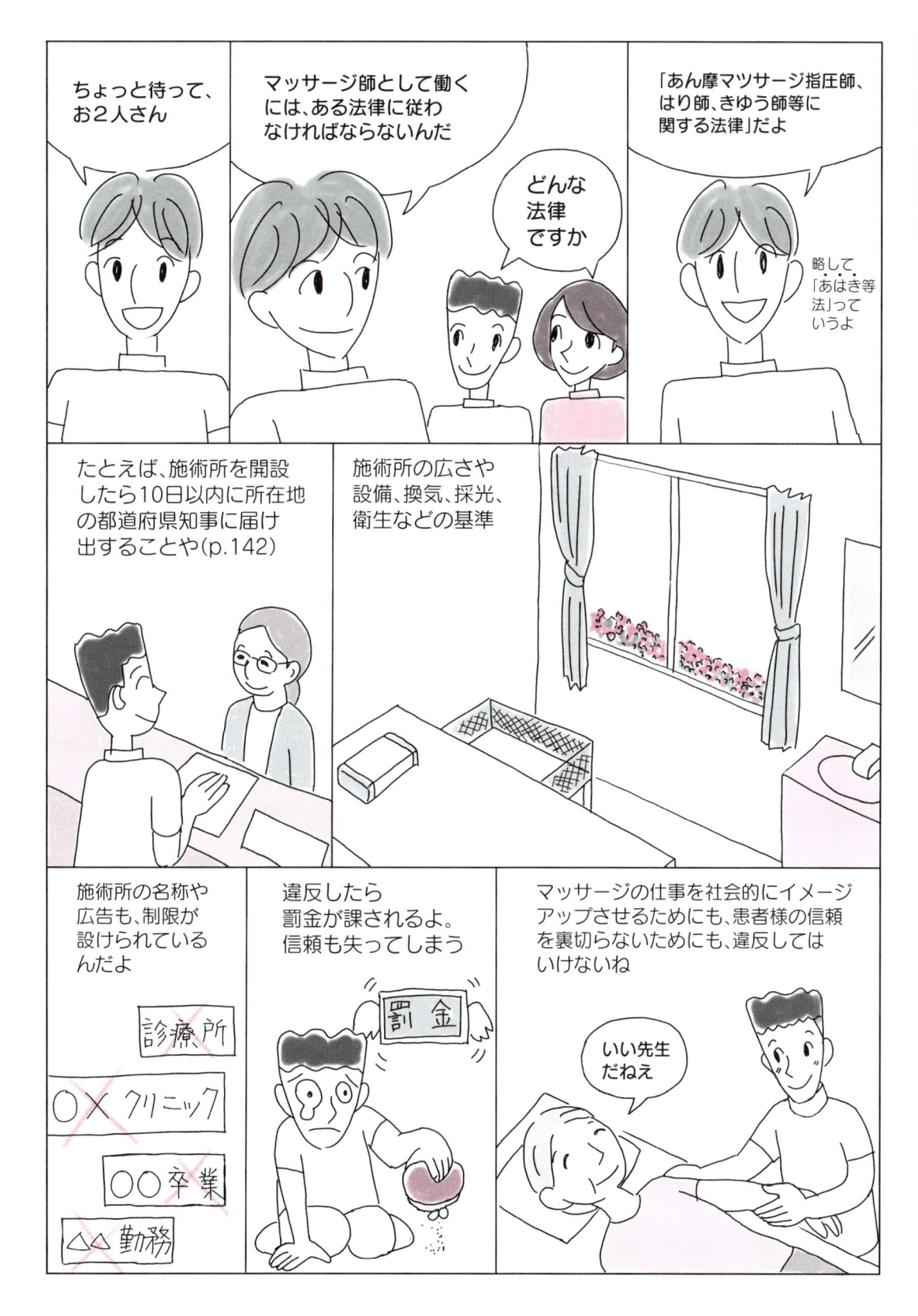

マッサージ師として働くには、ある法律に従わなければならないんだ

どんな法律ですか

「あん摩マツサージ指圧師、はり師、きゆう師等に関する法律」だよ

略して「あはき等法」っていうよ

たとえば、施術所を開設したら10日以内に所在地の都道府県知事に届け出することや(p.142)

施術所の広さや設備、換気、採光、衛生などの基準

施術所の名称や広告も、制限が設けられているんだよ

違反したら罰金が課されるよ。信頼も失ってしまう

マッサージの仕事を社会的にイメージアップさせるためにも、患者様の信頼を裏切らないためにも、違反してはいけないね

いい先生だねえ

第4章 開業期・成長期のポイント

1 開業期のポイント①
「あん摩マツサージ指圧師、はり師、きゆう師等に関する法律」を学ぶ

自分の施術所を作る時は、「あれもしよう」「これもしよう」と夢が大きくふくらみます。でも、その前に、マッサージ師として仕事をするためにどうしても守らなければならないことがあります。

▌施術所を開設する時は、所在地の都道府県知事に届け出する

　自分の施術所を開設して在宅マッサージを始めたら、開設後10日以内に施術所の所在地の都道府県知事に次のことを届け出するよう「あん摩マツサージ指圧師、はり師、きゆう師等に関する法律」（以降、あはき等法）で定められています。
①開設者の氏名および住所（法人については、名称及び主たる事務所の所在地）
②開設の年月日
③名称
④開設の場所
⑤法第1条に規定する業務の種類
⑥業務に従事する施術者の氏名、および当該施術者が目が見えない者である場合にはその旨
⑦構造設備の概要および平面図

　届け出をしなかったり、届け出た内容に偽りがあったりしたときは、30万円以下の罰金が科せられます。施術所を移転したり、名称が変わるなど、届け出の内容が変わったときも、同様に届出が必要です。

　様々な理由で施術所をしばらく休業したり、廃止したりした時は、その日から10日以内に施術所の所在地の都道府県知事にその旨を届け出なければなりません。

　休止した施術所を再開した時も、同様の届け出が必要です。

▌施術所の広さや換気、衛生、採光等にも注意する

　狭苦しくて空気がよどみ、薄暗くて何となく不潔感が漂う施術所は患者も敬遠します。清潔で明るく開放感がある施術所を心がけるのはもちろんのことで

すが、省令でも次のように決められています。
- 6.6平方メートル以上の専用の施術室を有すること。
- 3.3平方メートル以上の待合室を有すること。
- 施術室は室面積の7分の1以上に相当する部分を外気に開放しうること。
 ただし、これに代わるべき適当な喚気装置があるときはこの限りでない。
- 施術に用いる器具、手指等の消毒設備を有すること。

また、省令で定める施術所の衛生上必要な処置として、次のようなことも定められています。
- 常に清潔に保つこと。
- 採光、照明及び換気を充分にすること。

こんな名称は、医療法に違反する

患者に覚えてもらいやすいように、親しまれやすいように、と苦心して施術所に名前をつけても、医療法で認められないことがあります。医療法第3条では、「疾病の治療（助産を含む）をなす場所であって病院または診療所でないものは、これに病院、病院分院、産院、診療所、診察所、医院その他病院または診療所に紛らわしい名称を附けてはならない」とされています。この規定に違反すると、20万円以下の罰金となります。

マッサージ師がしてよい広告としてはよくない広告

患者の注目を集めるために、チラシの文面を練るのは楽しいものです。しかし、マッサージ師やはり師、きゅう師は、「あん摩マッサージ指圧師、はり師、きゅう師等に関する法律（第7条第一項）」で、法律で定められた事項以外は広告ができないことになっています。法律で定められた広告できる事項とは、次のようなものをいいます。
（1）施術者である旨並びに施術者の氏名及び住所
（2）第1条〔免許〕に規定する業務の種類（あん摩、マッサージ、指圧、はり、きゅう）
（3）施術所の名称、電話番号及び所在の場所を表示する事項
（4）施術日又は、施術時間
（5）その他厚生労働大臣が指定する事項
　①もみりょうじ
　②やいと、えつ
　③小児鍼（はり）
　④医療保険療養費支給申請ができる旨（申請については、医師の同意が必要な旨を明示する場合に限る）

⑤予約に基づく施術の実施
⑥休日又は夜間における施術の実施
⑦出張による施術の実施
⑧駐車設備に関する事項

　また、あはき等法の第7条では、「広告する場合にも、その内容は、施術者の技能、施術方法又は経歴に関する事項にわたってはならない」とされています。ですから、「○○を卒業、△△で勤務」等の経歴や、「把握揉捏でマッサージしています」というような記載はしてはいけないのです。

　広告の制限に違反すると、30万円以下の罰金となります。

2 開業期のポイント②
資金計画について勉強する

開業時は、誰でも夢を膨らませるもの。でも、先立つものは資金。軌道にのるまでにどのくらい費用がかかるかを試算して、十分な運転資金を用意しておきましょう。

開設にあたってこれだけは準備しておこう

　施術所を開設するには、何かと入り用です。一番考えなければいけないのは資金です。資金には、開設時に準備する「創業期費用」と、その後に毎月かかる「運転資金」の2つがあります。
　施術関係以外で準備しておかなければならない道具には、次のようなものがあります。

- 携帯電話……患者や関係者とのやり取りに必要ですので、携帯電話は必需品です。個人で使用しているものと兼用してもいいでしょう。
- パソコン……カルテや施術録を記録するために、事務用品が必要です。事務的な書類やカルテ、レセプトなど、できればパソコンで作成したいですね。今後は電子カルテやレセプトの電子化も見込まれますので、準備しておいたほうがよいでしょう。
レセプトに関してはレセプト代行業者がいますので、細かな制度や記入方法に自信のない方はこちらを利用するのもお勧めです。業者にもよりますが、信頼できるところであれば力強いパートナーになると思います。
- 車……………訪問先には車で回ることが都市圏以外では一般的ですが、その経費もかかってきます。

自宅を拠点とした「ローコスト型」と、治療院をかまえる「治療院登録型」

　施術所には、2つのタイプがあります。1つは自宅を拠点とした「ローコスト型」、もう1つは治療院をかまえて活動する「治療院登録型」です。
　「ローコスト型」では自宅を規定にそって施術所に改造しますが、新たに部屋を借りるための敷金・礼金や、自宅以外の毎月の家賃や光熱費等が発生しません。ですから、開業時の準備資金も、毎月の必要経費も抑えられます。自宅

を省令に準じた施術所にすることも難しいという場合は、出張専門でスタートするという方法もあります。

「専ら出張のみによってその業務に従事する施術者は、その業務を開始したときは、その旨を住所地の都道府県知事に届けなければならない」〔あん摩マッサージ指圧師、はり師、きゆう師等に関する法律　第9条の3〕

いずれにせよ、私のこれまでの経験から、順調に患者数が増えたとしても「半年間はがまんが必要」だと思います。せっかく意気込んで開業しても、資金が続かなくて断念するのは残念です。あくまで1つの目安ですが、半年ぐらいは安定した売上は見込めないと考え、その間の生活費などは用意しておいたほうが無難でしょう。ぜひしっかりとした資金計画を立ててスタートしてください。

一方、「治療院登録型」では、治療院をかまえるために部屋を借りますから、開業前には敷金・礼金や紹介料、開業後も毎月治療院の家賃や光熱費が必要です。家賃負担が大きいために、順調に患者数が増えても最低1年くらいは赤字の覚悟が必要でしょう。1人で在宅マッサージをする際には、新たに家賃を発生させることはお勧めできませんが、外来の患者の施術もしたいなら、自宅を施術所に改造するか、家賃を払ってでも治療院をかまえる必要があります。

どちらにしても、経費は「売り上げ規模とのバランス」が重要であることを、認識しておきましょう。

個人で開設する場合は、かかる費用を最小限に抑えることがポイント

個人で在宅マッサージをはじめる場合は、売り上げ規模がそれほど大きくありませんから、あらゆる経費を最小限に抑えることがポイントです。たとえばチラシ1つにしても、私も開設当時は手作りして、「今日は20枚だけ」とコンビニでコピーしながら使いました。それぞれに工夫するといいと思います。

ただ現在は、同業者がすでに進出している地域が多いですから、パンフレット等の販促物もある程度の水準のものが求められます。同業者のものを取りよせたりして、研究してみましょう。

3 開業期のポイント③
法令を順守し、信頼関係を築くことが求められる

患者を紹介してくれる人との信頼関係を築くために、しっかりした技術と知識を身につけ、営業のマナーを守ることが大切です。

▍情報を提供してくれる人との信頼関係を築く

　患者を獲得するには、ケアマネジャーやホームヘルパー等、患者とマッサージ師の間に立って、情報を提供してくれる人の存在が重要です。

　どうして情報を提供してくれるかというと、それは「善意」です。医療、福祉の業界にいる人は本当に心の優しい方が多く、「利用者のためになるなら」と考えて情報提供に協力的な方が少なくありません。

　特にケアマネジャーは、「フォーマルなものだけでなく、インフォーマルなサービスを総合的に利用者に提供して、よりよい生活の支援をすること」と定められています。ですから、療養費によるマッサージがインフォーマル（介護保険の適用ではないという意味で）であっても、紹介してくれるのです。こういった方々のもとへパンフレットや名刺を配り、認知度を高めていくというのが一般的な方法です。

　もちろん、信頼関係がなければこういった方から紹介はしてもらえません。また、たとえ1人目を紹介してくれたとしても、実際のマッサージの評判が悪ければ、次は決して紹介してもらえないでしょう。

　営業活動では、根本としてこういった信頼関係を築くところが非常に大切になります。それは、何回も頻繁に顔を出すというだけではなく、「実際のサービスがどうなのか」というところに結局はたどり着くのだと思います。

　やはり、「しっかりとした知識と技術の提供」という治療家としての王道を外すわけにはいかないでしょう。

▍注意！　やってはいけない営業方法

　逆に、やってはいけない営業方法を、いくつか挙げます。

①**営利目的に紹介を促す**……ケアマネジャーは患者情報を持っていますが、それをみだりに流出させることは禁じられています。また、特定の業者を斡旋することも禁じられています。ケアマネジャーの立場としては、利用者の方

に対して「こんなサービスがありますが、取り扱っている業者がいくつかあります。どの業者を選びますか？」とパンフレットを渡して利用者に選択させるという情報提供の方法をとっています。マッサージ師が特定のケアマネジャーに「紹介してくれたらいくら払う」などマージンを渡すのは、法令違反に当たります。そもそもケアマネジャーには高潔な精神の方が多いので、そんな話を申し出たら逆に反感を買い、それ以降周囲にも無視される恐れがあります。くれぐれも、相手の好意を裏切るような態度は、慎しみたいものです。

②**法令に違反した広告をする**……まれに、「新聞の折込広告で患者を集める」、「道端でチラシを配っている」という話を聞いたことがありますが、これは法令に違反します。例えば、「麻痺のある方はマッサージが保険適用になります」等という文面の広告は「症状」が記載されているので認められません。

③**患者に直接アプローチする**……患者の家に直接電話をして、「マッサージ、やりませんか」とアプローチをかける方法もありますが、これはいけません。個人情報流出という問題に関わってきます。どこから電話番号等の情報を入手したか、またそれを営利目的に使用しているという点を厳しく追及されますから、この方法は絶対にしてはいけません。

●注意！　こんな営業方法はやってはいけない

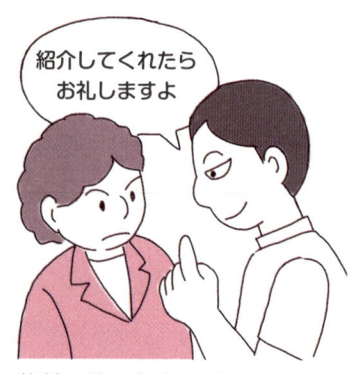

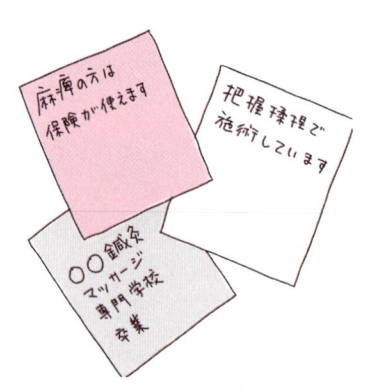

営利目的に紹介を促す　　　　やってはいけない広告をする　　　　患者の家に直接電話をかける

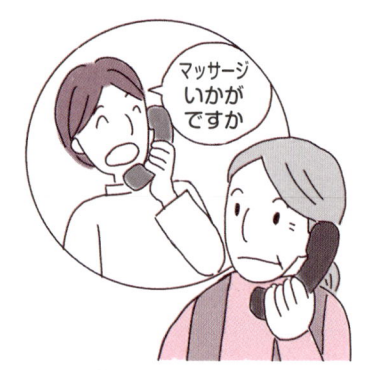

成長期の落とし穴に注意！

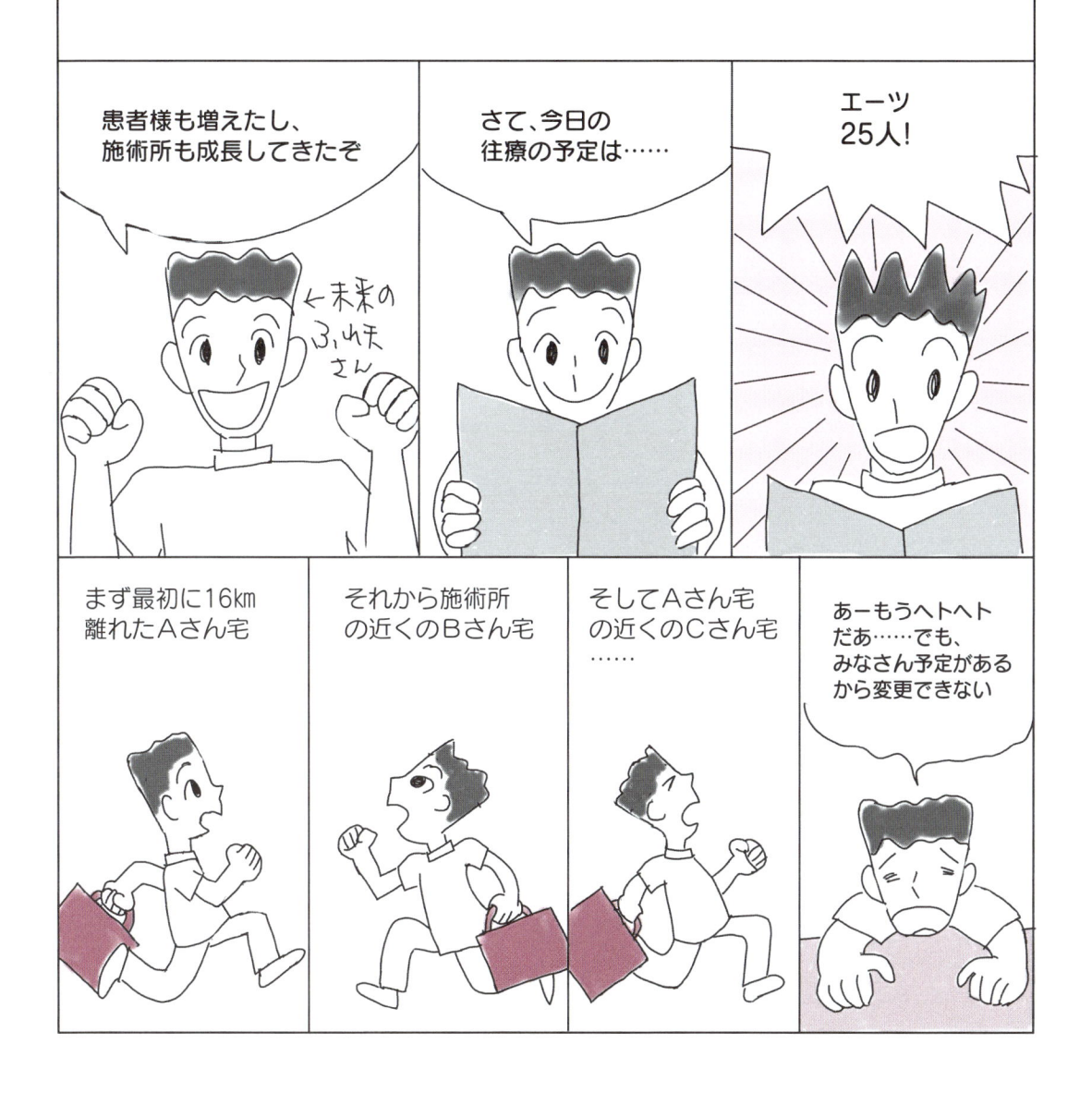

患者様も増えたし、施術所も成長してきたぞ（←未来のふれ天さん）	さて、今日の往療の予定は……	エーッ25人！
まず最初に16km離れたAさん宅	それから施術所の近くのBさん宅	そしてAさん宅の近くのCさん宅……	あーもうヘトヘトだあ……でも、みなさん予定があるから変更できない

第4章 開業期・成長期のポイント

第4章 開業期・成長期のポイント

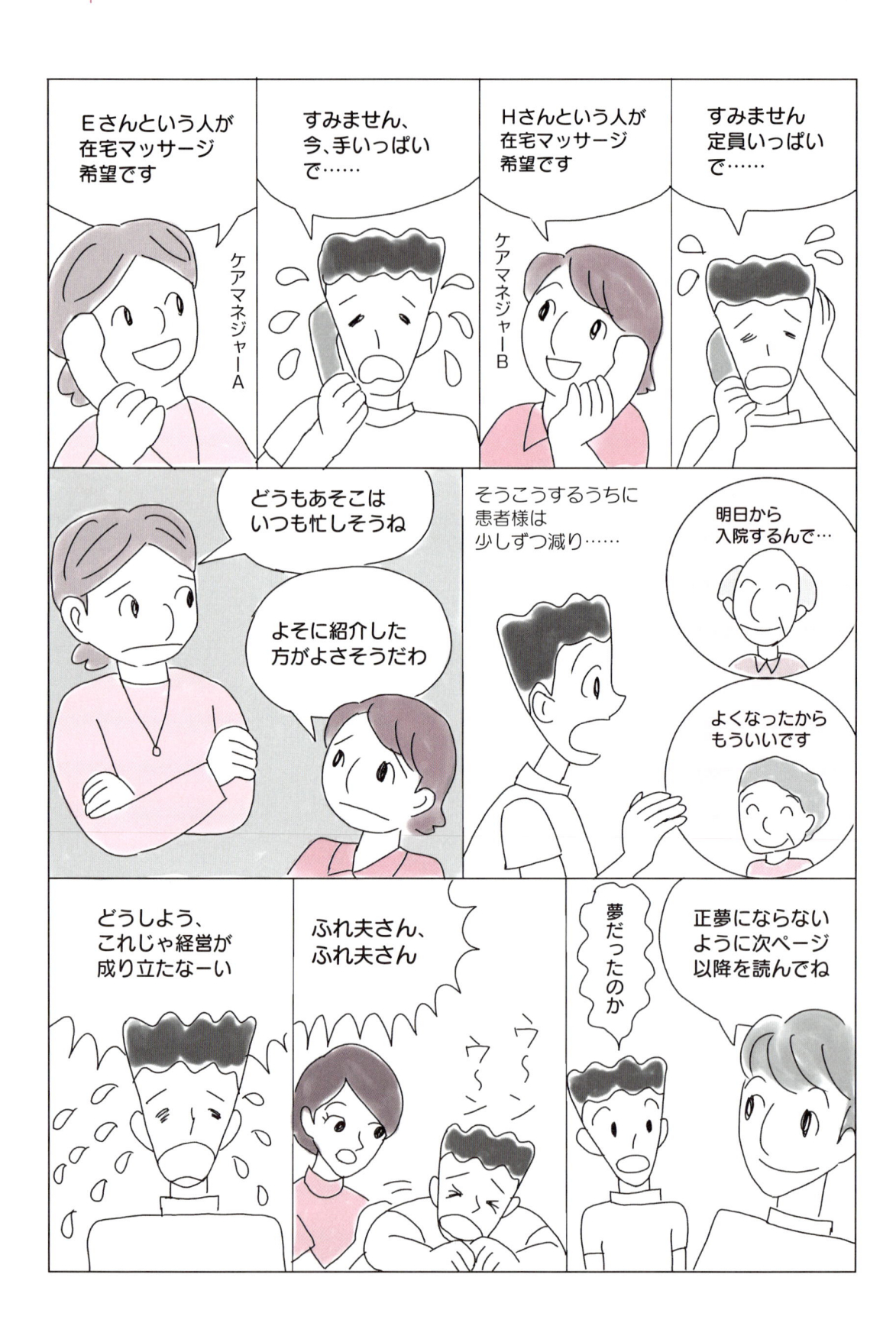

ケアマネジャーA: Eさんという人が在宅マッサージ希望です

すみません、今、手いっぱいで……

ケアマネジャーB: Hさんという人が在宅マッサージ希望です

すみません定員いっぱいで……

どうもあそこはいつも忙しそうね

よそに紹介した方がよさそうだわ

そうこうするうちに患者様は少しずつ減り……

明日から入院するんで…

よくなったからもういいです

どうしよう、これじゃ経営が成り立たなーい

ふれ夫さん、ふれ夫さん

ウ〜ンウ〜ン

夢だったのか

正夢にならないように次ページ以降を読んでね

4 成長期のポイント①
患者数の動きを把握して経営を管理する

症状の改善や入院などでマッサージをやめる患者もいれば、新しくマッサージを始める患者もいて、その数は常に動いています。安定した経営を目指すには、患者数の動きを把握することが大切です。

■患者数の動きを常に把握することが大事

　在宅マッサージを中心に経営を成り立たせるには、患者数の管理が必要です。
　1人で抱えられる患者数は約20人、多くて30人といったところです。それ以上になると、往療時間が患者の希望に添いづらくなったりして、迷惑をかけることが多くなります。患者が40人になると、パンクしてしまうでしょう。逆に患者が10人程度では、業として成り立ちにくいでしょう。
　だからといって、在宅での治療が不要な患者を対象としたり、実は歩いて施術所に行ける患者に往療料を請求しては絶対にいけません。在宅マッサージの保険適用は、根底に「医療機関での治療では解決できない痛みや苦しみがあり、すぐにでも楽にしてほしい」「施術所まで自分で行けないから、できるだけ早く自宅まで治療にきてほしい」等、患者の「緊急性」が条件としてあるからです。
　では、在宅マッサージで安定した経営を維持していくには、どのようなことを考えたらいいでしょうか。
　ここで問題になるのは、在宅マッサージの患者は常に動いているということです。患者が回復して往療が不要になるケースの他、体調不良で入院したり、ご逝去するケースも、日常茶飯事にあります。それ以外にも、施術が合わなくて中止となったりして、常に動くのが普通です。
　このような患者数の動きを常に把握して、継続可能な状態を保つ努力が必要です。

- 受付数……紹介を受けた数をいいます。これを多く集めることが重要です。最初は近隣の在宅介護スタッフ等に自分であいさつ回りに行き、獲得しましょう。その後は施術の合間を縫ってあいさつに行くか、手紙で関係者と連絡を取るとよいでしょう。
- 初療数……受付数で獲得したうち、同意書をもらって実際に初療になった数です。受付数と必ずしも一致しませんが、それは同意書がもらえなかったり、受け付けたものの対象者ではなかったりとい

ろいろなケースがあるからです。おおよその目安ですが、受付数に対して初療数は8割と考えるといいでしょう。

○ **休止数**……施術中の患者が入院したり一時施術を休むことがあります。これを休止数といいます。季節によっても変動しますが、月に何人かは必ず休止するものだと考えておいたほうがいいでしょう。中には、重篤な体調の変化もあるので、注意深く情報を得ておくことが必要です。

○ **中止数**……ご逝去や、本人の意思によって中止となったものをいいます。休止と違うのは再開の見込みのないものです。在宅療養の方を対象にしているという性質上、これは一定数は避けられないものですが、あまりに多い場合は自然減でなくて他の要因を疑います。例えば、患者様がサービスに満足していないというCS（＝患者様満足。p.162）の問題です。

通常の中止数は、施術中の方の数に対して約5％とみられます。20人の患者様がいる場合は1人程度です。

それが1カ月に10％を超えて2桁になるようであれば、ＣＳの低下を疑います。この数値が改善するように留意していきましょう。

5 成長期のポイント②
地域スタッフと連携する

在宅マッサージを順調に個人で続けていくと、ある時点で限界が見えてきます。地域の在宅療養のスタッフと連携する等、広い視野で対応していく必要があります。

個人では限界にぶつかりやすい在宅マッサージ

　在宅マッサージという業態の特徴は「患者の自宅を訪問する」ということです。

　当たり前のことですが、「治療院を構えて患者を待つ」というスタイルとは大きく異なります。一番違うのは、自分が飛び回っているということです。事業が軌道にのってくると、問題なのは、自分1人で同時に多くの業務をこなすことに限界がでてくるのです。

　たとえば、施術中や運転している最中に電話には出られませんし、患者の問い合わせにも対応できません。最初はせっせと営業活動していたのに、患者が増えると物理的にそれまでと同じように時間が取れなくなってきます。そのまま患者数がキープできればいいのですが、患者は動くものなので、気がつくと激減しているという状態もよくあります。

　また、「施術が終わってからレセプト作成を夜遅くまでやらないといけないから、大変だ」という経験をされた方も少なくないと思います。

　あるいは、評判がよくて次々に患者が増えてきたけれど、こなしきれずに断っていたら、しばらくすると「あそこは忙しいから」と誰も紹介してくれなくなった、ということもよく聞きます。

　このように在宅マッサージという業態は、個人で長期継続するにはなかなか困難なことが多いと感じます。事務や営業は家族等が協力してくれれば解決できることもありますが、どうしてもシフトに対応できない時はケアマネジャーに相談して、患者にも納得してもらった上で他のマッサージ師に施術をかわってもらう等、広い視野で対応策を考えていくべきでしょう。また、できれば会社組織として機能するほうが何かと対応しやすく、便利なことも多いです。

会社組織として展開していくと、相乗効果が高まる

　在宅マッサージを会社組織として行うと、とても機能的になり、あらゆる面で効率が高まります。

　たとえば、患者を仲間で共有することによって希望の時間に対応できたり、営業と事務を別にすることによって自分は施術に専念できて以前よりもよいサービスが提供できます。

　また、営業はそれに向いた人がやることで、自分がやる以上に成果が出ます。

　事務も事務能力が高い人が担当することによって間違いのないしっかりとしたレセプトが提出できて、結果として保険者や患者の評価が高まる等、多くのメリットがあります。

　これをたとえると、1＋1＝2ではなく、1＋1＝3になるようなイメージでしょうか。各部署を専門に分けることによって相乗効果が生まれるのです。これは結果として患者によりよいサービスを提供して、治療効果を高めることに有利に働きます。つまり、在宅マッサージ本来の目的に沿ったいい方法だと思います。

第5章 「患者様満足度」を高める

在宅マッサージのテーマはCS（患者様満足）

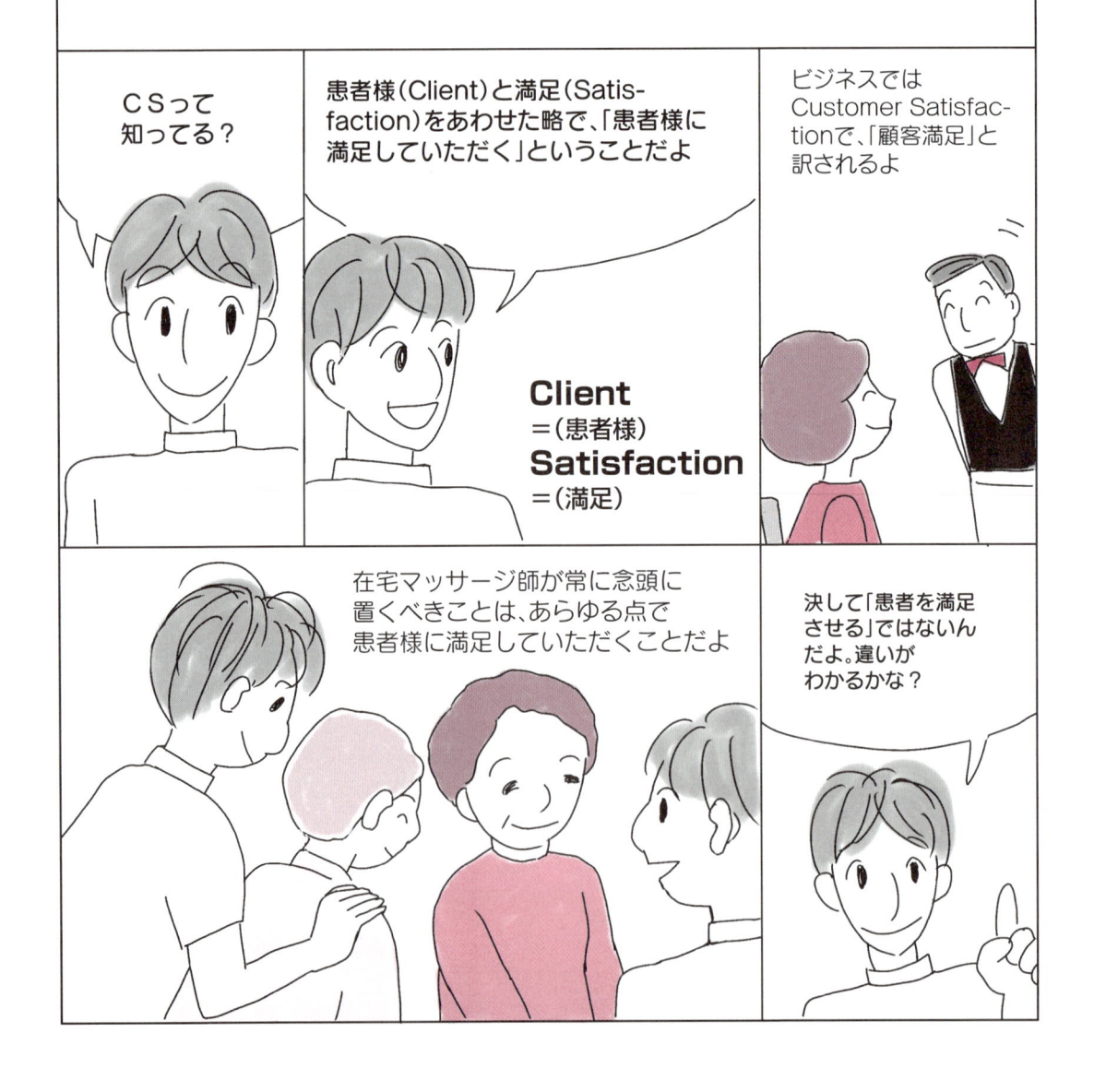

CSって知ってる？

患者様（Client）と満足（Satisfaction）をあわせた略で、「患者様に満足していただく」ということだよ

Client ＝（患者様）
Satisfaction ＝（満足）

ビジネスではCustomer Satisfactionで、「顧客満足」と訳されるよ

在宅マッサージ師が常に念頭に置くべきことは、あらゆる点で患者様に満足していただくことだよ

決して「患者を満足させる」ではないんだよ。違いがわかるかな？

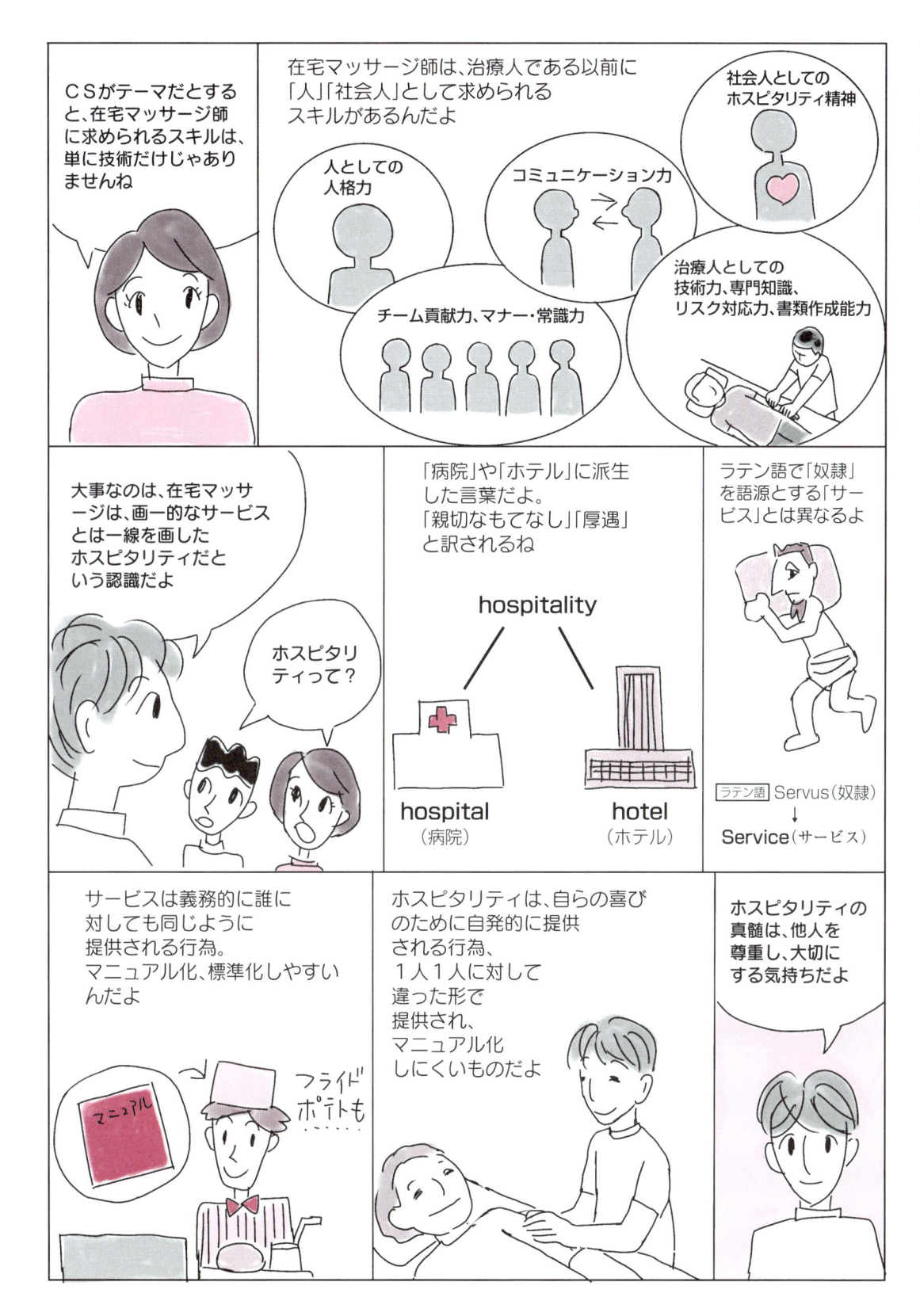

第5章 「患者様満足度」を高める

- CSがテーマだとすると、在宅マッサージ師に求められるスキルは、単に技術だけじゃありませんね

- 在宅マッサージ師は、治療人である以前に「人」「社会人」として求められるスキルがあるんだよ
  - 人としての人格力
  - コミュニケーション力
  - 社会人としてのホスピタリティ精神
  - チーム貢献力、マナー・常識力
  - 治療人としての技術力、専門知識、リスク対応力、書類作成能力

- 大事なのは、在宅マッサージは、画一的なサービスとは一線を画したホスピタリティだという認識だよ

- ホスピタリティって？

- 「病院」や「ホテル」に派生した言葉だよ。「親切なもてなし」「厚遇」と訳されるね

hospitality
- hospital（病院）
- hotel（ホテル）

- ラテン語で「奴隷」を語源とする「サービス」とは異なるよ

[ラテン語] Servus（奴隷）
↓
Service（サービス）

- サービスは義務的に誰に対しても同じように提供される行為。マニュアル化、標準化しやすいんだよ

- ホスピタリティは、自らの喜びのために自発的に提供される行為、1人1人に対して違った形で提供され、マニュアル化しにくいものだよ

- ホスピタリティの真髄は、他人を尊重し、大切にする気持ちだよ

患者様宅を訪問する時のマナー

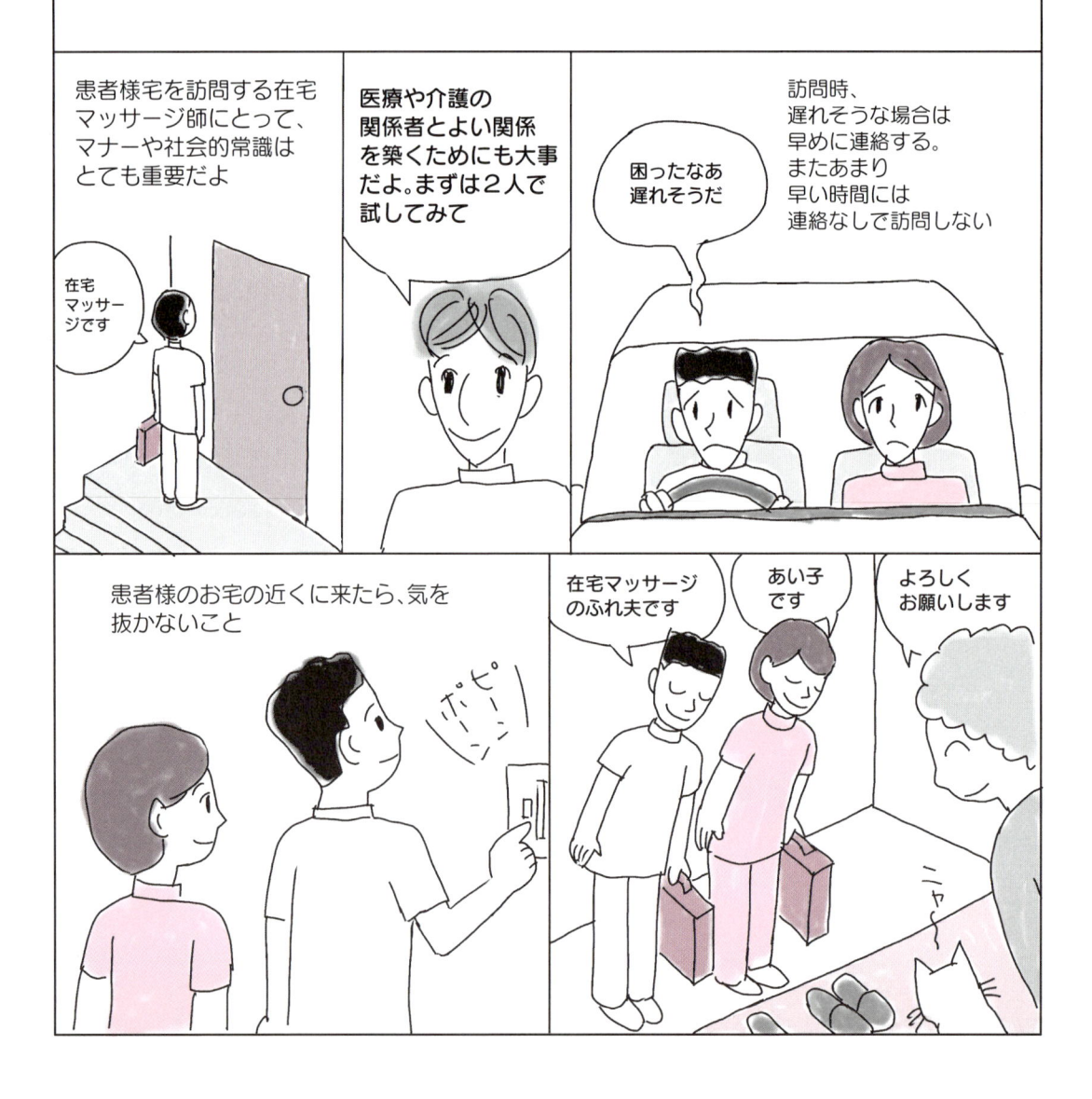

患者様宅を訪問する在宅マッサージ師にとって、マナーや社会的常識はとても重要だよ

「在宅マッサージです」

医療や介護の関係者とよい関係を築くためにも大事だよ。まずは2人で試してみて

「困ったなあ遅れそうだ」

訪問時、遅れそうな場合は早めに連絡する。またあまり早い時間には連絡なしで訪問しない

患者様のお宅の近くに来たら、気を抜かないこと

「在宅マッサージのふれ夫です」「あい子です」「よろしくお願いします」

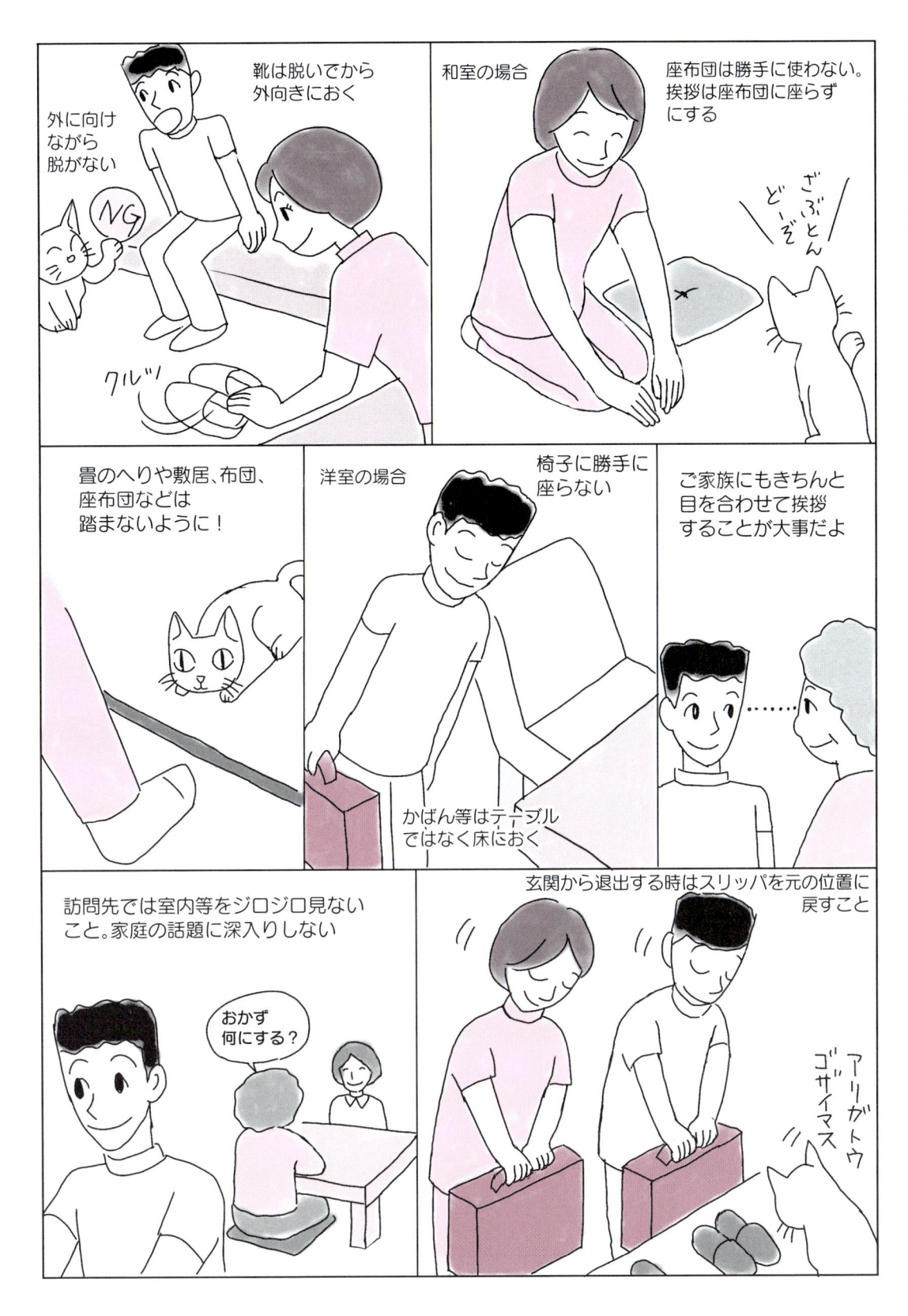

第5章 「患者様満足度」を高める

靴は脱いでから外向きにおく
外に向けながら脱がない
NG

和室の場合
座布団は勝手に使わない。挨拶は座布団に座らずにする
ざぶとん どーぞ

畳のへりや敷居、布団、座布団などは踏まないように！

洋室の場合
椅子に勝手に座らない
かばん等はテーブルではなく床におく

ご家族にもきちんと目を合わせて挨拶することが大事だよ

訪問先では室内等をジロジロ見ないこと。家庭の話題に深入りしない
おかず何にする？

玄関から退出する時はスリッパを元の位置に戻すこと
アリガトウ ゴザイマス

好印象度がアップする身だしなみのポイント

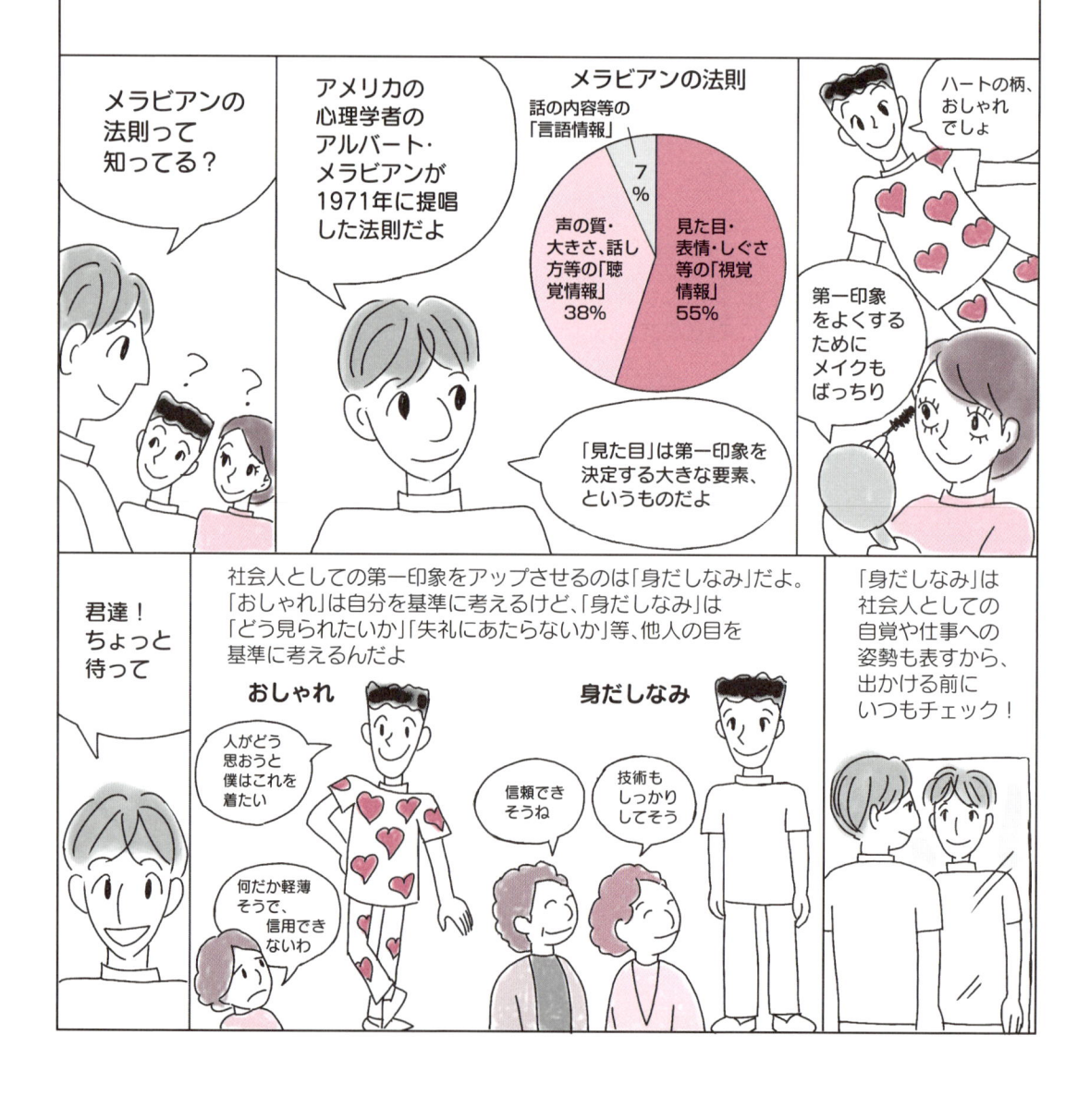

- メラビアンの法則って知ってる？
- アメリカの心理学者のアルバート・メラビアンが1971年に提唱した法則だよ

メラビアンの法則
- 話の内容等の「言語情報」 7%
- 声の質・大きさ、話し方等の「聴覚情報」 38%
- 見た目・表情・しぐさ等の「視覚情報」 55%

「見た目」は第一印象を決定する大きな要素、というものだよ

- ハートの柄、おしゃれでしょ
- 第一印象をよくするためにメイクもばっちり

- 君達！ちょっと待って

社会人としての第一印象をアップさせるのは「身だしなみ」だよ。「おしゃれ」は自分を基準に考えるけど、「身だしなみ」は「どう見られたいか」「失礼にあたらないか」等、他人の目を基準に考えるんだよ

おしゃれ
- 人がどう思おうと僕はこれを着たい
- 何だか軽薄そうで、信用できないわ

身だしなみ
- 信頼できそうね
- 技術もしっかりしてそう

「身だしなみ」は社会人としての自覚や仕事への姿勢も表すから、出かける前にいつもチェック！

身だしなみのチェックポイント

清潔感をアピールする
不潔な身なりは不快感を与えます。白衣や髪はきちんと洗って清潔に！

施術者にふさわしい身だしなみに！
服や髪型等、施術がしやすい身だしなみをします。

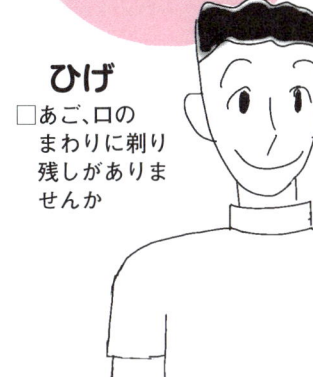

髪
- □ 伸びすぎていませんか
- □ 寝ぐせはありませんか
- □ 医療人にふさわしいヘアスタイルですか
- □ 染色は自然な色ですか
- □ 整髪料のにおいは気になりませんか

ひげ
- □ あご、口のまわりに剃り残しがありませんか

歯・口
- □ 歯はきれいに磨かれていますか
- □ 口臭はありませんか

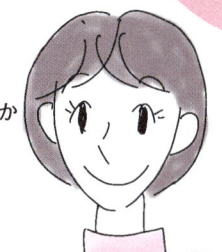

化粧
- □ 濃すぎませんか

爪
- □ 伸びていませんか

白衣
- □ えりやそで口は汚れていませんか
- □ ボタンはすべて留めていますか
- □ シミ・シワ・肩のフケはないですか
- □ ポケットがふくらむほど、物を入れていませんか
- □ サイズは適当ですか

靴下
- □ 派手な色や柄ではないですか
- □ ゴムのゆるみ、穴あき、裏側の汚れはないですか

靴
- □ 汚れはないですか
- □ 色やデザインは適当ですか

においにも気をつける
口臭・体臭・タバコ臭等は重要なチェックポイント。においの対策グッズ等もおすすめ。

明るく健康的な身だしなみに！
健康的な笑顔や挨拶、はつらつとした仕事ぶりは、好印象を与えるだけでなく信頼感につながります。

第5章 「患者様満足度」を高める

1 「患者様満足度」を高めるには

患者の心をひきつけるには、施術1回1回の患者の満足度が高いことが重要です。「患者様満足度」を高めるために、どうすればよいかを考えていきましょう。

■「患者様満足度」を高める5つのポイント

　ビジネスの世界では、CS（Customer Satisfaction＝顧客満足）という言葉がよく使われます。

　簡単にいえば、お客様がどれだけ満足したかということを尺度に、提供したサービス等の質を測るというものです。CSの数値、つまり顧客満足度が高ければそのサービスは質がよいとされ、低ければサービスに問題があるのではないかとされ、見直しが必要になってきます。

　患者に対し、私達や医療関係者等は、同じようにCSが重要です。でも、私たちの場合は、「顧客満足」というよりも、「患者様満足（Client Satisfaction）」というべきでしょう。

　患者様満足度を高めるためには、次の5つのポイントがあります。
①施術の質が高い
②コミュニケーションがとれる
③清潔感がある
④希望のスケジュールに対応してくれる
⑤施術時間が適切

　この5つの満足度が高ければ、継続して施術を受けてもらえるだけでなく、信頼感が高まってよい施術効果が得られたり、口コミで評判が伝わって患者数の増加につながったりします。

　逆に、この5つの満足度が低ければ、患者は施術をやめてしまうでしょう。「やめる」といっても、面と向かって「○○に不満があるから、やめる」と言うのではなく、多くは「よくなったから」「忙しくて時間が取れなくなったから」等、遠回しに断られることが多いのです。

　多くの患者に断られるということは、単に目の前の患者が少なくなるだけではありません。その患者の周囲の人、たとえば医療や介護の関係者や知人等の評判を落としてしまうことにもなります。介護業界のネットワークはとても強固ですから、ひとたび悪いうわさが立つと、なかなかそれを払拭するのは難しいことです。「あそこは評判が悪いから」というイメージが関係者に入ってし

まうと、もうそれ以上患者を紹介してもらえなくなります。

施術に入った以上、必ず評判を上げるというのは、プロとしてのプライドにかけてやっていきたいことです。

①質の高い施術

「施術の質の高さ」は、まず何よりも患者の満足度が答えになります。ですから、人それぞれに違うともいえます。ただ、在宅療養中という状態を考えると、一定の基準は出てきます。

施術に入るには、患者の状態を正確に評価することが必要です。

まず、本書第2章の「バーセルインデックス（BI）」や「機能的自立度評価法（FIM）」「関節可動域検査（ROM-T）」「徒手筋力検査（MMT）」「ブルンストロームのステージ」等の評価法を取得しておきましょう。評価を正確にすると、その後の施術プログラムも適確に作れ、施術の質を高めることにもつながります。

正確に評価することによって、寝返りができないと思っていた患者が実は寝返りができる能力を持っていることがわかり、訓練によってできるようになると患者の「生活の質」は大きく向上します。

日々、施術の技術の向上に努めることも、忘れてはならないことです。専門学校などで取得した技術に満足するのでなく、機会があれば各種研修等に参加して、自分の技術を磨いていくことが重要です。

患者が抱える病気の知識や、血圧・脈拍・体温などのバイタルサインの知識も、安全で効果的な施術を行う上で欠かせません。

②感じのいいコミュニケーション

人にサービスを提供する以上、コミュニケーションは避けて通れません。

在宅の現場は、いわば他人の家庭に上がりこんで、ベッドの上という非常にプライベートな場所でサービスを提供するという特殊な環境です。見ず知らずの人をベッドに上げて、パジャマのまま全身を施術者に任せるのは、患者に信頼感がなければできないことです。その信頼感を得るための前提として、コミュニケーションが必要となるのです。

信頼関係がないと、いくらよい技術や知識を持っていても受け入れてもらえません。腕がよくても触らせてもらえなければ、発揮しようがないのです。

また、多くの場合、施術の効果は3カ月くらいかけてじっくりと現れます。継続することが、効果の面でも必要となってきます。そのためにも在宅マッサージの現場は、コミュニケーション能力がとても求められるのです。

○ 患者とのコミュニケーション

「今日のお加減はどうですか？」のご機嫌伺いから始まり、「外では桜が咲いていましたよ」「日が長くなりましたね」と時候の挨拶に進めば無難です。そ

れから、「お孫さんは今度大学生でしたでしょうか」や「昔は日本舞踊の先生だったのですね」等、相手の興味のある話題に話を進めることもよいでしょう。「私は昔こんな苦労をしてね」という患者の話に耳を傾けることも大切です。何気ない会話を通じてお互いの理解を高めあう行為が、「信頼関係の構築」というゴールに向かってプラスに働くのです。コミュニケーションの中では特に、「聴く」ことが大切です（p.168）。「聴くスキル」を養って、よい人間関係を作り出してください。

○ 家族とのコミュニケーション

家庭内ではキーパーソンというべき立場の人がいて、患者の生活を取り仕切っているケースが多く見られます。このキーパーソンに受け入れてもらうことが、施術の継続に大切です。

挨拶やマナーは当然として、ご家族へのインフォームド・コンセント等もしっかりと行うことによって、良好な関係を築けます。施術時に一声かけたり、いない場合でもメモや伝言を残して、施術内容を伝える努力をするとよいでしょう。

○ 関係者とのコミュニケーション

患者を訪問した時、たまたまホームヘルパーやケアマネジャー、訪問看護師、医師等の介護や医療の関係者に出会うこともあります。その場合にはきちんと名刺を渡して、挨拶をすることが大切です。

普段から医師にしっかりとした報告をしておくことも、信頼関係の構築につながります。

在宅療養の場は、患者に関係する様々な業種の人が、チームを組んで行う共同作業の場です。私達はその一員として認められることが大切ですので、その前提として社会人としてのマナーをしっかりと身に着けておきましょう。

③「清潔感」は医療に携わる人にとって不可欠

「清潔感」は、患者や家族の印象を高めるというだけでなく、医療に携わる者に関しては最重要なことです。

まず、白衣はしみのない洗濯の行き届いた物を着用しましょう。

忘れがちなことですが、玄関に脱いだ靴は患者の家族に見られています。昔から靴は人格が表れるといわれています。汚れた靴はあなたの技術から人格まで、その評価を下げてしまうのです。

靴下は、朝きれいなものを履いて出ても、途中で水に濡れたり、汚れたりすることもありますから、予備の靴下をいつも持っていましょう。施術の後で手を洗ったときは、必ず自分のハンカチを使います。その他、身だしなみについてのポイントはp.161にイラストでまとめました。

④希望のスケジュールに対応する

　在宅療養の患者は結構忙しいものです。訪問介護や訪問入浴、デイサービス等、様々な介護サービスを受けている場合が多く、マッサージの時間を割くのがやっとということも少なくありません。

　そんな患者に「この時間でないと行けません」と言うのは、相手の要望に反することになります。できるだけ希望に沿うように努力していきましょう。

　それを無理なく可能にする方法の1つに、「組織で連携する」という方法があります。1人で対応するよりも、飛躍的に患者の要望に応えられるようになります。在宅マッサージの会社に属するのもよいですし、地元のマッサージ師会などの団体に入って提携を組んでもよいでしょう。

　「時間に対応できる」ということも、CSを高めるためには重要なことです。

⑤時間が適切である

　1回の施術時間は、施術者の判断に委ねられていますから、自分で設定できますが、極端に短かったり、逆に長すぎたりすると、問題が出てきます。

　施術時間が極端に短いと、患者には「きちんと同意書どおりに施術してくれたのだろうか」という疑問が残ります。たとえば、同意書に5部位に施術と記載してあるのに、5分で施術を終えたら、ちゃんとできているのか不思議になりますし、できたとしても効果の面で疑問です。

　逆に、患者に早くよくなってほしい、と1～2時間みっちりとマッサージや機能訓練を行うと、どうでしょうか。この場合、患者の心臓や肺に相当な負担がかかり、リスクが大きくなります。在宅療養の場では、患者の状態も不安定な場合が多いことを認識しておく必要があるでしょう。

　適度な時間で施術するということは、効果の面でも、リスク回避の面でも重要なのです。

　中には、1回の訪問で長い時間施術をし、それを請求時には数回分として提出したという事例がありましたが、これは完全に違法です。患者によって訪問回数も適当な目安があります。

　基本的に、1週間に1度では指導的な意味合いしかなく、2回で現状維持、3回以上で改善が見込まれるといわれます。相手によって適当な回数を設定することが必要です。

　そうはいっても、週に6日も施術するケースは、難病でマッサージしか打つ手立てがない等の特別な場合を除いて、あまりないでしょう。このような時は、医師の確認を取った後、保険者にも許可を得て施術に入っていくべきです。一番多いのは、週に2～3回くらいのケースです。

信頼感を高める
コミュニケーションのポイント

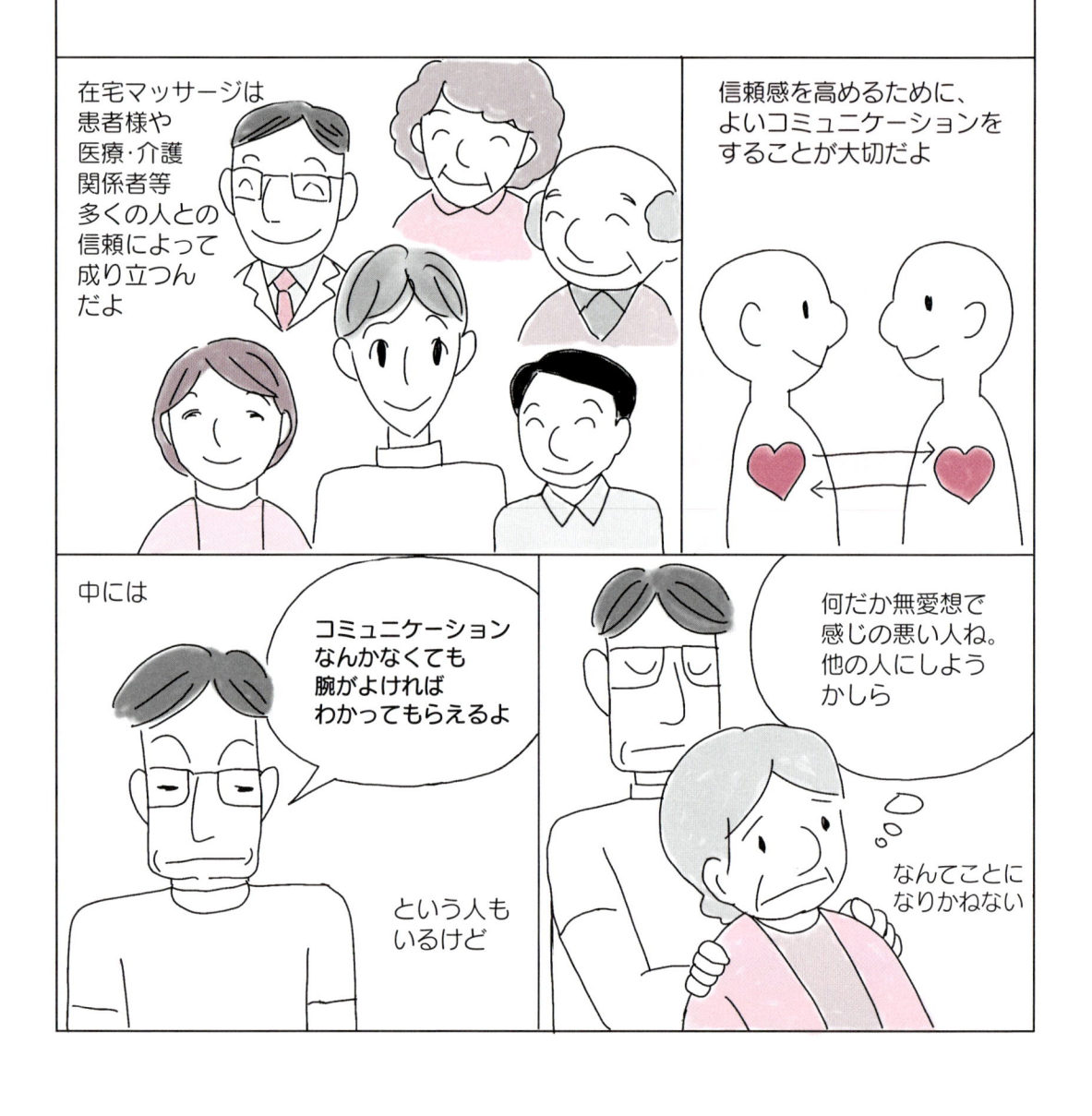

在宅マッサージは患者様や医療・介護関係者等多くの人との信頼によって成り立つんだよ

信頼感を高めるために、よいコミュニケーションをすることが大切だよ

中には

コミュニケーションなんかなくても腕がよければわかってもらえるよ

という人もいるけど

何だか無愛想で感じの悪い人ね。他の人にしようかしら

なんてことになりかねない

第5章 「患者様満足度」を高める

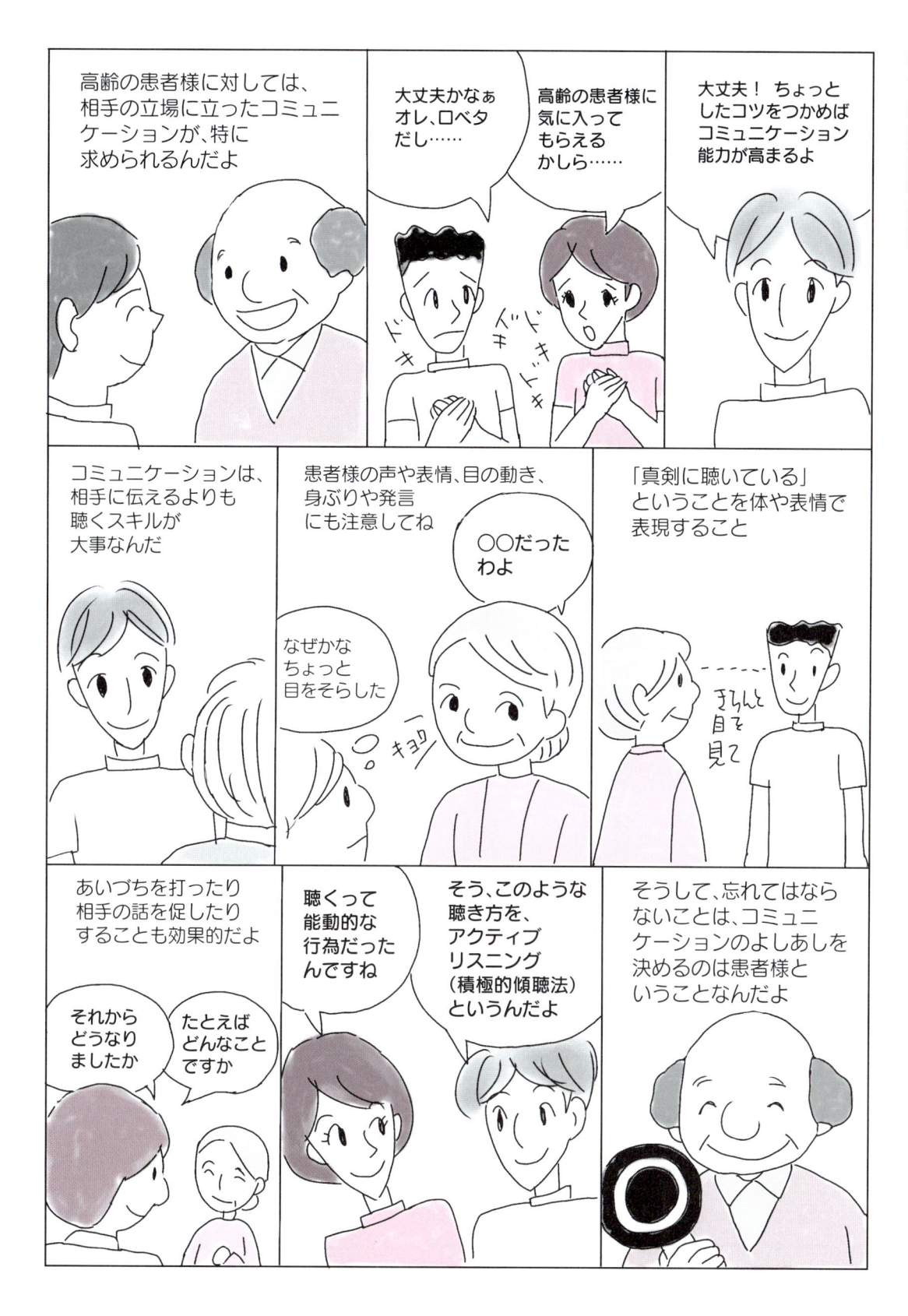

高齢の患者様に対しては、相手の立場に立ったコミュニケーションが、特に求められるんだよ

大丈夫かなぁオレ、口ベタだし……

高齢の患者様に気に入ってもらえるかしら……

大丈夫！ちょっとしたコツをつかめばコミュニケーション能力が高まるよ

コミュニケーションは、相手に伝えるよりも聴くスキルが大事なんだ

患者様の声や表情、目の動き、身ぶりや発言にも注意してね

○○だったわよ

なぜかなちょっと目をそらした

「真剣に聴いている」ということを体や表情で表現すること

ちゃんと目を見て

あいづちを打ったり相手の話を促したりすることも効果的だよ

それからどうなりましたか

たとえばどんなことですか

聴くって能動的な行為だったんですね

そう、このような聴き方を、アクティブリスニング（積極的傾聴法）というんだよ

そうして、忘れてはならないことは、コミュニケーションのよしあしを決めるのは患者様ということなんだよ

2 「聴くスキル」を身につけてコミュニケーション能力を育てよう

質のよい施術は、患者や仲間とのよいコミュニケーションが保たれることによって、成り立ちます。コミュニケーションの中で最も大事なことは、「心で聴く」ということです。

■大切なのは、「相手に伝える」よりも、「聴くスキル」

　コミュニケーションというと「話す」ことを重視しがちです。人間は本来話し好きな性格があって、誰でも多少は話せるものですが、聴くことは苦手な人が多いのです。ギリシア時代の哲学者・ソクラテスが「神は人間に2つの耳と1つの口を与えた。それゆえ、多く聴き、少なくしゃべる必要がある」と言ったほど、「聴く」ことは「話す」ことより大切で、しかも難しいことなのです。

　話を真剣に聴いてもらうと、自分が大切にされたと感じ、相手に好意を持ち、その結果、信頼関係が生まれます。逆に、話を真剣に聴いてもらえないと、反感が生じます。

　「真剣に聴くこと」は、患者との信頼関係を築く上での大前提なのです。

話を真剣に聞く→	大切にされたと感じる	→相手に好意を持つ	→信頼関係が生まれる
「なるほどそうですか」	「大切にされているんだ」	「いい人だな」	

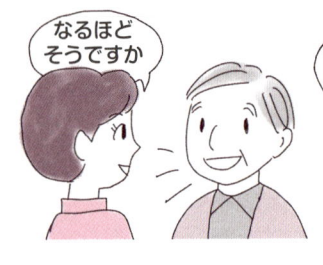

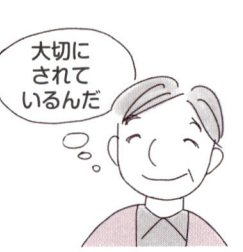

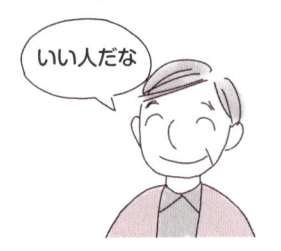

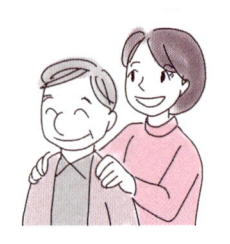

話を真剣に聞かない→	大切にされていないと感じる	→反感を持つ	→信頼関係の崩壊
「また同じこと言ってる」	「大切にされていないんだわ」	「私だってイヤだわ」	「あの～」

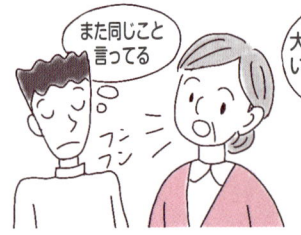

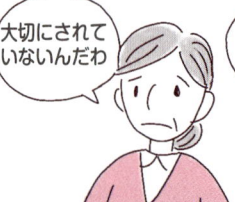

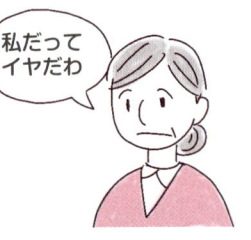

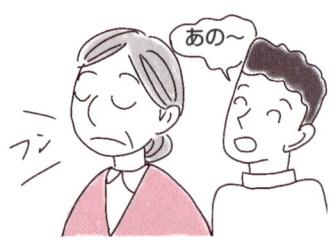

「聴くスキル」を高める「積極的傾聴法」をマスターしよう

「聞く」と「聴く」、どう違うかわかりますか。

「聞く」は、「耳で聞く」という機能的な行為で、特別に注意して相手の話を聞くのではなく、漫然と聞いたり、とりあえずコミュニケーションのために相手の言葉を理解している状態です。

一方、「聴く」は、話す事柄だけでなく相手の気持ちを理解しながら聴くこと、いわば「心で聴く」ものです。話の内容だけでなく、声のトーンや大きさ、話すスピード、目の動き、顔色、しぐさ、表情等にも気を配って、言葉の裏側に隠されている真意を見つけ出します。

話を聴いてもらえると、もっと聴いてもらいたくなって、次々に会話が発展します。逆に、聴く人があまり乗り気でないときは、会話はそれっきりになってしまいます。このように、コミュニケーションを方向づけているのは、話をしている人ではなく、聴いている人なのです。

つまり、「聴く」とは、相手の思っていることや伝えようとしていることを「わかろうとしていますよ」と発信する積極的な行為なのです。このような行為を「積極的傾聴法」(Active Listening) といいます。「聴く力」をつけるために、次のことを心がけてみましょう。

---

column

対人感受性を高めよう

親しい人が悲しんでいたり、悩んでいたりすると、その人の心の中に自分自身の感情を投射して、心の中を直接理解しようとします。これを「感情移入」といいます。

施術者は、患者が、自分自身に発揮してほしいと考えている能力や期待している役割を理解し、それに基づいて、今自分が何をすべきかを常に考え、懸命に努力しなければなりません。そのために、相手の心に感情移入し、相手の考えや悩みを理解して、その人が目指したいと考えている方向を捉え、自分に期待されている役割を明らかにしなければなりません。

対人感受性とは、相手が実現したいと考えている状態や、抱えている問題を察知し、自分に期待されている役割を明確にできる能力をいいます。対人感受性が高まることで、周囲も自分を必要としてくれるようになります。

患者やその家族に感情移入して、在宅マッサージ師としてのあなたにどんなことを期待しているかを考えてみましょう。

○言葉の裏に隠された「心」を聴くことが大切

話し手は、話す事柄だけでなく、自分の気持ちや感情を聴いてほしいという願いも持っています。話を聴くときは、話の筋だけを追うのではなく、言葉に隠された話し手の気持ちを汲み取ることが大切です。つらい経験をした話を聴いて、「つらかったでしょうね」「大変だったでしょうね」等の言葉をかけたり、楽しい経験をした話を聴いて「とても楽しかったでしょうね」という言葉をかけてみましょう。

話し手が「自分の気持ちをわかってくれた」と充実感を感じます。

話をしていて、急に話し手が目をそらしたり、話のスピードが落ちたりしはじめたら、何か大切なことを言おうとしているサインかもしれませんから、聞き逃さないでよく耳を傾けましょう。

○「一生懸命聴いています」ということを体で表現する

本人が真剣に聴いているつもりでも、キョロキョロしていたり、体が反対を向いていたり、腕や足を組んだりしている人に対しては、誰も心を開いて話す気にはなりません。「お話を聴かせてください」ということを、体で表現をする必要があります。次のことに気をつけてください。

・「聴く姿勢」になっていますか？

体を自分の方に向けて、じっとこちらを見ている人を見ると、「聴こうとしている」ということが感じられて、安心して心が開けます。しかし、反対を向いて、頬杖をついていたり、腕組みをしていたりする人には、心を閉ざしてし

聴かない姿勢

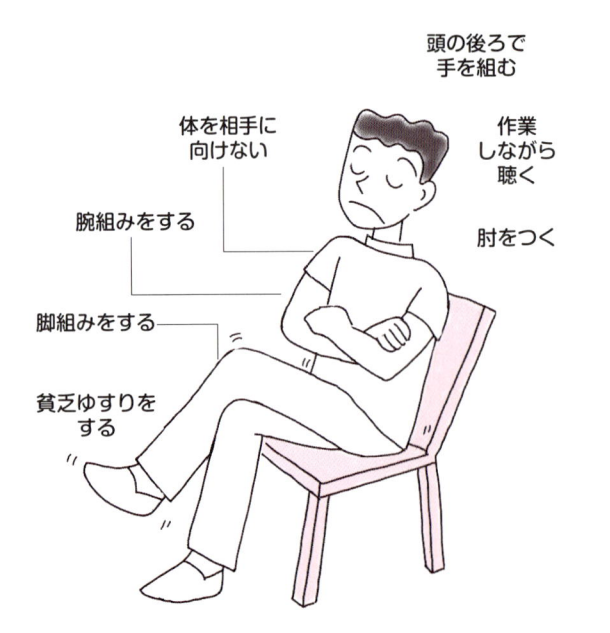

- 体を相手に向けない
- 頭の後ろで手を組む
- 作業しながら聴く
- 肘をつく
- 腕組みをする
- 脚組みをする
- 貧乏ゆすりをする

聴く姿勢

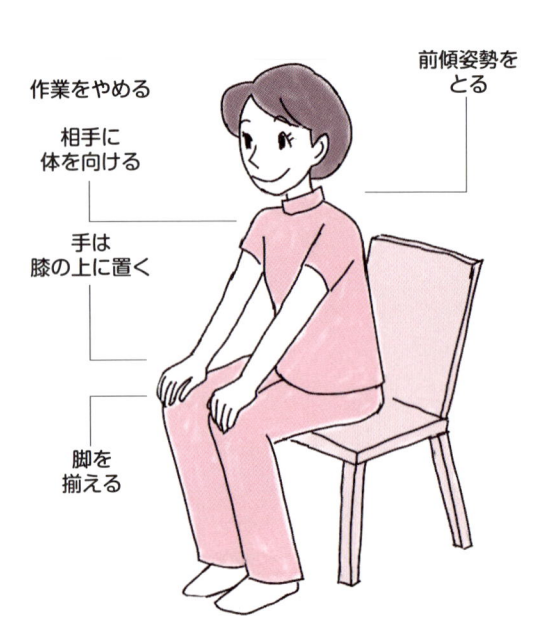

- 作業をやめる
- 前傾姿勢をとる
- 相手に体を向ける
- 手は膝の上に置く
- 脚を揃える

まいます。自分が「聴く姿勢」になっているかどうかをチェックしてみましょう。
・リラックスできる距離・角度を知っておこう

親しみのあるコミュニケーションのとれる距離は、最初は120 cmくらいで、信頼関係が成り立ったら45 cmまで近づくと傾聴がしやすいとされています。また、位置する角度は、真正面から向き合う「お見合い」角度は、緊張感ばかりが募って話しづらいものです。斜め前や、となり合う「友達（恋人）」角度は、リラックスした雰囲気を作ります（図5-1）。

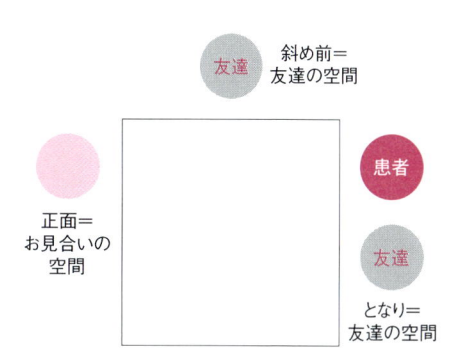

図5-1　理想的な位置関係

◯ 聴く人の表情は、会話の流れを左右する

話をしている人は、聴いている人の表情を見て、「自分の話に興味を持って聴いている」「あまりおもしろくなさそうだ」等を判断します。興味深そうに聴いているときは話をもっと深め、つまらなさそうにしているときは、中断します。聴いているときの表情は、会話の流れを左右する大切なものなのです。次のことに注意してください。

・相手の気持ちに表情を合わせる

旅行の楽しい思い出を話しているのに、聞き手が暗い顔つきをしていると、「もしかして、話がつまらないのではないか」と考えてしまいます。また、真剣な話をふざけた調子で聴いていると、「まじめに聴いてくれていない」と感じてしまいます。

話し手の気持ちに表情を合わせることによって、「心から共感してもらえた」という実感が生まれます。

・話の要所要所でアイ・コンタクトを

「目は心の窓」「目は口ほどにものを言う」というように、真剣に話を聴こうとしているかどうかは目の動きに表れます。また、患者の真意も、目によく現れます。下を向いたり、別の方向を向いたりしていては、互いに心を開くことができません。目線は話し手と同じ高さにして、顔のあたりをやさしいまなざしで見ます。ただ、相手の目を始終見つめていると、お互いに疲れますから、口元や眉間などに視線をずらして、会話の要所要所で目を合わせましょう。

◯ リズミカルな会話のキャッチボールを続ける

リズミカルにテンポよく会話のキャッチボールが行われると、楽しさが生まれます。会話のキャッチボールを円滑に行うために、効果的にあいづちを入れたり、話を促したりしてみましょう。

・あいづちを打ちながら聴く

　話の切れ目にあいづちを入れることによって、話し手は話を進めやすくなり、また、「興味を持って聴いてくれている」と感じるようになります。

　あいづちには、次の「同意」「感嘆」「疑問」の3つがあります。
　同意＝「はい」「なるほど」「そうですね」
　感嘆＝「すごいですね！」「まあ！」
　疑問＝「そうですか？」「本当ですか？」

・話を促しながら聴く

　「来週、孫が来るんだよ」といううれしそうな言葉に、「そうですか」で応えただけでは、会話も発展しませんし、「自分の楽しい気持ちをわかってもらいたい」という話し手の気持ちを汲むことができません。「お孫さんは何歳ですか？」「どこにお住まいですか？」「一緒にどこかへ行く予定ですか？」等、話を促しながら聴くことで、「私はあなたの話に興味を持っています」という姿勢を示せます。

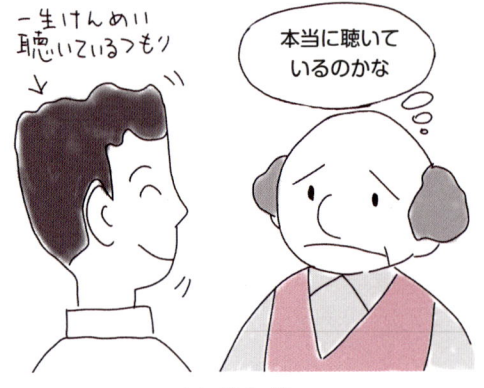

悪い事例　　　　　　　　　　　　　　　　よい事例

声に出さずに　　　　　　　　　　　　　　あいづちを打ちながら、
うんうんうなずいているだけ　　　　　　　あるいは促しながら話を聴いている

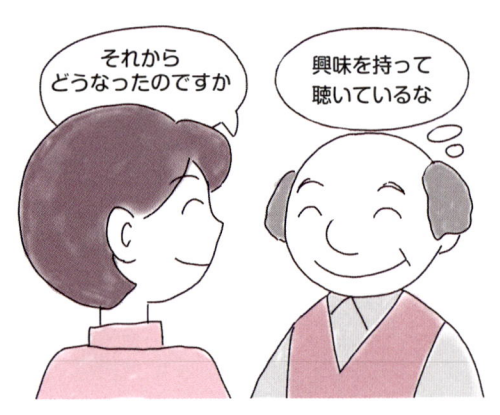

・オウム返しを利用しよう

　あいづちの代表的な手法の1つに、「オウム返し」があります。たとえば「昨日とてもつらかったよ」と言われたら、「つらかったのですね」と繰り返します。自分が言ったことをそのままオウム返しされることで、じっくり聴いてもらっていると実感でき、安心感が生まれ、話しやすくなります。

　ただ、すべての言葉にオウム返しで応じるのは行き過ぎです。話し手が本当に伝えたいことや、気持ちが入っているもの等に対して、オウム返しを使ってみましょう。

　また、相手が話したことを内容を変えずに要約して、「あなたの言いたいことはこういうことでしょうか」と伝えることもよいでしょう。特に、話し手が

混乱しているときには、聞き手が話を整理して提示すると、解決の糸口になります。

○ 相手のペースに合わせる
　一般に高齢者は話や身のこなしなどがゆっくりです。早いテンポでしゃべられると、話す気がしなくなります。話すスピードは、話し手の動作やテンポに合わせましょう。「息が合う」といわれるように、呼吸が合うと言葉や動作のテンポも合いやすくなります。

○ 敬遠される理由は「声」にあることも
　高齢者の聴覚は、高い声を聴くのが苦手、という特徴があります。腹式呼吸でおなかから声を出すようにすると、落ち着いた低い声が出せるようになります。小さくボソボソと話したり、聞き取りにくい声やがなり立てるような大きな声も敬遠されがちです。

○ 最後まで話を聴く
　「子どもの頃、○町で育った」という話に、「私も昨年○町のあたりを旅行して、あっちに行って、こっちに行って……」と、話題を横取りしてしまうことはありませんか。「○町の自分の思い出」を聴いてもらいたい、という気持ちを裏切らないように、「話題の横取り」には気をつけましょう。本当に言いたいことは話の後の方にあることが多いので、最後までじっと聴いてください。

☑ check!

開かれた質問と閉じられた質問

　質問には、「はい・いいえ」で答えられる「閉じられた質問」と、「はい・いいえ」では答えられない「開かれた質問」とがあります。
　「開かれた質問」は、「いつ」「どこで」「誰が」「何を」「どのようにして」等を話してもらいますから、自然に会話は長く、具体的になって、会話が展開していきます。ただ、「なぜ」という質問だけは、話し手をひたすら考え込ませることになりますから、避けた方がよいでしょう。
　「閉じられた質問」は、「はい」「いいえ」で事がすむため会話が短く、発展もしていきません。また、閉じられた質問を繰り返していると、問い詰めるようになってしまいます。ただ、はじめのうち、多くを語りたがらない人には、閉じられた質問を使って、徐々に開かれた質問を多くしていくという方法もあります。また、認知症の患者には、閉じられた質問の方が適切な場合もあります。

話し手の考えを批評したり、反論したりすることも禁物です。

○ **何度も聴いたことのある話も、初めて聴いたように真剣に聴く**
「老いの繰り言」と言われるように、高齢者はしばしば同じことを何度も話します。その都度、初めて聴いたように聴いてください。好きな落語を何度も聴くと思えば、そんなに苦痛ではなくなります。くれぐれも「以前にも聴きましたよ」などと言わないように。

自慢話に辟易することも少なくありませんが、自信のない自分を落ち着かせたくて自慢話をしていることも多いのです。高齢者のそういう気持ちを汲みながら聴いてあげてください。

---

column

「選んで下さってありがとうございます」の気持ちを忘れずに

私達在宅マッサージの仕事は、サービス業です。医療という特殊な分野ですが、患者様に直接向かい合ってサービスを提供することには変わりがありません。サービスを開始すると、自宅というプライベートな場所に呼んでいただけることに感謝の気持ちがわきますし、心の中で「今日も私達を選択して下さって、ありがとうございます」と思う気持ちが、きっと相手にも伝わっていると思うのです。

ところが、だんだん仕事に慣れてくると、ついこの気持ちを忘れてしまうこともあります。慣れからくる不遜な態度や言葉遣い、また日頃の対応等で、患者様やケアマネジャーさんからお叱りを受けることもあります。今まで積み上げてきた信頼を、たった1つの事例が崩すこともあるのです。

では、それを防ぐにはどうしたらよいでしょうか。

私は、つねに初心に帰り、サービス業としての心がまえを再認識することが必要だと考えます。

毎回、「ハッ」と気がつくのは、患者様は当たり前にいるのではなく、私達を信頼して選んで下さったというありがたさです。これが初心の気持ちだと思います。患者様に「今日もありがとうね」と言われたら、「こちらこそ、呼んで下さってありがとうございます！」と心の中で言い続ける気持ちを忘れずにいたいものです。

3 敬語をマスターして信頼関係を深める

かつては、敬語は上下関係と密接に関係していましたが、在宅マッサージの現場では、相手を尊敬する気持ちを表す手段や、自己表現の手段として、正しく使えるようにしたいものです。

▌敬語には「相互尊重」という面がある

　敬語は、かつては身分社会の上下関係と結びついたものでしたが、現代では、「お互いに尊重する気持ちの表現」としての役割を持つようになっています。

　敬語は、話し手が意図する・しないにかかわらず、おのずから相手との人間関係を表現します。さらに敬語は、職場や訪問先などの公的な場での改まった気持ちと、私的な場でのくつろいだ気持ちを区別するという役割もあります。

　敬語を使うことは、単に社会人の常識というだけでなく、患者や家族、医療関係者等との信頼関係を深めるための手段でもあるのです。

☑ check!

「マニュアル敬語」にご用心！

　新入社員などの指導に用いられるいわゆる「マニュアル敬語」がしばしば批判的に取り上げられます。確かに、接客での言葉遣いや業界独自の用語に慣れない人にとって、マニュアルは敬語をマスターするために有効なものです。職場などで作られるマニュアル等の他に、解説書や手引書等も、一種の「マニュアル」と考えられます。

　しかし、実際の接客場面での言葉遣いが、マニュアルでがんじがらめになっては困ります。いつでも、どんな相手にでも限られた敬語だけを画一的に使うことは、相手にかえって不快な思いをさせることにもなります。敬語を勉強する人も、指導する人も、マニュアルに書かれている敬語だけがすべてではないということを念頭に入れておきたいものです。

　そして、相手への敬意や相手の意向を尊重する気持ちは、敬語の正確さよりも大切ということも、覚えておきたいことです。

敬語は「自己表現」の手段でもある

　敬語は、自分で相手との関係を踏まえて、自分の判断によって選んでいく「自己表現」の手段でもあります。「今の私の気持ちを表現するには、どんな敬語がよいだろうか」「○○さんとの会話でこの敬語を使うと、どんな人間関係が表現できるだろうか」と自分に問いかけながら、適切な言葉を選んでいきましょう。

　また敬語は、「社会人としての常識を持っている」ということを表現するための手段でもあります。自分自身の尊厳のためにも、適切な敬語が使えるようになりましょう。

尊敬語・謙譲語・丁寧語・美化語を理解しよう

　敬語に慣れない人はしばしば、「尊敬語」と「謙譲語」とを混同しがちです。「尊敬語」は、相手を尊敬した表現、「謙譲語」は自分が相手に対してへりくだった表現です。間違うと自分を尊敬した敬語になってしまいますから、使い分けが肝心です。尊敬語と謙譲語を使い分けできれば、敬語の使い方は「ほぼ完璧」といえますから、がんばってマスターしましょう。

　文化庁が2007年に発表した「敬語の指針」では、敬語を「尊敬語」「謙譲語Ⅰ」「謙譲語Ⅱ」「丁寧語」「美化語」の5つに分類しています。それぞれの違いを見ていきましょう（表5-1）。

表5-1　敬語の種類

5種類		3種類
尊敬語	「いらっしゃる・おっしゃる」型	尊敬語
謙譲語Ⅰ	「伺う・申し上げる」型	謙譲語
謙譲語Ⅱ	「参る・申す」型	
丁寧語	「です・ます」型	丁寧語
美化語	「お酒・お料理」型	

文化庁・文化審議会. 敬語の指針. 2007を元に作成

①尊敬語（「いらっしゃる・おっしゃる」型）

　「いらっしゃる」「ご利用」「ごらんになる」など、相手または第三者の「行為」や「ものごと」「状態」などについて、その人物を立てて述べるものです。

〈動詞の尊敬語〉

　特定形（特定の語形）……「いらっしゃる」「おっしゃる」「なさる」「召し上がる」「お使いになる」「見える（来るの尊敬語）」等。

　例）「○○様は明日病院へいらっしゃるのでしたね」

　「お（ご）〜になる」「動詞＋なさる」「お（ご）〜くださる」

例）「○○はご利用になりますか」
　　中には、「ごらんになる（見る）」「おいでになる（行く）」「おやすみになる（寝る）」「お召しになる（着る）」等の変則的なものや、「お（ご）～になる」の組み合わせがなじまないもの「×ご運転になる（→運転される）」「×ご失敗になる（→失敗される）」「×お死にになる（→お亡くなりになる、亡くなられる）」等もあります。

〈名詞・形容詞等の尊敬語〉
　　「お（ご）＋名詞（形容詞等）」……「ご利用」「お導き」「ご出席」「（立てるべき人物からの）ご説明」「お名前」「ご住所」「（立てるべき人物からの）お手紙」「お忙しい」「ご立派」等。
　　例）「○○様のご利用」「○○様のお名前」
　　「名詞（形容詞等）＋でいらっしゃる」……「お（ご）」のなじまない語や、「お（ご）」をつけてさらに加える。「名詞＋だ」に相当する内容を尊敬語で述べる場合にも「でいらっしゃる」を使う。
　　例）「快活でいらっしゃる」「お忙しくていらっしゃる」「倹約家でいらっしゃる」

②謙譲語Ⅰ（「伺う・申し上げる」型）

「伺う」「ご説明する」「ご挨拶」のように、自分の側から相手側または第三者に向かう行為や物事について、その向かう先の人物を立てて述べるものです。

〈動詞の謙譲語Ⅰ〉
　　特定形……「伺う（尋ねる・訪ねる・聞く）」「申し上げる（言う）」「存じ上げる（知る）」「差し上げる（あげる）」「いただく（もらう）」「お目にかかる（会う）」「拝見する（見る）」等。
　　例）「○○様のところに伺います」「○○様からいただきました」
　　※「いただく」は謙譲語Ⅰの基本的な働きに加えて、恩恵を受けるという意味も併せ持つ。
　　「お（ご）～する（申し上げる）」……「お届けする」「ご案内する」「ご説明申し上げる」等。

〈名詞の謙譲語Ⅰ〉
　　「お（ご）＋名詞」……「お手紙」「ご説明」「ご挨拶」等。
　　例）「○○様へのご説明」
　　「拝＋名詞」……「拝顔」「拝眉」等。

③謙譲語Ⅱ（丁重語）（「参る・申す」型）

「参ります」「いたします」「小社」「弊社」など、自分側の行為・物事等を、話や文章の相手に対して丁重に述べるものです。一般に「ます」を伴います。

〈動詞の謙譲語Ⅱ〉
　特定形……「参る（行く・来る）」「申す（言う）」「いたす（する）」「おる（いる）」等。
　例）「午後に参ります」
　「動詞＋いたす」……「〜する」の形をした動詞（サ変動詞）のみに使える。
〈名詞の謙譲語Ⅱ〉
　「愚（小・拙・弊）＋名詞」
　例）「小社」「弊社」「拙著」等。ほぼ書き言葉専用。
　謙譲語Ⅱは、自分側の行為でないものに使うことがあります。
　例）「タクシーが参りました」「部長の〇〇は明日から海外に参ります」

✓ check!

「させていただく」は正しい敬語？

　一時期、「〜させていただく」は正しい敬語か、と疑問視されていたことがありましたが、基本的には、①「相手側または第三者の許可を受けて行い」、②「そのことで恩恵を受けるという事実や気持ちのある場合」に、使ってよいことになっています。場合によっては「変な敬語」ととられることもありますから、①②の条件をどれだけ満たしているかに気をつけましょう。

こんな場合は OK
　……「コピーを取らせていただけますか」「発表させていただきます」

こんな場合は NG（カッコ内は正しく言い換えた場合）
　……「本日、休業させていただきます（→休業いたします）」

「とんでもございません」は問題な敬語？

　相手からほめられたりしたときによく使われる「とんでもございません」も、問題な敬語ではないか、という声がありましたが、現在ではこのような状況で使うことは問題ではないと考えられています。

　「とんでもございません」が問題視されるようになった理由には、「とんでもない」が1つの形容詞であり、「ない」だけを「ございません」に変えようとする発想に問題がある、と考えられたためです。

　「とんでもない」を丁寧にするためには、「とんでもないです」「とんでもないことでございます」にすればよい、という意見もありますが、「とんでもないことでございます」とすると、「あなたが〇〇したことはとんでもないことだ」という意味にもとられかねないので、注意が必要です。

④**丁寧語（「です・ます」型）**

話や文章の相手に対して丁寧に述べるものです。

「です」「ます」を付けて作るもの

例）「本日、訪問します」「同意書の期限は〇月〇日までです」

形容詞＋「（で）ございます」で作るもの……「おいしゅうございます（おいしい）」など。

⑤**美化語（「お酒・お料理」型）**

ものごとを美化して述べるものです。原則として和語を美化する場合は「お」、漢語を美化する場合は「ご」を使います。

「お＋和語」……「お酒」「お茶」「お菓子」「お手紙」など。

例）「お酒をお注ぎしましょう」「お茶をいかがですか」

表5-2　参考：通常語と尊敬語・謙譲語

通常語	尊敬語	謙譲語Ⅰ	謙譲語Ⅱ（丁重語）
会う	お会いになる	お会いする お目にかかる	お会いいたす
言う	おっしゃる	申し上げる	申す
行く	いらっしゃる おいでになる お越しになる	伺う	まいる
借りる	お借りになる	お借りする 拝借する	お借りいたす
聞く	お聞きになる お耳に入る	お聞きする 伺う 拝聴する	お聞きいたす
来る	いらっしゃる おいでになる 見える お見えになる お越しになる	———	まいる
くれる	下さる	———	———
知る	お知りになる ご存じ	存じ上げる	存じる
する	なさる	———	いたす
たずねる	おたずねになる	おたずねする 伺う	おたずねいたす
食べる	召し上がる	いただく ちょうだいする	———
見せる	お見せになる	お見せする お目にかかる ごらんに入れる	お見せいたす
見る	ごらんになる	拝見する	———
もらう	おもらいになる	いただく ちょうだいする	———
やる（する）	おやりになる なさる	———	いたす

蒲谷広 他．敬語表現．大修館書店．1998を元に作成

「ご＋漢語」……「ご住所」「ご説明」など。
「お料理」「お化粧」のように、漢語の前でも「お」が使われる場合もあります。

場面ごとの敬語の使い方

場面ごとに、敬語の間違った使い方を想定してみました。どんな言い方にすれば自分の気持ちが伝わるかを考えながら読み進めていきましょう。

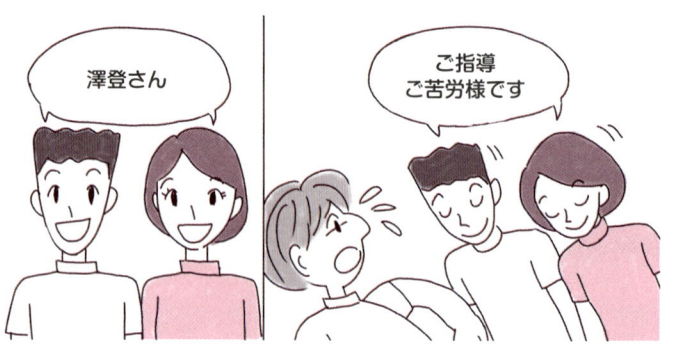

間違った使い方　　　　　　　　　　　**こうすれば正しい敬語になる**

（澤登さん／ご指導ご苦労様です）

「ご苦労様」は目下の人をねぎらう言葉。目上の人には「ご指導いただいてありがとうございます」が適切。目上の人が仕事を終わらせた時等は、「お疲れ様でございました」等が適切。

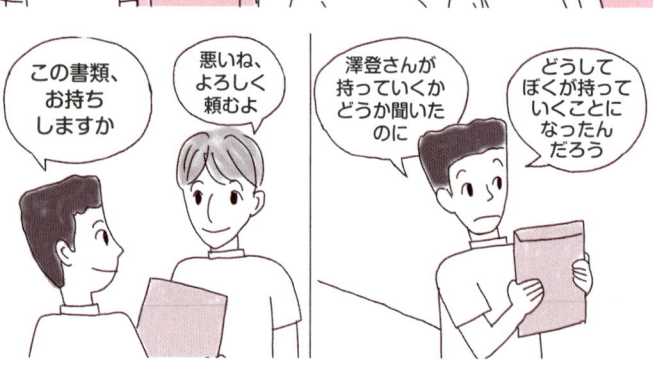

（この書類、お持ちしますか／悪いね、よろしく頼むよ／澤登さんが持っていくかどうか聞いたのに／どうしてぼくが持っていくことになったんだろう）

「お持ちしますか」は行為の主体が話し手にある謙譲語。だから、ふれ夫くん自身が持っていくと思われた。相手に持っていってほしい時は、「お持ちになりますか」を使う。

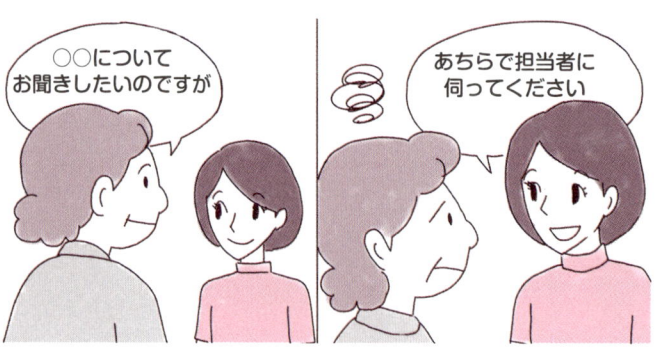

（○○についてお聞きしたいのですが／あちらで担当者に伺ってください）

「伺う」は謙譲語なので、担当者を立てることになる。お客様を立てるときは、「担当者にお聞きください（お尋ねください）」等にする。

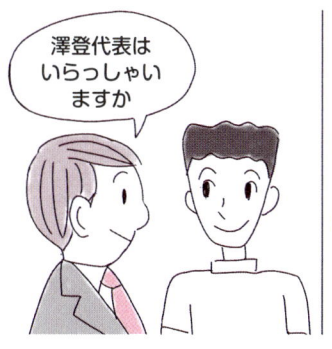

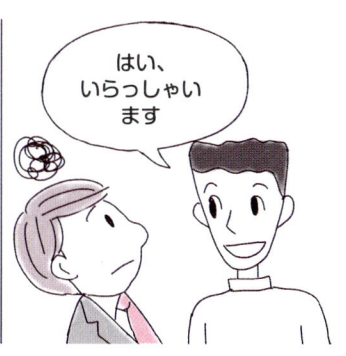

思わず間違えてしまう敬語。正しくは「おります」。また、「澤登代表」等の役職名は、社外の人に対しては使わない。「澤登は」「代表の澤登は」とするのが適切。

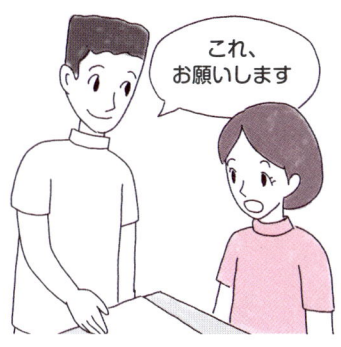

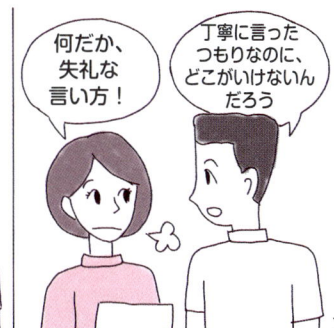

> 澤登代表はいらっしゃいますか
> はい、いらっしゃいます

文法的には問題がなくても、威圧的な感じを与えやすい言葉の使い方。「お忙しいところ申し訳ありませんが」と先に一言断って、相手の負担が増えることを申し訳なく思っていることを表現したり、「お願いできるでしょうか」と疑問形にして、押し付けでないことを表現してみよう。

> これ、お願いします
> 何だか、失礼な言い方！
> 丁寧に言ったつもりなのに、どこがいけないんだろう

文化庁・文化審議会. 敬語の指針. 2007 を元に作成

✓ check!

守秘義務と個人情報の保護

守秘義務とは、「職務上知ることのできた秘密を守る」義務のことをいいます。下記の「個人情報の保護に関する法律」（平成15年5月30日法律第57号／略して個人情報保護法とよばれる）にもあるように、患者の個人情報を守ることはもはや常識です。「あん摩マツサージ指圧師、はり師、きゆう師等に関する法律」の第7条の2にも「施術者は正当な理由がなく、その業務上知り得た人の秘密を漏らしてはならない。施術者でなくなった後においても、同様とする」とあります。

私達が扱う患者の個人情報を、関係機関に提供する必要がある場合も、事前に必ず患者本人の了解を取って下さい。

個人情報の保護に関する法律（一部抜粋）	
第二条	「個人情報」とは、生存する個人に関する情報であって、当該情報に含まれる氏名、生年月日その他の記述により特定の個人を識別することができるものをいう。
第十五条	事業者は個人情報を取り扱うにあたっては、その利用の目的をできる限り特定しなければならない。
第十六条	利用目的を変更する場合には同意が必要。
第二十三条	原則として第三者に個人情報を提供する場合には、あらかじめ本人の同意を得る必要がある。

最終改正：平成21年6月5日法律第49号

在宅マッサージ師に不可欠な運転マナー

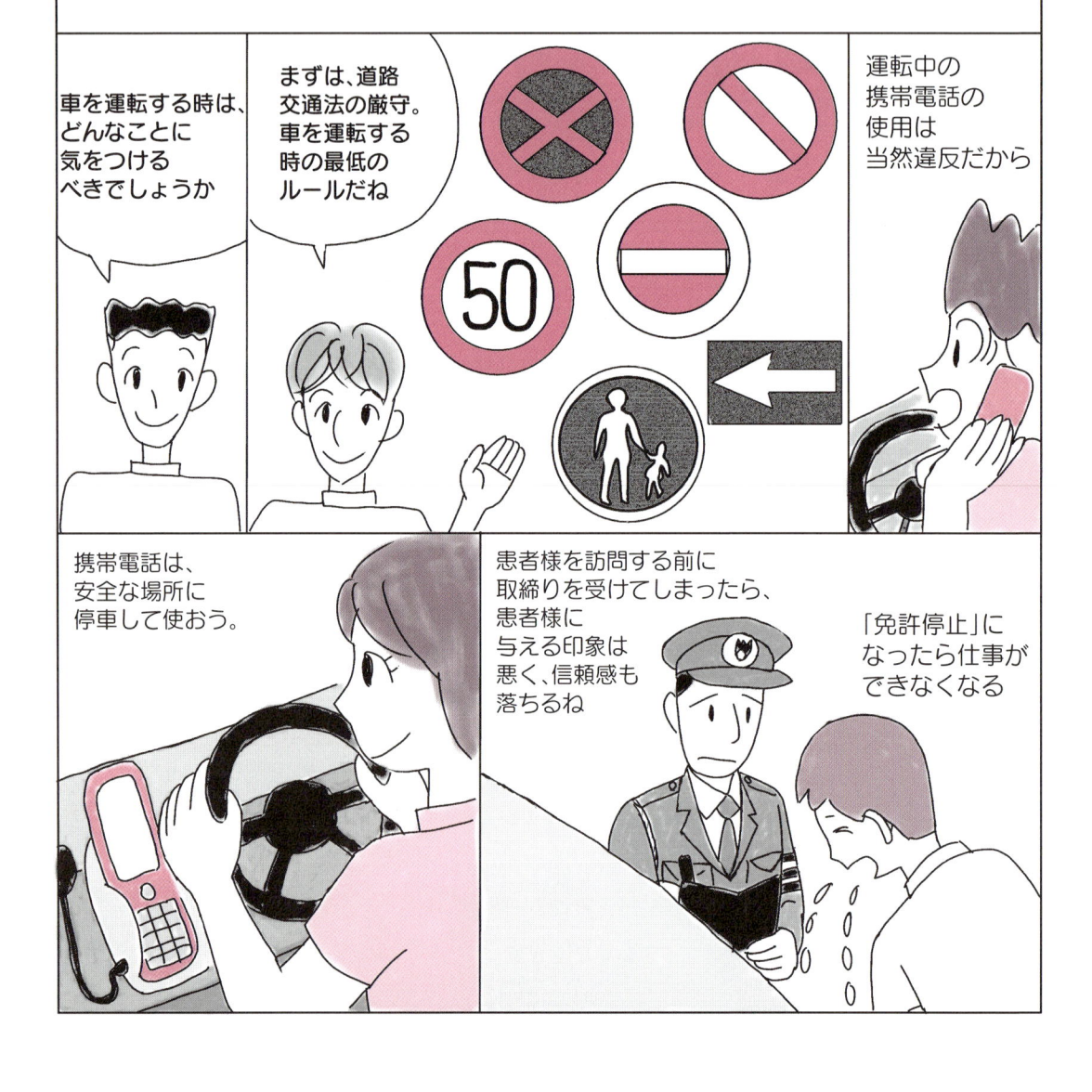

車を運転する時は、どんなことに気をつけるべきでしょうか

まずは、道路交通法の厳守。車を運転する時の最低のルールだね

運転中の携帯電話の使用は当然違反だから

携帯電話は、安全な場所に停車して使おう。

患者様を訪問する前に取締りを受けてしまったら、患者様に与える印象は悪く、信頼感も落ちるね

「免許停止」になったら仕事ができなくなる

第5章 「患者様満足度」を高める

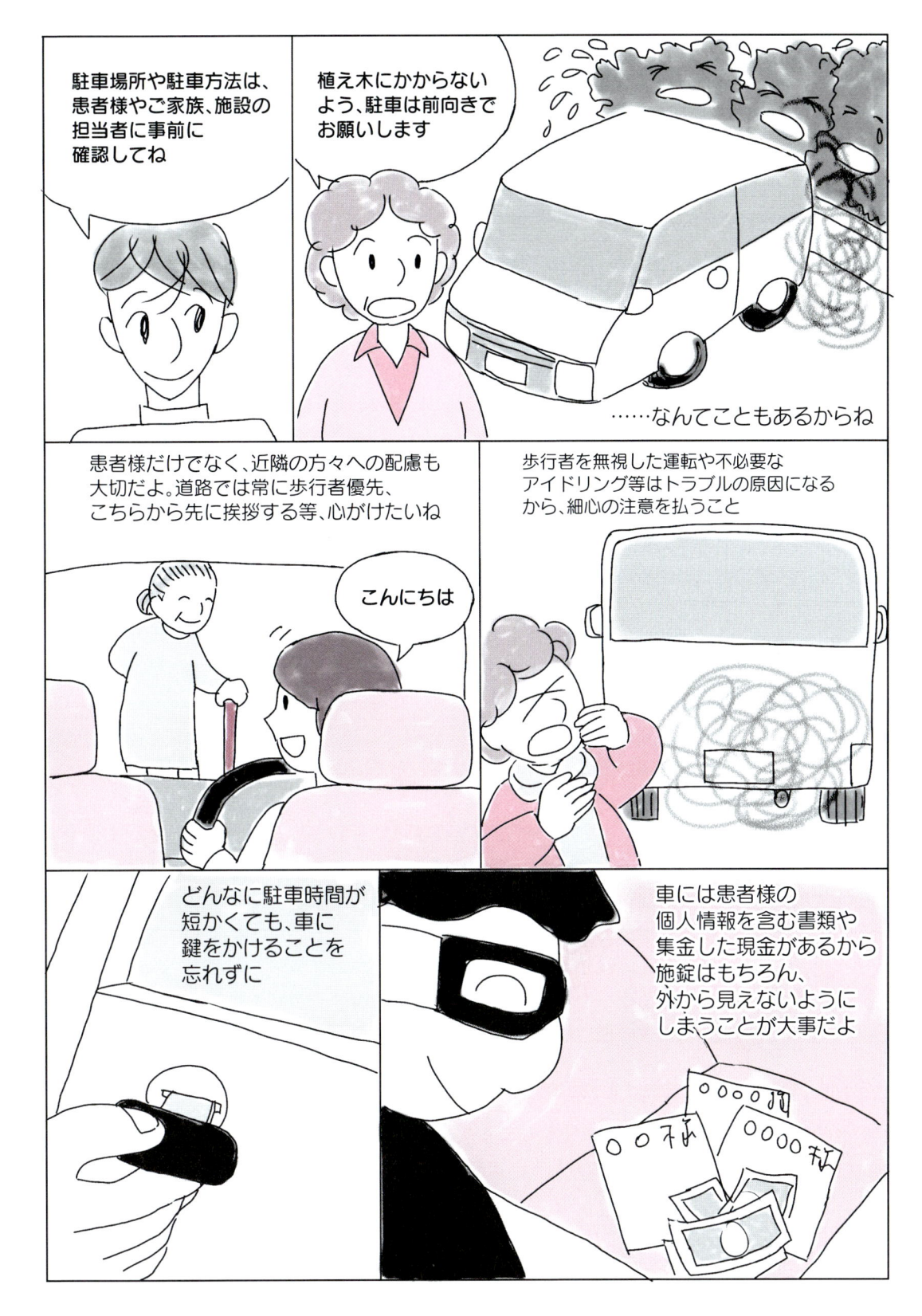

駐車場所や駐車方法は、患者様やご家族、施設の担当者に事前に確認してね

植え木にかからないよう、駐車は前向きでお願いします

……なんてこともあるからね

患者様だけでなく、近隣の方々への配慮も大切だよ。道路では常に歩行者優先、こちらから先に挨拶する等、心がけたいね

こんにちは

歩行者を無視した運転や不必要なアイドリング等はトラブルの原因になるから、細心の注意を払うこと

どんなに駐車時間が短かくても、車に鍵をかけることを忘れずに

車には患者様の個人情報を含む書類や集金した現金があるから施錠はもちろん、外から見えないようにしまうことが大事だよ

4 運転マナー
往療時の移動手段について

患者宅を訪問する時に欠かせない車の運転マナーや、駐車時の注意点等を取り上げました。

▍車を運転・駐車する時のマナーと注意点

「フレアス在宅マッサージ」で働いている在宅マッサージ師は、移動手段に車を使っています。

車を運転したり駐車したりする時、「これくらいなら大丈夫だろう」と油断していると、患者ばかりか近隣の人にまで迷惑をかけてしまったり、免許が取り消しになって往療の「足」に困る、ということになったりします。

在宅マッサージ師にとって、交通法規や運転時や駐車時のマナーを守ることは、患者の信頼にもかかわる重要なことなのです。

①運転時のポイント
・道路交通法の厳守

速度制限、シートベルトの着用、一時停止、路上駐車の禁止等の、交通ルールを守ることは、往療時にかかわらず、車を運転する際の最低限のルールと心得てください。

最近は、運転中の携帯電話の使用による事故が問題になっていますが、運転中の使用は違法です。停車してかけ直しましょう。

マッサージにお伺いする前に取り締まりを受けてしまうのでは、患者に与える印象は悪く、信頼感も失います。まして、「免許停止！」なんてことになってしまえば、仕事ができなくなってしまいます。

そのようなことを防ぐためには、日頃の心がけや事前の準備が重要です。

初めての患者宅等は、わかりにくい場所にあると、道に迷うこともあります。前もって道路地図の読み方やカーナビの操作をきちんとできるようにしておきましょう。

・時間的にゆとりを持たせたシフトを

1日に10軒、11軒、12軒……と訪問する患者宅が増えるにしたがい、運転する距離も増え、気持ちも焦ってきます。それでついついスピードを出してしまうと、事故を起こしたり、事故に巻き込まれたりする危険が増えていきます。そうでなくても、速度違反で免許停止になることもあります。

そこで大切なのは、ゆとりを持たせたシフトを作ることです。

時間のゆとりは心のゆとりにもつながり、結果的によりよい施術を行うことにもつながります。

・体調の管理

寝不足は居眠り運転や不注意運転につながり、事故を起こす危険が増すばかりでなく、施術にも悪影響を与えてしまいます。

意外に大切なのがトイレ場所の確保です。患者宅でトイレをお借りしなくて済むように、公共施設や商業施設等、トイレを利用できる場所を把握しておくことが大切です。

②駐車時のポイント

・駐車場所の確認

駐車の場所や駐車の仕方によって、思わぬトラブルが発生することがあります。

「これくらいなら大丈夫だろう」と思わないで、患者やその家族、施設の担当者に、駐車場所や方法について事前に確認することが大切です。

複数の車が駐車しているときの駐車位置や、植栽保護のための前向き駐車等、患者宅や施設によって従うべきルールが異なることがあります。先入観にとらわれずに、確認することが必要です。

車庫に駐車しなければならないこともありますから、「車庫入れが苦手」という人は、きちんと練習しておきましょう。

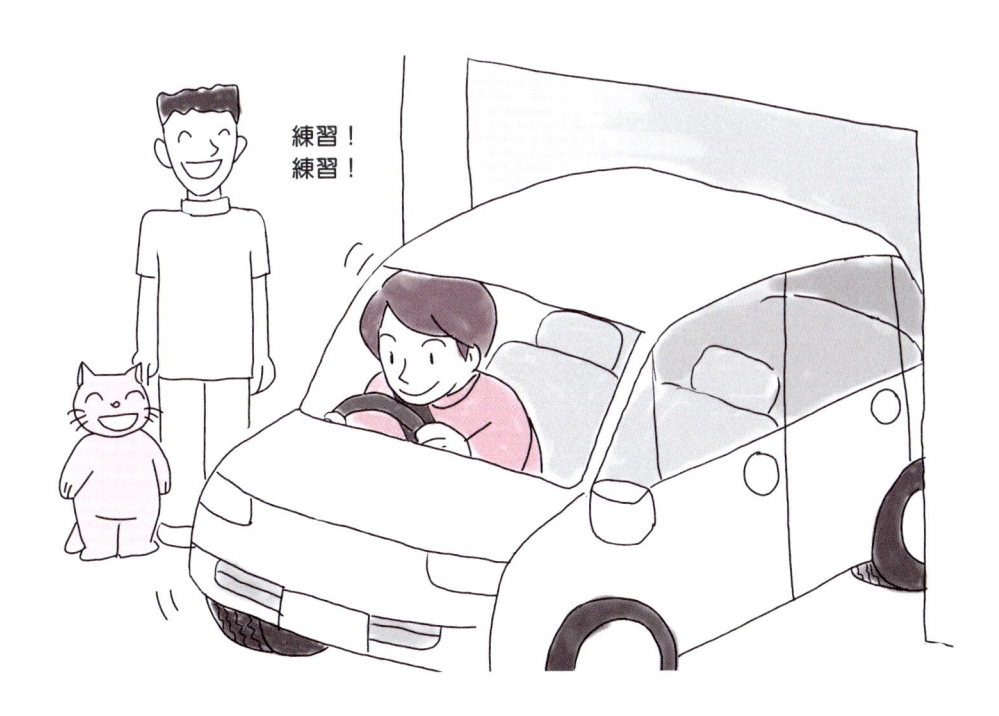

・近隣への配慮

　訪問する患者宅だけでなく、隣家や近隣にお住いの方々への配慮も求められます。

　歩行者を無視した運転や、不必要なアイドリング、ラジオの音量等、些細なことがトラブルの原因になります。患者の居住エリア内ではもちろんのこと、その周辺でも細心の注意を払うことが肝心です。近隣の方への印象度をアップさせるためにも、こちらから先に挨拶する等、マナーを心がけたいものです。

・施錠、個人情報の管理

　駐車時間も短いし、鍵をかけなくても大丈夫、ということは絶対にありません。

　車の中には患者のカルテやレセプト、その他の個人情報を含む書類や集金した現金を積んでいます。

　個人情報が流出すると、盗まれた側の管理能力が問われることになり、信頼を失うことになります。

　車のドアに施錠することはもちろんのこと、外から現金や書類などが見えていると、窓ガラスを割って盗まれることもありますから、現金や書類（または、それらを入れたかばん等）は必ず外から見えないようにしてください。

第5章の参考文献
1) NPO法人ホールファミリーケア協会. 新傾聴ボランティアのすすめ. 三省堂. 2009.
2) 蒲谷宏他. 敬語表現. 大修館書店. 1998

おわりに

創業時の思い出

　年末年始に実家に帰って、おもしろいものを見つけました。

　「応接間」とは名ばかりで、すっかり「物置き場」となっている部屋で探し物をしていた時、創業当時のパンフレットが出てきたのです。

　まだ印刷業者に頼めなかったので、手作りでした。知人に書いてもらったイラストを入れて、コンビニのコピー機で「今日は30部だけ」と節約をしながらコピーし、ホッチキスで止めていたものです。

　「そういえば、あのころは必死で『お願いします』と配っていたなあ」とパンフレットを眺めながら感慨に浸っていると、当時のことがよみがえってきました。

　創業から半年は事務所がなかったので、この「応接間」を事務所がわりに使っていました。当時のメンバーは週に一度ここに集まり、今と同じようにミーティングをしていました。とにかく忙しかったので集まるのも遅かったし、引継ぎなどで夜遅くまでワイワイとやっていました。

　それを見かねたのか、母親が夜食を差し入れしてくれ、みんなで食べたのを思い出します。応接セットのソファに座って、みそ汁をすすりながら翌週のシフトに頭を悩ませていました。これが今でも小社で続いている「お弁当」となるのですが、シフトに悩む姿は当時と変わりません。

　こうして創業当時のことを思うと不思議な感じがしますが、どうしてこのように発展することができたのでしょうか。

　要因は1つではないと思いますが、その大きなものに、「人との出会い」があると感じます。応接間で一緒にみそ汁をすすってくれた仲間や、寝泊りをともにして事業所を立ち上げてくれた仲間、「ふれあい在宅マッサージ」を信じて入社してくれた仲間──そういった仲間との邂逅があって、今の会社があると思います。これからも初心を忘れずに、「みんなとともにみそ汁をすする気持ちで」歩んでいきたいと思います。

「はぐくむ」ということ

　企業としての強みは何かというと、「組織力」「ノウハウ」「資金力」などが思いつきます。それぞれ企業を構成する大切な要素ですが、小社の一番の強みは、「教育」だと思っています。教育というと堅苦しいイメージですが、いいかえれば「人を育てる」ということです。

　考え方や会社の理念や歴史を学び、それから現場で必要な知識や技能を身につけるシステムや時間が必要です。1人の人間を新たな職種のプロフェッショナルにすることは大変なことです。指導する先輩があれこれと方向修正する機会が必要で、それがないと新入社員は苦

労します。施術者についていえば、まず研修をしてその後、日々のマッサージ練習を経て一人前になっていきます。

当たり前と思われるかもしれませんが、この研修と反復練習が人を育成するために必要なことです。

では、なぜ「はぐくむ」ということに力を入れているのでしょうか。それは、私達の仕事が、「人」がすべてだからです。「日本のすみずみまで在宅マッサージを広める」ということが私達の使命ですが、それには単にノウハウを伝授するだけではなく、質を高めるトレーニングをする必要があります。トレーニング自体は利益を生み出しませんが、長い目で見ると患者様の評判が高まり、それが経営を安定させます。また、個人レベルでは能力アップにもなりますから、モチベーションも上がります。

「やりがい」を持ってできる在宅マッサージ

在宅マッサージをしていて、いつも、助けられているのは私の方ではないかと思うのです。

初任者であっても、先輩に同行して患者様のお宅へうかがう際は、白衣を着ていれば「先生」です。「先生」といわれるからには、それに応えるだけの知識と技術が大切です。つまり、白衣を着た以上は、勉強を絶えず続けていかなければならないのです。

さらに、いくら技術があっても、患者様の評判が芳しくなく、医師も首をかしげている、というのでは、よくありません。施術を受けることによって、患者様も家族も喜び、医師からも「マッサージを受けたらよくなった」と言ってもらえるようになることが望ましいのです。

在宅マッサージを続けていると、患者様から「生きていく希望が持てた」、「夜中に2時間おきに起きて体位変換をしなければならないつらさから解放されて、うれしい」など、多くの感謝の言葉が寄せられます。それによって、マッサージ師1人1人にやりがいが生まれ、社会に大きく貢献しているというプライドが生まれてくるのです。ですからいつも、助けられているのは患者様よりも私の方ではないかと思うのです。

この本を読まれた方々も、これまで学んできた技術を在宅マッサージの現場で活かして、「マッサージ師になってよかった」と心から思えるようになってほしい、それが私の願いです。

2011年2月

株式会社フレアス

代表取締役社長　澤登　拓

著者：澤登 拓（さわのぼり・たく）

山梨県生まれ。1991年から北京中医薬大学に留学。帰国後、東海医療学園専門学校を卒業。1999年にあん摩マッサージ指圧師、はり師、きゅう師の国家資格を取得し、治療院に就職。寝たきりの方が、寝たきりになったままであるという日本の在宅介護の現状を目にして、これを変えたいとの想いから、2000年に在宅マッサージ事業をスタート。同年7月に「ふれあい在宅マッサージ」設立。2年後に法人化、2005年に株式会社に改組し、2011年に社名を「株式会社フレアス」に変更。北海道から沖縄まで全国各地にて訪問マッサージ事業を展開。あわせて、訪問看護ステーションや歯科医院の訪問業務サポートなども運営。日本の在宅事情を明るくするべく、日々励んでいる。

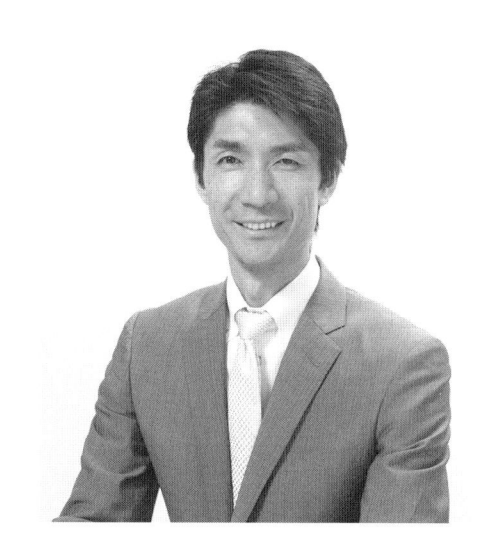

澤登 拓のブログ　　http://ameblo.jp/fureaimassage/
株式会社フレアス　ホームページ　　http://fureasu.jp/

今すぐ始めたい人の 在宅マッサージ入門

2011年4月20日　　初版第1刷発行
2015年8月10日　　初版第4刷発行

著　者　澤登 拓
発行者　戸部慎一郎
発行所　株式会社 医道の日本社
　　　　〒237-0068　神奈川県横須賀市追浜本町1-105
　　　　電話(046)865-2161
　　　　FAX(046)865-2707

2011 ©Taku Sawanobori
印刷　図書印刷株式会社
ISBN978-4-7529-3092-1 C3047